U0198717

中国工程院院士、妇产科知名专家郎景和鼎力推荐

New Theory and Technique for Nerve-Sparing Radical Hysterectomy

新式广泛全子宫切除术

保留神经广泛全子宫切除术的解剖和手术技巧

主编◎（日）矢吹朗彦　　主译◎宋磊　　周红辉

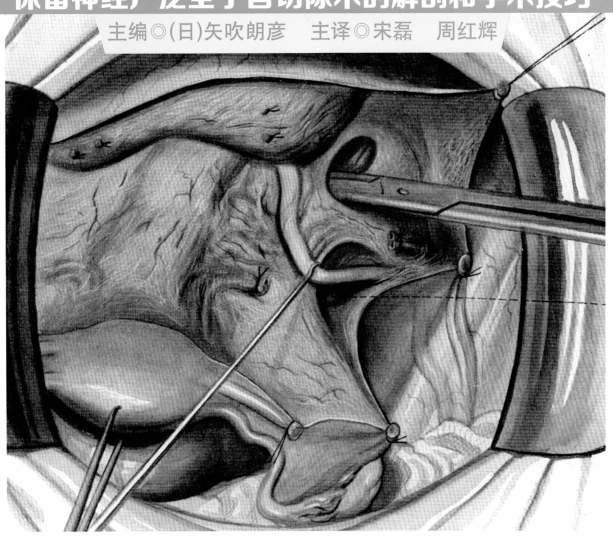

辽宁科学技术出版社
LIAONING SCIENCE AND TECHNOLOGY PUBLISHING HOUSE

KAITEI SHINPAN SHIN KOHAN SHIKYU ZENTEKIJUTSU
ⓒYOSHIHIKO YABUKI 2009
Originally published in Japan in 2009 by MEDICAL VIEW CO.,LTD.
Chinese translation rights arranged through TOHAN CORPORATION, TOKYO.

ⓒ2013，简体中文版权归辽宁科学技术出版社所有。
本书由日本MEDICAL VIEW出版社授权辽宁科学技术出版社在中国范围
内独家出版简体中文版本，未经书面同意，不得以任何形式复制、转
载。著作权合同登记号：06-2010第277号。
版权所有·翻印必究

图书在版编目（CIP）数据

新式广泛全子宫切除术：保留神经广泛全子宫切除术的解剖
和手术技巧 /（日）矢吹朗彦主编；宋磊，周红辉主译. —沈阳：
辽宁科学技术出版社，2014.1
ISBN 978-7-5381-8325-2

Ⅰ.①新… Ⅱ.①矢… ②宋… ③周… Ⅲ.①子宫切除术 Ⅳ.
①R713.4

中国版本图书馆CIP数据核字（2013）第248918号

出版发行：辽宁科学技术出版社
　　　　　（地址：沈阳市和平区十一纬路29号　邮编：110003）
印　刷　者：沈阳天择彩色广告印刷股份有限公司
经　销　者：各地新华书店
幅面尺寸：210mm×285mm
印　　张：12.75
插　　页：4
字　　数：200千字
出版时间：2014年1月第1版
印刷时间：2014年1月第1次印刷
责任编辑：凌　敏
封面设计：魔杰设计
版式设计：袁　舒
责任校对：刘　庶

书　　号：ISBN 978-7-5381-8325-2
定　　价：168.00元

联系电话：024-23284363
E-mail:lingmin19@163.com
http://www.lnkj.com.cn

改版后前言

在初版编写完成之后，我对怎样区别盆腔结缔组织的纯解剖学（系统解剖学、局部解剖学）与外科解剖学这个问题感到困惑。因此，一直想重新修订。

宫颈癌手术即广泛全子宫切除术，概括而言之，即挖掘盆腔结缔组织中各腔隙，切除之间韧带的方法。临床解剖学，特别是外科解剖学，是以手术人工构建为理论基础产生的一种解剖学。Mackenrodt当年为了说明子宫脱垂的外科解剖学提出了Mackenrodt韧带（Arch F Gynäk, 1895）这个概念，笔者也采用了这个术语。后来，这个概念不仅应用于宫颈癌手术中，也应用在Peham & Amreich的手术学（Gynäologische Operationslehre, 1930）膀胱和直肠的解剖学中。笔者认为，子宫脱垂和宫颈癌手术中的外科解剖有着本质的差别。举例来说，De Lancey关于子宫脱垂的论文中，将做宫颈癌手术的妇产科医生提及的主韧带这个结缔组织，称之为upper paracolpium。术式的不同导致见解的差异，使得本来的纯解剖学也就是说系统解剖学有调整的必要。但是，Nomina Anatomica中将盆腔结缔组织统称为腹膜下筋膜（subperitoneal fascia）。

Gray解剖学（1985年美国版）的序中提到，"解剖学是所见各器官的相关的基本构造即形态学。"笔者认为，这没有将纯解剖学与手术解剖学之间的基本差异解释出来。但是，膀胱解剖学目前处于这样一种现状：没有随着时代进步，外科解剖学也应该有与日俱进的想法，同时也不理解临床医学解剖学的本质，这个问题不解决，就永远不能完成系统解剖学，更不能继续发展以解剖学为基础的临床医学手术。因此，想跟解剖学者多次讨论的想法越来越强烈。在前札幌医科大学解剖学教研室村上弦教授的指导下，在新鲜尸体上进行模拟手术，同时用原位切片做成组织标本进行观察。通过这样得到结果撰写了两篇论文，同时开始这本书稿的修订。

重新再读Mackenrodt的论文以及Peham-Amreich的手术学，才理解到古典解剖学的本质。以Latzko为代表的欧式广泛全子宫切除术确立以下原则："通过手术，使子宫/阴道从膀胱和直肠剥离，颈横韧带也从膀胱和直肠的侧方韧带剥离"。借鉴这个理论，笔者修改自己的想法后重新理解也就成为这本书的最大课题。

完成保留神经的手术存在很大的问题。笔者在1996年的《Gynecol Oncol》一书中，将盆腔神经丛的膀胱支与膀胱上静脉共同形成的神经血管束（neurovascular bundle）命名为膀胱韧带深层。但是，从组织学上来观察盆腔结缔组织，膀胱子宫韧带也有部分改变。所以在初版中，切除膀胱子宫韧带后层，太过于模拟冈林手术的形式。改版中，笔者通过对冈林博士膀胱子宫韧带后层解剖学以及组织学上的理解，构建了应用于手术学的理论。通过这样的认知，努力来说明修正后的膀胱子宫韧带的概念，希望能得到大家的共识。

欧洲妇产科解剖学未解决的问题之一是膀胱子宫韧带。冈林博士关于膀胱子宫韧带的想法，毫无疑问地成为后来保留神经手术的基础。但是，切离膀胱子宫韧带后层，需要有熟练的手术技巧才能做到。可以说，到目前为止保留神经手术的病例很少，主要是没有理论，也就是说没有相应的解剖学理论作为依据。本书就是想把切除膀胱子宫韧带的同时，保留膀胱神经手术的解剖学内容包含在内。

前札幌医科大学的解剖学教授村上弦教授为本书提供了很多的建议以及标本，尤其是通过10份原位器官做成的盆腔脏器的组织标本，可以学习到怎样思考关于纯解剖学与手术解剖学新知识的切入点。

19世纪末的解剖学，继承了现代的Gray解剖学，其中许多地方受历史的拘束，从新的视点需要变更的地方有很多。广泛全子宫切除术的解剖学，可能从现代角度来讲保留的部分多一些。但是，我们一定不能忘记我们有义务在向后辈传授正确学问时传承以上经典解剖学知识。

随着放疗和化疗的进步，有人预测手术时代将终止。1997年在测定急性白血病的肿瘤干细胞时，有人认为对抗癌药物抵抗的细胞群有手术的必要，那么我们必须传承手术技术。就像我们提倡并传承经阴道分娩的同时（社会局势也如此），剖宫产仍是不可避免的。美国目前主要以放疗治疗宫颈癌为主，主要是因为广泛全子宫切除术式有一定难度以及术后膀胱功能麻痹，如果能解决这个问题，我确信21世纪手术将是宫颈癌通用的治疗手段。

这一次的修订接受了多方面的共同协助。借此机会真心感谢所有的人：前札幌医科大学解剖教研室村上弦教授，以前的同事朝本明弘、干场勉、佐佐木博正博士，国家癌症中心妇产科的加藤友康博士，仓敷成人疾病中心妇产科的安藤正明博士，前金泽大学第二病理学科教授以及助教中西功、小田惠夫博士。感谢安藤博士执笔腔镜下腹主动脉旁淋巴结清扫一节。深深感谢前金泽大学医学部荻原新八郎教授及其同事。最后感谢奥林巴斯公司的virtual slide system VS-100摄影组的各位员工。

最后，深深感谢对本书出版提供帮助的Media Color公司的清泽科长以及原镇夫常务等长时间制作图谱，添加到改版中成为不可缺少的一部分，我想这也是我这本书的特色之处。

以下添加在改版中出现的初版后发表的论文以及学术会议内容。

［1］Discrepancies between classic anatomy and modern gynecologic surgery on pelvic connective tissue structure:harmonization of those concepts by collaborative cadaver dissection [J]. Am J Obstet Gynecol,2005,192:7–15.

［2］Anatomy of the pelvis for radical hysterectomy;Does extensive resection of the vagina result in severer bladder dysfunction ?The 16th annual Review Course on Gynecologic Oncology and Pathology [J].February 7–10,2007,Kyoto,Japan.

［3］In Situ Anatomic and Histologic Study of the Pelvic Connective Tissue:a Forth Pelvic Organ [J].Obstet Gynecol,2009 in press.

序

（初版）

由Latzko W & Schiffmann J（Zbl Gäynk 1919）和冈林秀一博士（Surg Gynecol Obstet 1921）创立的广泛全子宫切除术是各种改良后的外科手术中完成度最高的手术之一。

冈林博士（1884—1953）在《宫颈癌根治手术》一书的序中这样写道：不管癌症进展程度如何，冈林式即使是对初学者，也可以放心地用同一形式系统地实施手术。理由是因为冈林式是在纯解剖学基础上提出的一种系统手术方式。尤其是其以血管走行为中心叙述手术，让我们这些后辈从中受益匪浅。

但是，完全学会冈林术式的手术技巧很难，冈林博士所言"放心"实施手术必须要有丰富的经验以及手术熟练度。

Latzko术式和冈林术式都是在Wertheim手术的基础上发展起来的。Wertheim手术（Am J Obstet Dis Women Child 1912）是在当时Mackenrodt（1859—1925）20世纪90年代初出版的解剖学基础上开始的。

Latzko术式和冈林术式发表后，Pernkopf（Topographische Anatomie des Menschen 1943），Reiffenstuhl（Clin Obstet Gynecol 1982）等人出版了优秀的解剖学书籍。这些解剖学导入了宫颈癌手术中，并一直沿用至今。后来将术式进行了技巧改良的术者，如获野久作（现代妇产科学，1970）、小林隆子（宫颈癌手术，1961）等，从Pernkopf等新的解剖学中学习后使手术操作较容易些。但是传统的东西有其伟大之处，笔者认为，Mackenrodt学说中有既继承Pernkopf解剖学又折中的部分内容。正因为如此，现代的冈林术式，为了手术更安全，与解剖学产生一定差异和区别，打破了术式的整体平衡性，这就进一步要求专家们有更高的手术熟练度。

冈林博士在书中描述 "手术应该是一种技术"，主张手术不单纯是专业技术。但是，笔者认为，冈林博士的技术创意中所具有的客观具体性很多是20世纪90年代的解剖学内容，有其不成熟之处。确实，在描述冈林博士和Latzko术式的精细之处的一些专题文章中（Peham-Amreich的手术学：Gäynkologische Operationslehre，1930），有很多超越当时年代，而与现代解剖学一致的见解。可以想象，当时冈林博士就有术式一定要与未来医学进步相适应的先见之明。这就是Latzko-冈林式的伟大之处，倒是我们这些后辈们，欠缺一些从冈林博士等解剖创意中发掘、发展成新的创造力的想法。

随着时代的进步，适合行广泛全子宫手术的宫颈癌减少了一半，所以这种术式的进一步成熟出现了一个困难局面。同时，现在是不可避免要谈到生活质量问题的时代，对根治性广泛全子宫切除术而言也不能例外，这意味着要迎来一个新的转换期。

就像冈林术式是"纯解剖学的基础上系统形成的术式"以及小林博士提出的"手术学第一步是盆腔解剖学"所描述的一样，改革创新的术式，也必须要求有新的解剖学想法。

现代麻醉学、输液技术的进步以及种种新的手术器械的应用，使得对手术中脏器解剖学的详细研究成为可能。1990年开始了腹腔镜下宫颈癌根治术，这种微创手术对避免发生术后并发症、脏器功能的保存以及缩短住院时间等都具有重要的意义。但是Massenligatur等大部分做的是Schauta（1908）、Latzko术式和冈林术式，在腹腔镜下手术中应用较少。腹腔镜手术也必须要求从新的视点对盆腔结构有一个详细系统的解剖认识。

现在，我们该做的事情是以Latzko-冈林术式为基础，随着时代的进步，将Pernkopf等的解剖学和现代手术学融合在一起。

小林隆博士在《宫颈癌手术》一书中预言：随着放疗以及化疗的进步，可能完全不需要手术的时代即将到来。如果从遗传角度"抑制癌细胞的转移"成为可能的话，癌症就成为局部疾病。我们认为，那样时代的到来目前为止还是言之过早。目前仍然是外科手术是全新治疗手段的时代。

笔者出版了宫颈癌相关手术学，不知道自己能做到什么程度，但是认识到现在是手术变革的必要时期，因此发表与之相应的术式理论。

这本书的出版，是笔者和一些经验丰富的专家共同协力而成。借此机会对朝本明弘、干场勉教授以及许多同事表示谢意。还期待他们修订笔者的错误部分，进一步充实并完成术式。笔者要感谢对人体解剖学部分给予指导的前札幌医科大学解剖教研室的村上弦教授。这本书能完成解剖学部分，得到了村上教授的帮助，笔者从心底里感到幸运并表达深深的谢意。书中的人体解剖学照片，是和村上教授共同研究而成的。此外，笔者还要感谢鼎力协助的仓敷成人疾病中心妇产科的安藤正明教授，富山立国家医院妇产科的舟本宽教授。

最后，深深感谢对本书出版提供帮助的Media color公司的清泽科长以及原镇夫常务等。本书是以下面论文中心总结而成。手术远期预后以及动态监测，如能以此为参照将不甚荣幸。

［1］ Dissection of the cardinal ligament in radical hysterectomy for cervical cancer with emphasis on the lateral ligament [J].Am J Obstet Gynecol,1991,164:7–14.

［2］ A new proposal for radical hysterectomy [J].Gynecol Oncol,1996,62:370–378.

［3］ Cardinal ligament dissection based on a new theory [J].CEM J Gyneco Oncol,1997,2:278–287.

［4］ Radical hysterectomy:An anatomic evaluation of parametrial dissection [J].Gynecol Oncol,2000,77:155–163.

推荐序

我们高兴地读到宋磊、周红辉主译的这部关于新式广泛全子宫切除术的手术学专著。

子宫颈癌的手术是研究的最早、手术大家蜂起、术式改良最多的妇科恶性肿瘤手术。从经典的Wertheim、Schauta术式到后来的Meigs、Banney等都有改良；日本学者功不可没，出现了真柄、冈林、三林、小林等手术大家，均有建树；中国于20世纪中叶，柯应夔、林元英也出版了宫颈癌根治术的专著。应该说，宫颈癌的手术是比较程式化的，并不像卵巢癌肿瘤细胞学减灭术那样繁杂、个性化或实施变通较多。但为何百年来人们仍趋之若鹜、群贤毕至、改良层出不穷呢？甚至于今日，西方发达国家宫颈癌患者已经明显减少，而手术的演进却一直向前！

我们的视线仍应聚焦于疾病治疗，特别是外科手术的"四项基本原则"，这也是我们理解这部译著的意义所在：

第一是C（Concept，观念）。观念是理念、是原则、是准则。我们对妇科癌症手术的观念是规范化、个体化、微创化和人性化。"四化"观念的典范是法国人Dargent的保留子宫的子宫颈根治性切除术（RadiralTrachelectomy, 1987—1994），被认为是最富于特征的（腹腔镜及阴道手术联合）、极具人性的外科创举！近年来，特别是在本书中着重描述的保留盆腔自主神经的根治性手术也是应该推行的理念，已成为进入21世纪妇科癌症手术的亮点。

第二是A（Anatomy，解剖）。解剖对医学，特别是对外科手术的重要性自不待言，但掌握解剖却非易事。掌握解剖靠经常习读图谱、靠长期手术实践、靠不断思考升华。本书提供了丰富的解剖知识便于我们习读、实践和升华，基础篇基本是解剖篇，手术篇也以解剖为主线，可见著者之用心良苦和对解剖的高度重视和真知灼见。本书对血管、淋巴、神经之解剖及手术描述的甚为细腻，且有现代之三维成像，可谓临床解剖学之范本。

第三是S（Skill，技巧）。诚然完美的手术，决策是第一位的，上述的观念、解剖都是决策的要素，但技巧也很重要，得以具体实施决策。技巧靠熟练的解剖、靠精湛的技术、靠优良的品质、靠丰富的经验。"熟练是一种美"、"熟能生巧"，外科医生可能遇到各种情况、各种困难，都能保持"流畅"（Smooth）二字实为难能可贵。本书也教授了不少技法，包括"疑问"和"矛盾"，乃为思索与升华所必需。

第四是E（Emergency，应急）。是指在手术可能遇到的损伤、出血以及心肺功能障碍、生命危笃等并发问题的预防和应急处理。应急处理不仅关乎手术成败，甚至涉及病人生命安危，必须慎之又慎。应急处理靠术前评估和准备，靠术中谨慎和防范，靠处理及时和稳妥，靠合作通力和协调。术中应急是对外科医生能力和成熟的考验。本书虽然没有专门列章成节讲述应急问题，但在各章节中贯穿了这一不可忽视的理念，常用"矛盾"、"疑问"、"见解"等讨论有关问题，值得我们去思考和理解。

我常以崇敬的心情阅读一些经典的或大师们的原著，领会的不仅是具体的知识和技术，还有他们的思想。现代医学技术和临床实践尤其应避免"去人性化"、"破碎化"，尤其应避免我们可能变为匠人和纯数字化科学家。我们应该牢记医学的人文准则，"手术室里最主要的是手术台上的病人"！

外科大夫的成长似乎没有捷径，没有速成，所谓"十年磨一剑、百年难成仙"，"十年树木，百年树人"。我们乐此不疲的理由正是为人的健康和生命而奋勇向前的外科医生的豪迈！

看罢书稿，思考如上。权作为序。

郎景和
2013年国庆

译者序1

子宫颈癌的发病率居妇科恶性肿瘤之首。在全球，尤其是发展中国家，发病率逐年升高，发病年龄更加年轻化。手术、放化疗、基因治疗等综合治疗已成为当今宫颈癌的治疗手段，但手术仍是治疗该病的主要方法之一。

新式广泛全子宫切除术（保留神经广泛全子宫切除术的解剖和手术技巧）一书是矢吹朗彦教授的有关广泛全子宫切除术一书的改版。前书是以Latzko-冈林术式为基础，将Pernkopf等的解剖学和现代手术学融合一体。作者在改版中做了许多有意义的修改，例如通过对冈林博士膀胱子宫韧带后层解剖学以及组织学上的理解，构建了应用于手术学的理论来说明修正后的膀胱子宫韧带的概念。还有在切除膀胱子宫韧带的同时，把保留膀胱神经手术的解剖学内容包含在内等。作者在改版序言中确信，21世纪，手术仍将是宫颈癌通用的治疗手段。

他山之石，可以攻玉。我们翻译此书的目的是希望能为国内同行了解国外学者对广泛全子宫切除术的经验和有关此书的经典解剖学知识提供有价值的参考。

在本书翻译过程中，由于时间紧促，加之译者为临床医生，非专业翻译人员，水平有限，难免出现漏、错、语句欠妥和不通畅，敬请读者谅解并给予指正。

宋 磊

2013年10月于中国人民解放军总医院妇产科

译者序2

  宫颈癌根治手术从1878年波兰的Wilhelm Alexander Freund最早报道开始，历经各时期不同术者研究改良发展至今，术式已经非常规范，术后的生存率也越来越高。但是一如所有其他外科手术，彻底、微创以及个体化将是现代手术的发展趋势，要最大程度减少患者术后的副作用，从而提高患者的生活质量。为满足术式消除肿瘤的彻底性同时改善患者的膀胱功能、直肠功能、性功能以及年轻患者的生育功能，妇产科学者们开始探究宫颈癌保留神经的广泛全子宫切除术。该术式最早从日本开始（1960），20世纪80年代相继在欧美国家开展，国内南方医科大学陈春林教授近年来在保留神经的宫颈癌根治术基础和临床上做了很多的工作。但到目前为止该术式开展得不是很普及，主要原因在于手术的复杂性和难度。手术源于解剖，而国内术者很少有时间开展基础的解剖研究，矢吹朗彦教授致力于广泛全子宫切除术新术式的确立和人体解剖的学术研究，积累了大量尸体解剖和临床手术经验后，以Latzko-冈林术式为基础，将Pernkopf等的解剖学和现代手术学融合在一起，编著了该书，对保留神经功能的宫颈癌根治术从解剖到具体术式做详尽的解析。

  很荣幸我能在第一时间阅读并在宋磊教授指导下翻译这本书。一拿到原版著作，我立即被该书中的图谱吸引。在既往学习以及实践宫颈癌手术中，常常会有所困惑，解剖上各个腔隙怎么都不能描述的层次分明，似乎每走一步都会有陷阱。矢吹朗彦教授在该著作的后续中这样解释：单纯解剖学是没法完全诠释并指导具有人工创意余地的临床解剖学。因此他主编的此书中的精致图谱和详尽解析，是由解剖医师和妇产科医师共同完成的，翻译过程中，我充分体会到了解剖与手术的完美结合，看到了小桥流水（子宫动脉、尿管），看到了小桥流水旁的山洞及花花草草（各腔隙、神经以及血管），还有花花草草后柳暗花明又一村的景色，翻译此书是我从事妇产科十多年来又一个愉快的学习和享受过程。解剖困难，错综复杂的宫颈癌手术就像参观美丽的张家界的黄龙洞，洞中有洞、洞中有山、山中有洞、洞中有河，如果手边有一张详尽的旅游图谱或者导游，可以让旅游者少走弯路和减少风险，尽情领略旅游的乐趣，真心希望这个译本能给读者带来这份乐趣。从事妇产科临床工作的我尽管很卖力地想让翻译信达雅，但自愧难以达到专业翻译水平，敬请同仁指正！

周红辉

2013年8月

手术篇

第3章　手术相关事项   **92**

第4章　保留神经广泛全子宫切除术的手术方法   **97**

基础篇

第1章 广泛全子宫切除术中必要的解剖

概论

人体解剖学分为系统解剖学（systemic anatomy）、局部解剖学（topographical anatomy）和临床解剖学（practical anatomy）3个部分。本书着重讲述的是临床解剖学当中和宫颈癌手术相关的外科解剖学（surgical anatomy）。

一般情况下说的"解剖学"指的是系统解剖学，是用原位的观点来阐述肌体的学科。与之相对应的外科解剖学，则根据专业领域尤其是手术术式的区别而产生观点上的差异。但是归根结底，系统解剖学和外科解剖学还是要归类于同一种形态学当中。

本书在记载广泛全子宫切除术的外科解剖学之外，考虑到其通常与系统解剖学相关联，也将相关系统解剖学作为内容的一部分进行描述。

1 广泛全子宫切除术中使用的术语

1.1 表现盆腔脏器位置及方向的术语

人体解剖学术语原则上是以站立位的人体为基准而命名的。但是，表示盆腔内的器官、韧带的位置及方向的妇产科术语，却是以观察仰卧位患者的术者视角为基准（**图1**）。因此，（妇产科术语的）表现方法往往与直立姿势为基本的系统解剖学术语（official description）（的方位）相逆，这一点一定要注意。关于盆腔内的面与方向的惯用表示方法是以手术体位为中心的，详见**表1**和**表2**。

1.2 解剖学命名方法

解剖学用语（Nomina Anatomica）的制定，到目前为止经历了B.N.A.（Basel，1895）、J.N.A.（Jena，1935）以及P.N.A.（Paris，1955）3个阶段。不过，无论是哪个国际解剖学会，都从未给外科的"人工产物"，即（手术中形成的）韧带和腔隙进行命名，而是将盆腔结缔组织一概包括到腹膜下筋膜（subperitoneal fascia）当中。

因此，在妇产科的专业用语当中，仅仅收录了诸如子宫旁组织（Parametrium）、直肠子宫筋膜（M.rectouterinus）、子宫圆韧带（Ligamentum teres uteri）、子宫阔韧带（Liglatum uteri）、卵巢悬韧带（Lig. suspensorium ovarii）、直肠子宫皱襞（Plica rectouterina）等直接被腹膜所覆盖的结缔组织的专有名词。系统解剖学的表示方式由于要尽量接近生理状态下的人体，就与重视韧带和腔隙结构的外科解剖学之间出现了一条鸿沟。

1.3 盆腔结缔组织相关的临床解剖学习惯用语

手术是一种人工操作。在《Nomina Anatomica Japonica（第12版，1998）》一书当中，一切（由手术形成的）由人为做成的结构的命名均欠奉。结果在临床实践中，出现了内外不分，完全由临床医师们在自己手术时图方便而随便（给各种临床解剖结构）起名的现象，所造成的结果是大量相似的名称乱七八糟地并立，临床工作陷入了深深的混乱之中。

由盆腔结缔组织一部分的密度增厚而形成的众多支撑组织，分别被称作韧带（ligament）、板、导板（lamina）、中隔（septum）以及束（bundle）等。与这些骨盆支撑组织相关的专有名词均列在**表3～表8**当中。表内各项中均可见到相关详细解释。

1.4 本书中使用的用语

本书中使用的韧带这个词，并非指连接骨骼和肌肉的致密结缔组织（dense connective tissue），而是指支持盆腔脏器的疏松结缔组织（loose connective tissue，areolar tissue）。子宫旁组织（lateral parametrium）的同义词，在本书中未用"主韧带"而使用了"颈横韧带"的说法。这是因为考虑到"主韧带=颈横韧带+直肠侧方韧带"的缘故，而更详细的理由会在后文中叙述。但是，在对个人术式，例如冈林、小林术式及其变化进行说明时以及在某些惯用的场合中，还是会用到"主韧带"一词。

众所周知，"膀胱子宫韧带"在冈林术式中被分为前层和后层两部分。笔者发现在冈林定义的后层中存在着连接膀胱静脉丛和子宫深静脉的膀胱上静脉以及沿其走行的膀胱神经支，并将此神经血管束(neurovascular bundle)取名为"膀胱子宫韧带深层"（Gynecol Oncol, 1996）。但是，对于盆腔结缔组织进行组织学上的详细研究所得出的结论表明，此神经血管束相对于膀胱子宫韧带是独立存在的，被称为"膀胱子宫颈韧带(vesicocervical ligament)"。因此，对膀胱子宫韧带进行了改进后的浅层与深层分类。即是说，冈林术式所切离开的膀胱子宫韧带后层可以认为是膀胱子宫韧带深层与膀胱子宫颈韧

带的复合体。此外，在考虑前后关系的时候，要清楚前层、后层、浅层及深层等术语和它们的省略用法的意义。

膀胱子宫韧带的下方延长带为膀胱阴道韧带，同样的，直肠子宫韧带的下方延长带也可解释为直肠阴道韧带。这些连续韧带的移行部则是颈横韧带，根据各种状况判断并使用这些专有名词。由于否定脏器固有筋膜存在的学术观点也有很多，所以在（涉及脏器的）那些专业术语当中，主要使用"外膜（adventitia）"的提法。但是，由于筋膜被

图1 表示盆腔脏器的面、位置和方向的术语

图中所示的是从开腹手术术者的视角所见的位置和方向，并与以直立姿势为基准的解剖学表示方法做一对比。

红色：矢状面（sagittal plane）
　　　背腹侧（dorsoventral direction）
蓝色：冠状面（垂直面frontal or perpendicular plane）
　　　内外侧（mediolateral direction）
黄色：水平面（horizontal plane）
　　　头尾侧（craniocaudal direction）

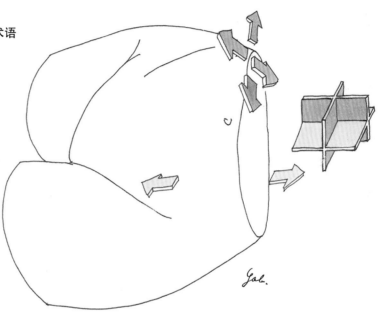

表1 与面相关的术语

	外科惯用的名称（仰卧位）：与手术台平行的体位（surgical description）	解剖学的名称（立位）（official description）
通过矢状缝将身体左右分开的面	正中面（median plane）、矢状面（sagittal plane）	正中面、矢状面
从头部到足部与正中面呈直角相交的面	水平面（horizontal plane）、额面（frontal plane）	垂直面、额面、冠状面（coronal plane 因其通过冠状缝而得名）
与正中面和水平面呈直角相交，将人体横断的面	垂直面（图1中的蓝色面）、横断面	水平面，横断面（transverse plane）

水平面（图1中的黄色面），正中面（图1中的红色面），垂直面（图1中的蓝色面）

表2 与方向相关的术语

	仰卧位		参考
背腹方向	腹侧的（ventral） 浅层的（superficial） 上面的（superior）	背侧的（dorsal） 深层的（deep） 下面的（inferior）	（图1红箭头）标准的用法 根据周边状况使用 主要用于立位
头尾方向	尾侧的（caudal） 耻骨的（pubic） 前方的（anterior）	头侧的（cranial） 骶骨岬（promontory） 后方的（posterior）	（图1黄箭头）标准的用法 膀胱子宫韧带前层、后层 前唇、后唇（习惯用法）
内外方向	内侧的（medial, internal）	外侧的（lateral, external）	（图1蓝箭头）

表3 连接骨盆壁和骨盆内脏器的韧带（总称）

术语名称	发表者
Becken–Bindegewebsgrundstock（德），pelvic connective tissue ground bundle 盆腔结缔组织基底束	Peham–Amreich，1934
Gefä β –Nerven–Leitplatte（德），neurovascular stalk，神经血管束	Pernkopf，1943
腹上翼（Hypogastric wing）	Uhlenhuth，1948

表4 连接子宫颈部和骨盆侧壁的韧带

术语名称	发表者	参考
子宫旁结缔组织（Parametrium）	Virchow，1862	左、右、前、后（anterius, sinistrum, dextrum, posterius）
阔韧带基底束（the condensation in the base of the broad ligament）	Savage H，1870	
主韧带（cardinal ligament）	Kocks J，1886	子宫/阴道，直肠的各个侧方位韧带的集合
颈横韧带（transverse cervical ligament）	Mackenrodt A，1895	Mackenrodt韧带=颈横韧带+短纤维束（short fibrous bundle）
子宫颈脚（cervical septum or pillar）	Peham HV–Amreich J，1934	前头结缔组织基底束的一脚
子宫中央支撑带（retina-culum uteri pars lateralis）	Martius H，1937	前部、后部（pars anterior, pars posterior）
网状物（Web）	Meigs JV，1951	除外直肠中静脉
生殖器纤维束（tractus fibrosus genitalis）	Fermer H，1963	宫旁结缔组织的最致密部分

按照Reiffenstuhl的观点，连接子宫颈部和骨盆侧壁，在妇产科中被称为Mackenrodt韧带的结缔组织，解剖学者应称之为侧子宫旁结缔组织（lateral parametrium）。其他很多文献当中也乱起了不少类似的名称。那些（名称）是由Savage所提出的，将宫旁结缔组织（parametrium）剔除后的概念的派生语。

表5 连接阴道与骨盆侧壁的韧带

韧带名称	发表者	参考
短纤维束（Short fibrous bundlet）	Mackenrodt，1895	颈横韧带的下方延长体 肛提肌筋膜的同义词（笔者）
阴道横膈和支柱（Vaginal septum or pillar）	Peham–Amreich，1934	水平结缔组织基底束的一脚
从肛提肌筋膜延续的膀胱筋膜（Vesical fascia from super. levator fascia）	Greenhill产科学，1974	由4层脏侧筋膜分离出来，对膀胱、阴道和直肠起支撑作用
横向或核心组织（Lateral or central component）	Morrow，1997	阴道旁结缔组织：前、后及侧方的组织（Paracolpium: anterior, lateral, posterior component）

所谓的"阴道旁结缔组织paracolpium"（希腊语为paracolpos），是根据Fothrgill（1907）的命名流传下来的。

表6 与膀胱有关的韧带膀胱旁组织（Paracystium）

韧带名称	发表者	参考
耻骨-膀胱-宫颈-筋膜（pubo-vesico-cervical-fascia）	Mackenrodt	颈横韧带的前筋膜折返后形成的肌性筋膜束
输尿管顶	Wertheim	膀胱柱 冈林所定义的膀胱子宫韧带浅层（前层）
膀胱子宫韧带前层与后层	冈林秀一	前层：膀胱子宫韧带 后层：膀胱阴道韧带（小仓、仲野）
膀胱子宫韧带	Peham-Amreich	联结颈横韧带与膀胱的结缔组织束
膀胱柱	Peham-Amreich	膀胱矢状柱+膀胱上行柱
	Reiffenstuhl	膀胱子宫韧带+膀胱下腹筋膜
膀胱子宫（Vesicouterinelig）韧带	Käser-Ikle	输尿管顶+输尿管底
膀胱子宫韧带前层与后层	小林氏、坂元氏	呈横卧形状的U字，其上边为前层，下边为后层
前鞘，后管套（anterior sheath, posterior sheath）	Te Linde妇科手术学	前者：韧带基底的筋膜束（fascial bundle of the base of the board ligament） 后者：输尿管组织（underlying tissue of ureter）

※：参考文献

表7 联结直肠与骨盆壁的韧带（Paproctium）

韧带名称	发表者	参考	页码
直肠侧韧带（Lateral ligament of rectum）	Gray's anatomy	经由小骨盆后外侧壁到直肠，包围中直肠血管的筋膜	53
宫骶韧带（Sacro-uterine ligament）	Mackenrodt	颈横韧带的后筋膜向头侧折返之后形成的肌性筋膜层	8
	冈林	直肠子宫韧带（浅层） 直肠阴道韧带（深层）	137
	Morrow 1997	直肠子宫韧带	71
直肠柱（rectal pillar）	Peham-Amreich	矢状直肠柱 下行直肠柱	8

表8 输尿管板

韧带名称	发表者	参考	页码
输尿管板（ureteral leaf mesoureter Ureterblatt, Lamina ureteris）	Reiffenstuhl 1964	被输尿管外膜所包裹，直达膀胱的输尿管柱（ureterpfeiler）	37

当做手术的分界标志物，所以会在讲解手术的时候出现并使用这个概念，这一点也务必要予以理解。此外，切除和摘除，切离、切断和离断这些术语的使用有时有区别，而很多时候又很笼统地互相换用，这一点上也请读者们宽容对待。本书中，脏侧骨盆筋膜略称为脏侧筋膜，壁侧骨盆筋膜则略称为壁侧筋膜。

子宫的动静脉沿子宫体部走行的部分统称为子宫上行支，沿子宫颈和阴道走行的部分则称为子宫下行支。

1.5 盆腔结缔组织相关的纯解剖学和临床解剖学

纯解剖学（anatomy）是指系统解剖学，有时也指局部解剖学。本书所称的解剖学则是指完全为广泛全子宫切除术服务的外科解剖学。

2 盆腔结缔组织的解剖学

2.1 传统手术解剖学

从18世纪开始，对于盆腔结缔组织尤其是盆腔脏器的侧方韧带的解剖，一直存在一种雷打不动的概念。那就是起始于子宫的膀胱、直肠侧方韧带（支持带或支带），均遵循相互独立并且外侧缘彼此平行而附着于终点的大原则。这个概念是由Savage，Kocks，Mackenrodt等人提出主韧带和颈横韧带而诞生，之后由Peham-Amreich（1930）的膀胱柱、子宫阴道柱、直肠柱等概念的提出而从子宫扩大至膀胱、直肠。最近，Höckel（2005）继承了上述传统观点，提出应将盆腔侧方韧带分为膀胱系膜、子宫系膜和直肠系膜3个组成部分。

一直以来的手术基本思路（即术式）并非完全以上述概念作为基础而构建。不过，这些思路，也是由手术所产生的临床解剖学（practical anatomy）。手术即是"人工制品"的增加。就好像一个手术中会采用很多的术式，临床解剖学中当然也会增加很多"人工制品"的要素。因此，类似"主韧带"、"颈横韧带"这样继续用单一的概念进行定义的做法，无论如何都显得不合时宜了。在实际应用当中，（因为上述原因）解剖学和现代手术之间出现了明显的分歧，其矛盾正在表面化。

笔者首先在自己的知识范围内，对起始于欧洲的"盆腔侧方韧带"概念进行解说。

2.1.1 子宫旁结缔组织

子宫旁结缔组织（parametrium）的概念始于Virchow（1862）。笔者将其解释为"子宫周围组织（periuterine tissue）"。可参照**图29a，c**。

2.1.2 Savage提出的概念

19世纪Savage提出"阔韧带基底束(the condensation in the base of the broad ligament)"的概念，这概念是对如今子宫侧部韧带以及支撑带的最早描述。以下的教科书，皆是继承了Savage的概念。

（1）Gray解剖学

阔韧带的深层延续（deeper continuation of the broad ligament）（美国第30版，1575页）。

（2）Greenhill产科学

阔韧带最低面的增强结构（Enhancement of lowermost aspects of the broad ligament）（1974年版，110页）。

（3）TeLinde妇科手术学

阔韧带的基础（The base of the broad ligament）（第8版，1468页）。

Savage所提出的概念，与Kocks提出的主韧带概念以及Mackenrodt提出的颈横韧带概念一起，为妇科手术的发展作出了巨大的贡献。

2.1.3 主韧带与Mackenrodt韧带

主韧带在Gray解剖学当中，记载为"Mackenrodt韧带的主韧带"，现在往往把Mackenrodt的颈横韧带同Kocks的主韧带等同对待并使用。在使用频率上，主韧带一词则占有压倒性的优势。

若是从Gray解剖学（美国第30版）当中将"主韧带"的概念予以精炼的话，那么可以如此表述："阴道与子宫颈的前后壁筋膜同上述器官的外侧缘形成一体，由此产生的薄膜与子宫阔韧带的深部接续，在骨盆底的横切位上扩展开来分布。此薄膜到达骨盆隔膜的外侧部，前方与后方延伸，附着于肛提肌、尾骨肌和梨状肌内侧所被覆的深筋膜的内侧"。这样的"主韧带"或"颈横韧带"，是由两层筋膜所形成的致密的鞘状结缔组织。Curtis等人（SGO，1942）指出，血管和神经也是其构成物。如同在Gray解剖学当中见到的，（主韧带的结构是）韧带筋膜的说法已经根深蒂固。但是，若引用Uhlenhuth的论文中关于颈横韧带的说法，则可见到"在双层鞘状血管周围组织下，这层筋膜作为重要的血管和神经结构的运输工具而发挥其作用"的句子，这就是说，（主韧带/颈横韧带）这个间膜样组织结构绝不单单是筋膜的融合体。

由此可以得出结论，Alwin Mackenrodt（1859—1925）的Mackenrodt韧带概念，在整个20世纪中，形成了广泛全子宫切除术的解剖学理论基础。

Mackenrodt韧带可以被描述为：颈横韧带与位于其低位延续部分（inferior continuation）的短纤维束（short fibrous bundle）在坐骨棘高度呈L字结合而形成的构造体（**图2、图3**）。短纤维束（short fibrous bundle）一词还没有统一的译法，在解剖学上，它相当于肛提肌筋膜或者是骨盆隔膜的上部筋膜（superior fascia of pelvic diaphragm）的一部分（笔者注）。但是，在现代，界定短纤维束（short fibrous bundle）概念的时候，倾向于将其从肛提肌筋膜中独立出来，作为阴道旁结缔组织的一部分。

关于Mackenrodt韧带有如下介绍：

2.1.3.1 颈横韧带

胎儿期的颈横韧带，其上缘始自第5腰椎椎体，

6

图2 Mackenrodt韧带模拟图

Mackenrodt韧带是颈横韧带与短纤维束（水平结缔组织基底束）所形成的连接体，颈横韧带位于坐骨大孔中央的位置，其起始部为与子宫颈相连接的条索状物，自弓状线高度（大约第5腰椎的高度）起，至与坐骨棘结合的区域止。短纤维束由肛提肌腱弓（坐骨棘—耻骨后下面）发出，附着于包裹阴道的结缔组织鞘上，呈薄板状。与肛提肌上筋膜基本是一致的。

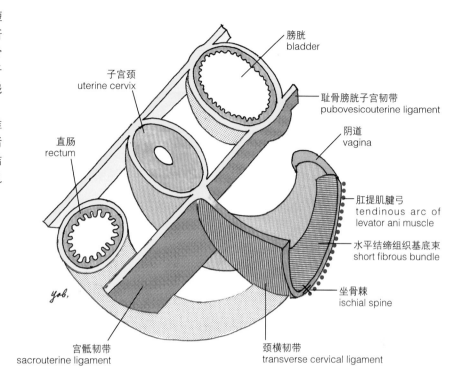

图3 解剖新鲜遗体所见的Mackenrodt韧带

由耻骨一侧正面观察子宫的左侧韧带（照片右半部分），只能观察到除去膀胱下腹筋膜后显露出的颈横韧带。连接肛提肌腱弓（白线）与阴道侧壁（骨盆筋膜腱弓）的是短纤维束。垂直立于其上的便是颈横韧带。右侧韧带（照片左半部分）是除去前筋膜之后露出的血管。这些血管绝不是只有子宫分支。

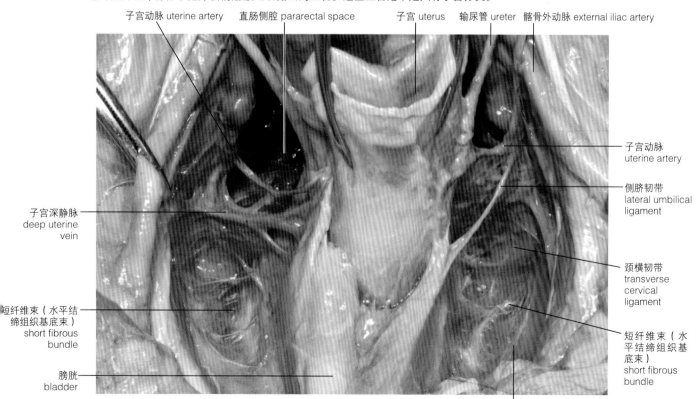

向子宫口延伸，伴随胎儿的逐渐成熟向骨盆的侧方移动，在出生时最终形成由髂骨窝起始、附着于子宫颈部侧后方的带状结构。

成人的颈横韧带是以髂骨窝作为起始点的放射状结缔组织，平行并附着在子宫颈部的外侧缘，将其向侧后方牵拉固定。韧带的前筋膜更进一步地向腹侧折返，与耻骨–膀胱–子宫韧带相连。后筋膜也同样地向背侧折返，与宫骶韧带相连。

2.1.3.2 短纤维束（Short fibrous bundle）

短纤维束这个概念往往与颈横韧带的概念成对使用，发自肛提肌腱弓，附着于包裹阴道的结缔组织鞘上，对其起支撑作用。其功能是将阴道呈H形向侧方牵拉并固定。

关于生殖器官的侧方支持带的解释，同Gray解剖学一样，也是描述为由子宫阔韧带、颈横韧带以及阴道旁结缔组织所形成的连接体，平行附着在子宫、阴道的外侧缘，抵达骨盆底部（**图4**）。这个概念深深渗透在欧美的解剖学界当中，其后产生了Peham-Amreich的盆腔结缔组织基底束的概念，Wertheim、Latzko等人的子宫颈癌手术方法也均以它作为理论基础。据笔者所知，截止到2008年，欧美发表的所有关于广泛全子宫切除术的文献，均沿袭了这个传统的概念。

2.1.4 盆腔结缔组织基底束（Peham-Amreich）

H. V. Peham和J. Amreich所提出的结缔组织基底束的概念是指Mackenrodt韧带形成骨盆脏器的侧方韧带的根干，在脏器侧分成指向膀胱、子宫/阴道、直肠的3条密集的盆腔结缔组织（dense pelvic connective tissue）（**图5，图6**）。Peham-Amreich所著的《Gynäkologische Operationslehre（1930）》一书，是一本以欧洲传统解剖学为基础，加入高质量的妇科解剖学及手术图谱所组成的手术学书籍。此书不仅对过去和现在的妇科手术影响巨大，也同样深深地影响了外科、泌尿科的手术。不过，此书有很多难以理解之处。

首先，盆腔结缔组织基底束以"L"形的弯折部分作为中心，分为水平结缔组织基底束和冠状结缔组织基底束两部分。

另外，从骨盆侧壁的起始部发出的盆腔结缔组织基底束，其末梢（脏侧）向膀胱、子宫/阴道和直肠分出3个脚。这3个脚分别称为膀胱隔膜（膀胱柱）、子宫颈阴道隔膜（宫颈阴道柱）和直肠隔膜（直肠柱）（**图5**密集的盆腔结缔组织的模拟图：Peham-Amreich）。

图4 传统的主韧带概念

所谓主韧带，是由子宫阔韧带、颈横韧带以及阴道旁结缔组织所形成的连接体构成。平行于子宫/阴道的外侧缘走行，并附着于其上，直达盆底。

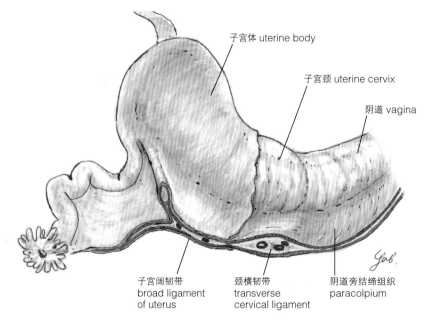

子宫体 uterine body

子宫颈 uterine cervix

阴道 vagina

子宫阔韧带 broad ligament of uterus

颈横韧带 transverse cervical ligament

阴道旁结缔组织 paracolpium

图5 Peham和Amreich的密集结缔组织的概念

图中所示的膀胱、子宫/阴道的侧方支撑带（柱）一齐于骨盆侧壁发出，在脏侧分为3支，附着于各自对应脏器的外侧缘。它们的主干部分被称为Mackenrodt韧带。笔者认为，密集结缔组织不属于强韧结缔组织（即骨韧带）。

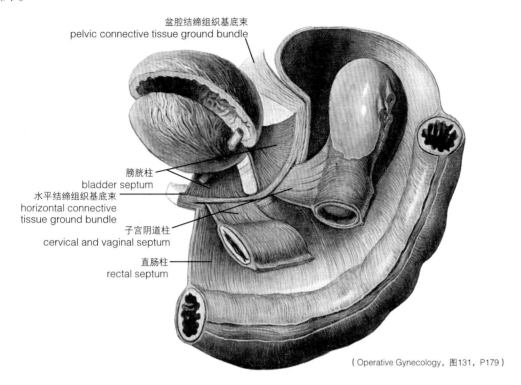

盆腔结缔组织基底束
pelvic connective tissue ground bundle

膀胱柱
bladder septum

水平结缔组织基底束
horizontal connective
tissue ground bundle

子宫阴道柱
cervical and vaginal septum

直肠柱
rectal septum

（Operative Gynecology，图131，P179）

图6 笔者针对Peham和Amreich的密集结缔组织的概念所提出的解释

图中绘制的是"膀胱柱、子宫阴道柱、直肠柱（隔膜、侧方支撑带）平行于各自对应脏器的长轴，相互之间不存在交叉"的情况。反过来说，这三者可以通过手术分离。依据这种理论，施行广泛全子宫切除术的时候，将不会遇到膀胱上动脉和直肠中动脉。图中绘制于每个柱中的血管，则是笔者自己定义的武断结果。若是考虑到各个腔隙，那么A大致对应膀胱侧腔，C对应直肠侧腔。而B大概可称之为阴道侧腔吧。

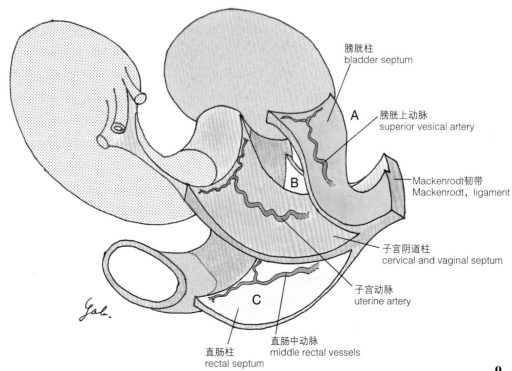

膀胱柱
bladder septum

膀胱上动脉
superior vesical artery

Mackenrodt韧带
Mackenrodt, ligament

子宫阴道柱
cervical and vaginal septum

子宫动脉
uterine artery

直肠柱
rectal septum

直肠中动脉
middle rectal vessels

束和脚按照以下的组合方式进行分类（**表9**）。冠状结缔组织基底束的末梢分为矢状膀胱柱、颈部柱和矢状直肠柱；水平结缔组织基底束的末梢分为上行膀胱柱、阴道柱和下行直肠柱。

两组基底束之间被称为移行带（intermediary part）。

这种Peham-Amreich的分类法，虽然极其复杂，但是为了理解起源于欧洲的广泛全子宫切除术和直肠、膀胱的摘除术，就必须要掌握这部分知识。在参考了Mackenrodt，Marutius（1937），Reiffenstuhl，笠森周护（妇产科治疗，1973），明石胜英（临床妇产科手术全书，1977）等人的文献基础上，笔者对这部分知识做了如下的解释（**图6**）。

2.1.4.1 移行带（intermediary part）

是水平结缔组织基底束与冠状结缔组织基底束之间的移行部分。笔者主张将其称为移行带，分别是膀胱下腹筋膜或称为侧部膀胱周围组织；颈横韧带或称为侧部宫旁组织；直肠侧方韧带或称为侧部直肠周围组织的一部分。具体地说，就是**图6**中膀胱上动脉、子宫动静脉以及中直肠动静脉的走行区域。

移行带的解剖学未受重视的理由大致是由于3个脏器的侧方支撑带被认为是平行并附着于相应脏器的缘故。这是从18世纪开始到现在，传统的、固定的侧方韧带的概念。

2.1.4.2 冠状（垂直）结缔组织基底束（frontal connective tissue ground bundle）

在膀胱、子宫和直肠的侧方支撑带的根部，也就是Mackenrodt韧带所在的位置。如同**表9**所示，其

末端（脏侧）分离形成矢状膀胱柱、颈部柱和矢状直肠柱。以下是笔者的见解。

（1）矢状膀胱柱（隔膜）

矢状膀胱柱是由侧脐韧带、上膀胱动脉和膀胱所包围的膀胱下腹筋膜，被覆于膀胱底部的侧面，与膀胱子宫韧带相连，呈间膜样结构。

（2）子宫颈柱（隔膜）

相当于颈横韧带。

（3）矢状直肠柱（隔膜）

是由颈横韧带的后筋膜和髂骨内动静脉的血管鞘一同覆盖于骶骨表面所形成的向头内侧方向伸长的脏侧骨盆筋膜（visceral pelvic fascia）（参考**图40**），其脏侧端与直肠系膜、直肠固有筋膜、宫骶韧带或者直肠子宫韧带相连接。将矢状直肠柱和伴随着髂骨内血管的输尿管支以及大动脉周围的淋巴管走行的输尿管系膜综合起来考虑的情况也是有的。笔者主张，矢状直肠柱有脏侧筋膜，所以不存在薄板状的构造。

2.1.4.3 水平结缔组织基底束 （**图5，图6**）

水平结缔组织基底束（horizontal connective tissue ground bundle）与现在所谓的阴道旁结缔组织非常类似。关于阴道旁结缔组织，除了Mackenrodt的短纤维束、Peham-Amreich的水平结缔组织基底束等描述之外，还有Greenhill-Friedmann（1974）、DeLancy（1992）以及Morrow（1997）等人的论文对它进行总体描述。但是很难理解。其共通之处有，骨盆侧壁与阴道相连的韧带以及颈横韧带（即主韧带）的下方连接部分。

关于阴道旁结缔组织，将在本书的其他章节进行总结。

表9 Peham和Amreich的Dense connective tissue概念

	盆腔结缔组织基底束		
	水平结缔组织基底束	移行带	冠状结缔组织基底束
Mackenrodt 韧带	上行膀胱柱	a	矢状膀胱柱
	子宫阴道柱	b	颈横韧带
	下行直肠柱	c	矢状直肠柱

a.膀胱上动脉 b.子宫动静脉 c.以直肠中动脉/静脉为中心的结缔组织带（笔者）

2.1.5　宫骶韧带

一般所说的宫骶韧带也就是Blastide（1917）、Campbell（1950）等人所阐述的系统解剖学或者教科书中的概念，与广泛全子宫切除术中所提及的宫骶韧带是有区别的，读者们需要认识到这一点。

一般的宫骶韧带指的是（本书中）宫骶韧带和颈横韧带的合体结缔组织（common pedicle）。若是引用Bastain（1982）等的论文来描述它的话，可以说它由3个层面所构成：内层为结缔组织，由下腹神经形成的最强韧的中层以及外层。外层指的是颈横韧带的后筋膜，也就是小林氏所称的"神经部"。若是根据Otcenasek（2008）等的理论，宫骶韧带从腹背方向又可分成血管部、神经部和原生的宫骶韧带3个部分，这使得宫骶韧带的概念更加混乱。

在庞大的直肠侧腔中展开的广泛全子宫切除术当中，需要明确分辨"宫骶韧带"，也就是传统的宫骶韧带和颈横韧带。手术时所进行的直肠侧腔的挖掘，在Bastain所说的内层与中层之间或中层与外层之间进行，根据其进行的位置不同，宫骶韧带（外科所定义的）的形态也有相应的差异。这对于

广泛全子宫切除术是极其重要的，我们将在后面对此进行详细的阐述。

2.1.6　膀胱子宫韧带

关于膀胱子宫韧带的研究，笔者不知道是否存在与宫骶韧带相同水准的论文。临床上，冈林氏针对膀胱子宫韧带的手术方法是很突出的，但其后续的解剖学、组织学相关研究的文献却从未见过。

2.2　传统解剖学的疑问与矛盾之处

2.2.1　针对Peham–Amreich的盆腔结缔组织基底束的疑问

能够想象出，子宫颈部柱/阴道柱的界限部位分布着子宫动静脉。但是，矢状膀胱柱/上行膀胱柱以及矢状直肠柱/下行直肠柱也应该能够在某处进行分界，不论是解剖学上还是临床上，以膀胱上动脉和直肠中静脉作为分界线的根据都是不存在的。此外，Peham–Amreich手术学的解剖章节中所提及的膀胱侧腔，为**图6A**所示。那么，膀胱柱和子宫颈阴道柱之间形成的空腔（**图6B**）又是什么呢？

图7　Pernkop的神经血管蒂（neurovascular stalk）

由盆腔内侧所见到的神经血管蒂的截面，盆腔壁的内面被覆的2层壁层筋膜与血管、神经和脂肪结缔组织形成像三明治样的结构，形成薄板。图中所示虽然为男性的神经血管蒂，不过这种髂骨内动静脉、膀胱下动脉和直肠中动脉排列在一个连续的结缔组织束当中，女性亦同。

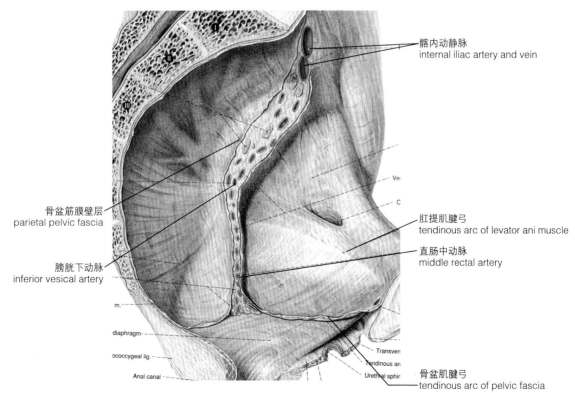

髂内动静脉
internal iliac artery and vein

骨盆筋膜壁层
parietal pelvic fascia

膀胱下动脉
inferior vesical artery

肛提肌腱弓
tendinous arc of levator ani muscle

直肠中动脉
middle rectal artery

骨盆肌腱弓
tendinous arc of pelvic fascia

（Gefäβ–Nervenleitplatte；Topographische Anatomie des Menschen　Zweiter Band，图71）

2.2.2 关于盆腔侧方结缔组织，即主韧带的矛盾之处

盆腔脏器的侧方支持带（lateral paracystium，lateral parametrium，lateral paproctium的总称）的脏器侧是绝不互相交叉的、相互独立存在的结缔组织束，这是欧洲古典解剖学的理论基础之一（**图5**，**图6**）。更进一步地说，类似于"膀胱在2楼，阴道在1楼，而直肠在地下层（Peham-Amreich）"，这样的子宫至上主义者成为了妇科解剖学界的主流。在20世纪30年代，关于侧方支撑带，Pernkopf（Topographische Anatomie des Menschen，1943）和Uhlenhuth（Surg Gynecol Obstet，1948）等人在著作中提倡新的解剖学，但妇科手术学却依然以古典解剖学作为理论基础。

图7所示的是Pernkopf的血管神经导板，图中所示为除去内脏之后的小骨盆矢状截面，由骨盆侧壁的内侧方向观察所得的情景。描绘了被脂肪结缔组织所包埋的髂内动静脉、膀胱上动脉和直肠下动脉，上面被覆着壁侧筋膜。

图8所示的是笔者对女性遗体所进行的神经血管蒂（neurovascular stalk）的解剖。由子宫动脉开始到直肠中静脉为止都被包裹在同一结缔组织内部。**图9a，b**是由头侧所观察到的切除了后筋膜的骨盆侧方韧带。从膀胱上静脉开始到直肠中静脉为止，都排布在同一个结缔组织面上。**图7～图9**所指出的是解剖学的矛盾之处，即膀胱、子宫/阴道以及直肠的各侧方韧带（或者膀胱柱、子宫阴道柱、直肠柱），平行于相对应脏器的外侧缘并附着于其上的

图8 神经血管蒂的断面（解剖新鲜遗体所见）

照片为解剖骨盆右壁内侧的所见。将膀胱侧腔与直肠侧腔拉伸展开后，将神经血管蒂剥离出来。脏侧血管的断面以髂骨内血管干作为根部（起始点），从上往下的顺序分别为子宫动脉、子宫深静脉、膀胱中静脉、直肠中静脉。各条血管之间由结缔组织相连接，未见到形成3个分支。

侧脐韧带 lateral umbilical ligament　髂骨内动脉 internal iliac artery　子宫动脉 uterine artery　直肠侧腔 pararectal space

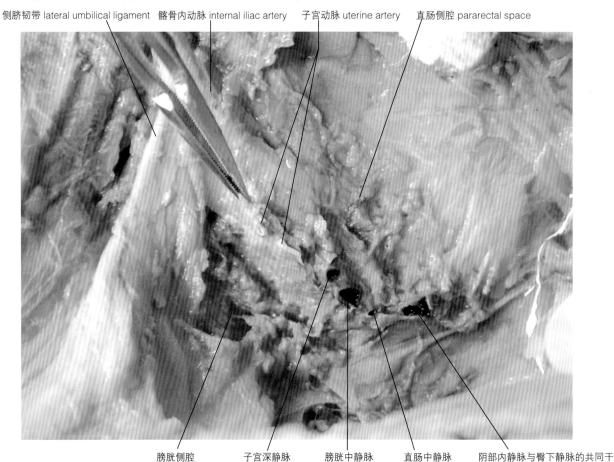

膀胱侧腔 paravesical space　子宫深静脉 deep uterine vein　膀胱中静脉 middle vesical vein　直肠中静脉 middle rectal vein　阴部内静脉与臀下静脉的共同干 common trunk of internal pudendal and inferior gluteal vein

图9a，b 神经血管蒂与其血管（福尔马林固定后的尸体所见）

填充着白色物质的位置是左侧膀胱侧腔。仅切除了作为直肠侧腔面的壁侧筋膜（颈横韧带后筋膜），暴露出神经血管蒂，保存了作为膀胱侧腔面的前筋膜。并且展开前筋膜，将血管予以分离。侧脐韧带（动脉）、膀胱上动脉、子宫动脉、直肠中动脉以及直肠中静脉均以髂骨内血管干作为起始部，形成一个板状结构。

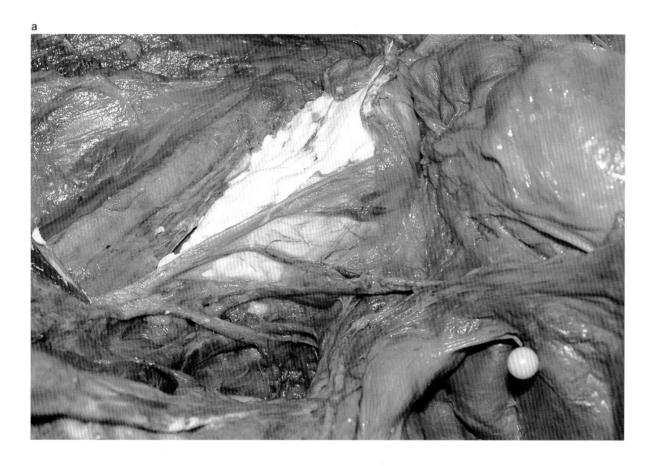

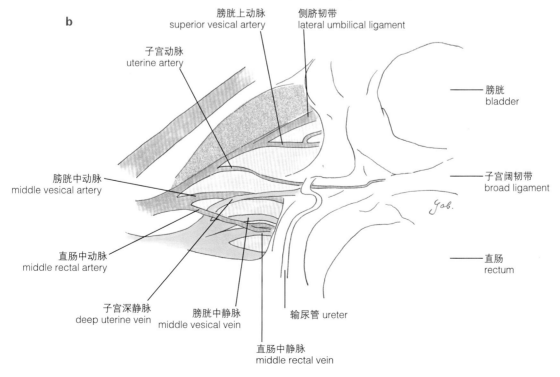

情形。

首先说Mackenrodt韧带，它被认为是颈横韧带与短纤维束的连接体，Pernkopf的图中所示的颈横韧带（主韧带）是间膜样的构造，与之相对，短纤维束则是肛提肌筋膜所形成的。这提示了一个情况：拥有间膜样构造的颈横韧带是不可能与肌肉筋膜相延续而止于骨盆底部的。

笔者主张，Mackenrodt韧带应当是颈横韧带的前筋膜（形成膀胱侧腔表面的筋膜）与短纤维束形成连接体。

2.2.3 骨盆底概念的矛盾

在（解剖学所指的）骨盆底，尿道、阴道以及直肠指向贯通盆膈的生殖裂孔周边。盆膈是由肛提肌、尾骨肌与它们的筋膜（盆膈上下筋膜）所构成的。肛提肌又可以分为耻尾肌与髂尾肌。

当翻开广泛全子宫切除术的手术学教材时，可以看到"从膀胱侧腔和直肠侧腔一直挖掘到盆底，将主韧带分离并切除"这样的记载。**图10a**所示的是挖掘膀胱侧腔和直肠侧腔直到盆底，将分离出的主韧带用钳子钳夹的Latzko手术。**图10b，c**则是解剖福尔马林固定后的遗体再现Latzko手术的情景及其略图。

把主韧带的底面打个孔，就能使直肠侧腔和膀胱侧腔相互连通，这在**图10b**当中可以看到。进一步观察可见，在脏侧段进行夹持的钳子清楚地贴着直肠的侧壁，由此可以认为切除宫旁组织明显是多余的操作。

也就是说，妇科手术中所用到的"骨盆底"概念，并不是解剖学上的盆底概念。手术中所指的骨盆底并不是耻尾肌的筋膜，而是髂尾肌和梨状肌的筋膜（分别是膀胱侧腔底和直肠侧腔底）。

图10a 分离主韧带，Latzko手术

Latzko手术是将膀胱侧腔与直肠侧腔展开至肛提肌为止，用直钳钳夹分离出的主韧带。本图中可见，未及直肠侧腔尾方空间。请参照图10b，c。

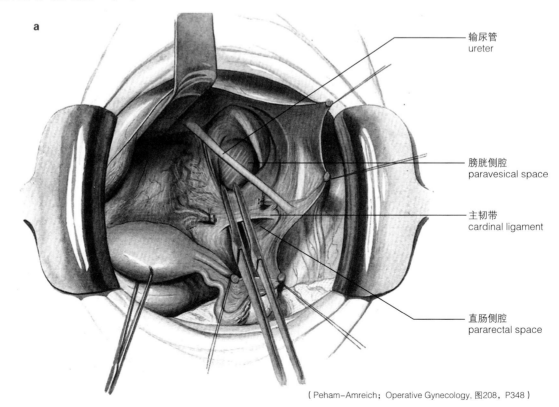

输尿管
ureter

膀胱侧腔
paravesical space

主韧带
cardinal ligament

直肠侧腔
pararectal space

（Peham-Amreich；Operative Gynecology，图208，P348）

图10b，c 以福尔马林固定后的遗体进行Latzko手术的模拟及其模拟图

挖掘膀胱侧腔，然后切开肛提肌上筋膜的一部分，暴露直肠侧腔的尾室（参照图21）。然后在骨盆侧方韧带（即主韧带）的底部打通一个隧道，使之与直肠侧腔尾方室贯通。在本图中，为了使骨盆侧方韧带保持张力，用2根钳子钳夹住其脏侧端并向内侧牵拉。在Latzko手术中，该韧带全体皆作为切除对象。

b

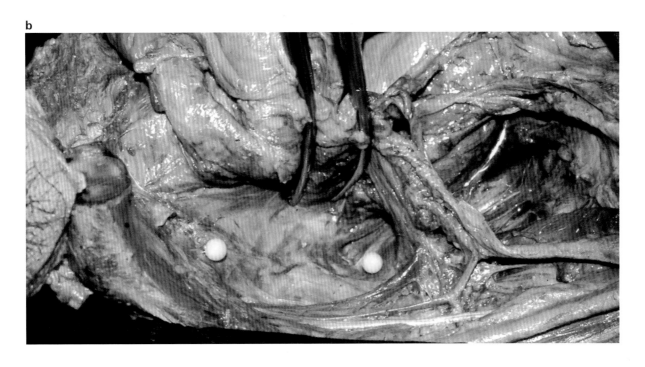

c

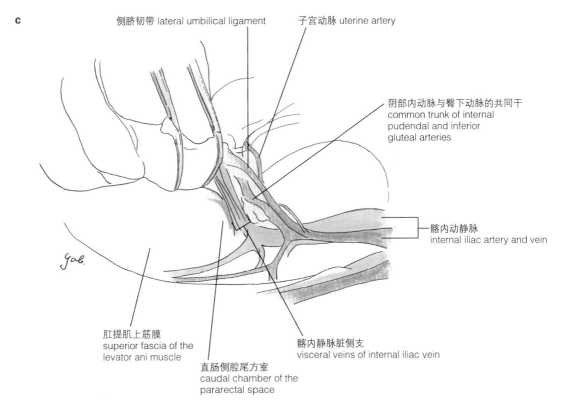

侧脐韧带 lateral umbilical ligament

子宫动脉 uterine artery

阴部内动脉与臀下动脉的共同干 common trunk of internal pudendal and inferior gluteal arteries

髂内动静脉 internal iliac artery and vein

肛提肌上筋膜 superior fascia of the levator ani muscle

直肠侧腔尾方室 caudal chamber of the pararectal space

髂内静脉脏侧支 visceral veins of internal iliac vein

2.2.4 对于宫骶韧带的各种不同见解

宫骶韧带的记述因直肠侧腔的挖掘与否而有所不同。在挖掘直肠侧腔的情况下，可以看到宫骶韧带与颈横韧带是一个连续的组织结构（**图11**）。这个见解到如今也没有改变。Otcenasek等（Obstet Gynecol, 2008）所发表的论文中，记述了"膈的宫骶部分又细分为3个小部分——血管部、神经部和原生宫骶韧带"。由其内容可见，前两者指的是颈横韧带的一部分。也就是说，宫骶韧带＝颈横韧带（血管部）+下腹神经、骨盆内脏神经（神经部）+原生宫骶韧带。

必须要考虑到"原位（in situ）系统解剖学"和"分离腔隙的手术解剖学"存在着根本的区别。不加说明而将两种解剖学混合在一起的做法是现代临床解剖学的一个缺陷。

图11 宫骶韧带与颈横韧带

在未对直肠侧腔进行发掘的状态（活体）下，宫骶韧带与颈横韧带是互相连接而存在的。为此，从腹背方向，可将宫骶韧带分为：颈横韧带血管（芯）+骨盆神经丛+纤维结缔组织（原生宫骶韧带）；从内外方向则可将其分为：纤维结缔组织（原宫骶韧带）+下腹神经+颈横韧带后筋膜。

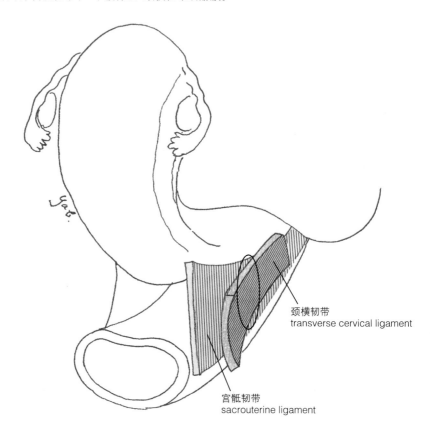

颈横韧带
transverse cervical ligament

宫骶韧带
sacrouterine ligament

第2章 盆腔外科解剖学

临床解剖学必须将各器官的形态及功能反映出来。盆腔脏器的特点是集中了储存、排泄功能，储存及排泄尿，形成产道，储存及排泄大便等。这些功能都能在盆腔这个狭小的空间内运行。为了行使以上功能，就必须要求各器官保持一定的功能形态，形成使之能自由运动的构造和组合。

空腔脏器首先由固有筋膜包裹（capsule），从而保持自己的形态。这些脏器是由韧带逐一包裹并连接彼此相邻器官，从而得以协调行使其功能的，韧带进一步向骨盆壁牵拉而固定。各器官周围存在潜在腔隙，随着器官的膨胀及缩小等运动，协助完成各脏器功能。

另外，行广泛全子宫切除术时，尤其是癌症手术，要积极地打开病灶周围的各腔隙，切除暴露的韧带。临床解剖学上就必须十分清楚地去说明这些人工腔隙。

一方面，Normina 解剖学将骨盆中外科人为命名的韧带统称为腹膜下筋膜（Fasica subperitonealis）。换而言之，是不支持系统解剖学的。手术应当随着时代的进步和要求而改变术式，因此，应当随之出现新的专业用语。正因为如此，有许多解剖学者的定义，并不被官方所承认。但是，如果Normina解剖学对盆腔结缔组织的分类不能适应手术学，那就不适合作为参考书了。

解剖学要与所见的根本构造和形态学没有差别（Gray解剖学，第30版，美国）。

这一章节，笔者将盆腔内以韧带为中心的各腔隙及筋膜的临床解剖学做一系统理论的整理，最终和系统解剖学统一起来描述。

1 盆腔侧方结缔组织的肉眼解剖

根据新鲜遗体模拟手术解剖出来的盆腔结缔组织的肉眼解剖（gross anatomy）来描述。临床上尤其是外科解剖学，与系统解剖学上将与活体尽可能接近的形态解剖出来的原则不一样的是，发掘各腔隙后，以韧带、血管、神经等为中心来研究。因此，

要把握好根据外科操作分离出来的各腔隙、韧带以及骨盆脏器的立体解剖。由此得出的结果再与19世纪的解剖学相比较。

表1~表9参考了惯用的解剖学术语。"盆腔侧方韧带"为膀胱、子宫/阴道、直肠的各侧方韧带等统称用语。盆腔侧方韧带的膀胱侧筋膜称之为"前筋膜"，直肠侧腔覆盖的筋膜称之为"后筋膜"。

图3，图12是在新鲜遗体上广泛打开膀胱侧腔，从耻骨方向暴露膀胱、子宫/阴道以及各侧方韧带，也就是说膀胱下腹筋膜、颈横韧带以及短纤维束（short fibrous bundle）（肛提肌上筋膜≒阴道旁结缔组织）后所见。颈横韧带和短纤维束（short fibrous bundle）在坐骨棘高度几乎形成直角。这证实了Mackenrodt的理论（Mackenrodt韧带）（**图2，图3**）。

颈横韧带的前面（膀胱侧腔面）被由髂外动静脉的血管鞘延长形成的脏侧筋膜（称为前筋膜）所覆盖（**图3，图12**）。图3中暴露出切除了右侧颈横韧带前筋膜后的髂内血管的脏侧分支，子宫动脉、深浅子宫静脉向膀胱发出的多数血管。**图12**显示膀胱下腹筋膜和颈横韧带形成一个连接体。另外，切开肛提肌上筋膜与颈横韧带的移行部可提示直肠侧方韧带的存在。

图13a，b为**图12**的内观图，保留了盆腔侧方韧带的前筋膜，切除了覆盖在盆腔侧方韧带后面的脏侧筋膜（称之为后筋膜）以及髂内血管的血管鞘和脂肪组织（同**图9**一样处理）。切除的盆腔侧方韧带后筋膜，也就是髂内动静脉的血管鞘延长形成的脏侧筋膜。剥离后筋膜后，可以广泛打开直肠侧腔（Latzko的直肠侧腔头侧），解剖出髂内血管以及其脏侧分支和骨盆自主神经。尸体解剖的膀胱侧腔里填充了纸黏土，盆腔侧方韧带的前筋膜像是一直延续形成的一个完整的膜，在活体上的形态并不是这样。剥离后筋膜的血管，从上（腹侧）向下依次为侧脐动脉/韧带、膀胱上动脉、子宫动脉、深子宫静脉、膀胱中动静脉、直肠中动静脉。

下面介绍一下与既往名称相对应的，有血管通过的结缔组织束（**表10**）。①通过膀胱上动脉的组织束，为连接侧脐韧带和膀胱的膀胱腹下筋膜

（vesicohypogastric fascia）。②通过子宫动脉以及深浅子宫静脉的组织束，为连接骨盆侧壁和子宫颈部的颈横韧带，英文为transverse cervical ligament。**图12**中从膀胱侧腔到直肠侧方的韧带，必须从直肠侧腔的尾部方向发掘才能看到。切除了肛提肌上筋膜的**图10**中在可以看到其他脏侧血管的同时，还包含了直肠中血管。

图9和**图13**（箭头标记）所示深子宫静脉下面白色的纸黏土显示的是膀胱侧腔的底部。这里显示的是膀胱侧腔（头侧方向）和直肠侧腔之间的距离，这段距离，正好在肛提肌上筋膜和梨状肌筋膜之间，由直肠侧方韧带和骨盆筋膜腱弓形成（**图14a，b**）。直肠侧方韧带的直肠中血管，穿过骨盆神经后（**图13a，b**）分布于直肠。骨盆筋膜腱弓穿过直肠侧方韧带的背部，附着在坐骨棘上（**图14a**）。

图12 膀胱下腹筋膜和Mackenrodt韧带（新鲜尸体解剖）

从前方所见盆腔侧方韧带。打开左侧膀胱侧腔，用钳子钳夹子宫，往上提拉，侧脐韧带用线往上方牵拉后拍的照片。从侧脐韧带开始的膀胱下腹筋膜和颈横韧带形成一个连接体。为进入直肠侧腔的尾侧，打开从颈横韧带起始至水平结缔组织基底束的移行部之间的空隙（箭头1）。发掘出直肠侧腔的尾侧，就可以暴露出直肠侧方韧带。

仰卧位，膀胱下腹筋膜和颈横韧带与膀胱和宫颈几乎是垂直的。水平结缔组织基底束与阴道平行。箭头2所指的是盆底。Mackenrodt韧带指的是颈横韧带和水平结缔组织基底束的复合体。进一步预测膀胱下腹筋膜、颈横韧带以及直肠侧方韧带连接起来就形成了盘状结构。

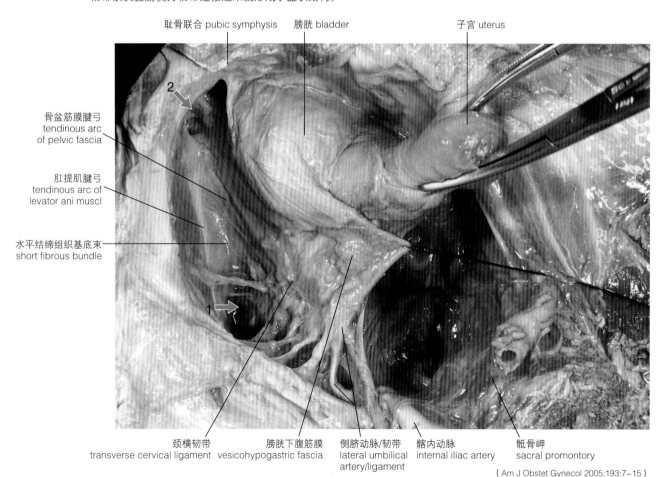

耻骨联合 pubic symphysis　　膀胱 bladder　　子宫 uterus

骨盆筋膜腱弓
tendinous arc
of pelvic fascia

肛提肌腱弓
tendinous arc of
levator ani muscl

水平结缔组织基底束
short fibrous bundle

颈横韧带
transverse cervical ligament　　膀胱下腹筋膜 vesicohypogastric fascia　　侧脐动脉/韧带 lateral umbilical artery/ligament　　髂内动脉 internal iliac artery　　骶骨岬 sacral promontory

（Am J Obstet Gynecol 2005;193:7-15）

表10 构成盆腔侧方韧带的韧带

结合部位	韧带名称
包含侧脐动脉和膀胱上动脉的结缔组织束	膀胱下腹筋膜 门脐韧带（lamina ligamenti umbilicalis） 膀胱旁组织（lateral paracystium）
包含子宫动脉和子宫深静脉的结缔组织束	颈横韧带 主韧带，子宫中支带，宫旁组织（lateral parametrium），web，生殖器官纤维索
包含膀胱中动静脉的结缔组织束	没有名称，习惯上归入颈横韧带
包含直肠中动静脉的结缔组织束	直肠侧方韧带 直肠旁组织（lateral paraproctium）

图13a，b 盆腔侧方韧带后方及其略图（新鲜尸体解剖）

此图为图12的内侧面。从头侧所见的，打开直肠侧腔头侧方后（Latzko直肠侧腔，参照34页）的骨盆侧方韧带的后面。照片是从骶骨岬侧所拍，切除了后筋膜，残存保留了一点盆腔侧方韧带的前筋膜和韧带血管。膀胱侧腔中填充了纸黏土，箭头所指为膀胱侧腔和直肠侧腔尾侧的界限。解剖出来的盆腔侧方韧带从侧脐韧带到梨状肌筋膜形成一个盘状结构，这个盘状结构为膀胱下腹筋膜、颈横韧带、直肠侧方韧带的复合体。复合体的脏侧端与盆腔的自主神经交叉。钳子插入的方向为冈林直肠侧腔（参照34页）。子宫深静脉和S3的骨盆内脏神经，用黑线牵引指示。*标记为膀胱侧腔里填充纸黏土。图b所示为图a的略图。

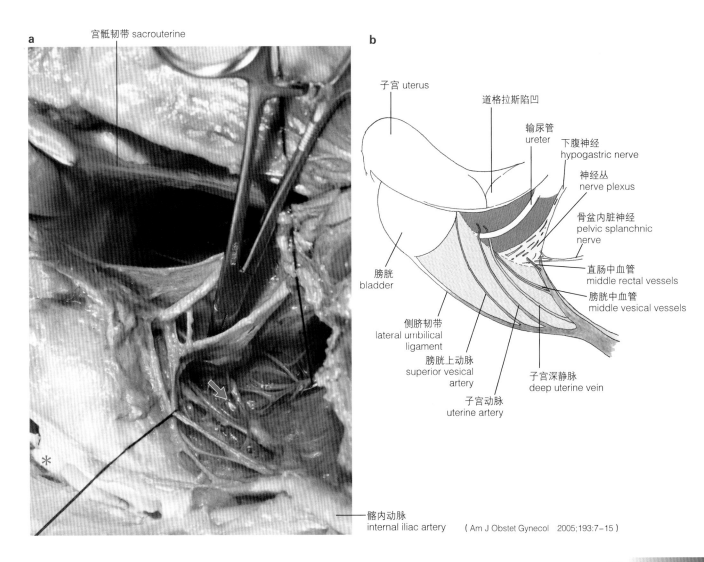

a
宫骶韧带 sacrouterine

*

b
子宫 uterus
道格拉斯陷凹
输尿管 ureter
下腹神经 hypogastric nerve
神经丛 nerve plexus
骨盆内脏神经 pelvic splanchnic nerve
直肠中血管 middle rectal vessels
膀胱中血管 middle vesical vessels
膀胱 bladder
侧脐韧带 lateral umbilical ligament
膀胱上动脉 superior vesical artery
子宫动脉 uterine artery
子宫深静脉 deep uterine vein
髂内动脉 internal iliac artery

（Am J Obstet Gynecol 2005;193:7-15）

这里所见的骨盆侧方韧带，从侧脐韧带到耻骨表面形成连续的盘形结构（plate），换句话说，盘形结构是膀胱下腹筋膜、颈横韧带以及直肠侧方韧带的复合体，是血管、淋巴管、神经和脂肪/疏松结缔组织等形成2层筋膜覆盖的间膜样结构。盘形结构腹侧为侧脐韧带，中央为颈横韧带，背侧为直肠侧

图14a，b 主韧带底部（固定遗体解剖）及其略图

从左侧膀胱侧腔方向所见的骨盆侧方韧带。从髂总动静脉分出髂内动静脉处，除去前后筋膜后分离子宫动脉和子宫深静脉。切除肛提肌上筋膜，暴露出肛提肌。从耻骨一直延续到骨盆肌腱弓，与骶棘韧带/尾骨肌一起附着于坐骨棘上。骶棘韧带/尾骨肌/骨盆筋膜腱弓的复合体形成了骨盆侧方韧带（主韧带）的底边。

a

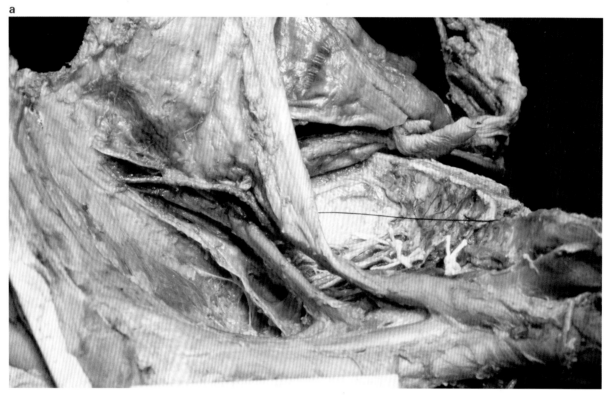

b

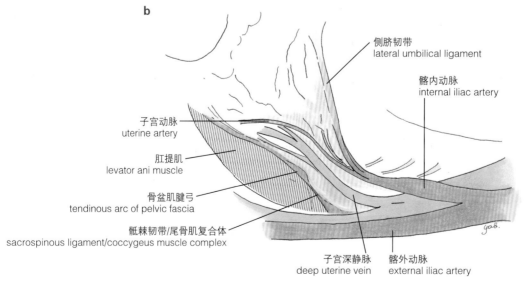

侧脐韧带
lateral umbilical ligament

髂内动脉
internal iliac artery

子宫动脉
uterine artery

肛提肌
levator ani muscle

骨盆肌腱弓
tendinous arc of pelvic fascia

骶棘韧带/尾骨肌复合体
sacrospinous ligament/coccygeus muscle complex

子宫深静脉
deep uterine vein

髂外动脉
external iliac artery

方韧带。我们平常所说的"主韧带"所指的就是颈横韧带和直肠侧方韧带的连接体。颈横韧带的前筋膜为肛提肌上筋膜短纤维束的延续。肛提肌上筋膜的脏侧筋膜学说也是由此而来。

如**图12**，**图13**显示了由3个侧方韧带形成的复合体，几乎和盆腔脏器垂直结合。**图15**显示其略图。

这里所见的颈横韧带与"阔韧带基底部"的说法相矛盾。从根本上否定了19世纪以来，欧洲临床解剖学理论（**图4**）认为膀胱柱（lateral paracystium）、子宫颈阴道柱（lateral parametrium）、直肠柱（lateral paproctium）的各侧方韧带一定相互交错附着于脏器的外侧缘这一说法。

笔者认为，19世纪的Kocks和Mackenrodt等提倡的子宫颈阴道柱是从**图3**，**图12**中膀胱侧腔方向看到的颈横韧带与短纤维束（short fibrous bundle）的连接体。由这个解剖产生了Wertheim术式。与之相对的是，20世纪Latzko和冈林在手术中导入了宫旁组织（parametrium）的结构，从直肠侧腔（头侧方向）

看到颈横韧带的后面，也就是**图13**中描绘的情况。为此，Latzko想到了这样的术式：切开肛提肌上筋膜后，在肛提肌与筋膜之间形成直肠侧腔尾侧，通过直肠侧方韧带的背侧与头侧相通，切除包含直肠侧方韧带的盆腔侧方韧带。另外，因为阴道侧方韧带与宫旁组织（parametrium）相结合，将肛提肌上筋膜与部分阴道旁结缔组织一起切除。这种术式因为涉及肛提肌以及直肠，所以将肛提肌筋膜划到"阴道旁结缔组织，直肠侧方韧带和颈横韧带一起组成主韧带"的想法，并逐渐被接受。

行广泛全子宫切除术时应当理论与实际相结合，但是实际上两者之间有很大的差别和矛盾。这是因为19世纪的临床解剖学与用现代观点所见的手术中的情况是不同的（**图10**，**图12**，**图13**）。

下面为了搞清概念，陈述一下结论。盆腔侧方韧带是膀胱下腹筋膜、颈横韧带以及直肠侧方韧带组成的一个盘状（plate）复合体。这个复合体和膀胱、子宫/阴道以及直肠等盆腔脏器的关系是垂直的。

图15 **盆腔侧方韧带的模拟图**

从头侧所见图。盆腔侧方韧带是由膀胱下腹筋膜、颈横韧带以及直肠侧方韧带形成，在骨盆内侧壁与膀胱、子宫、直肠相连的一层导板（lamina）。膀胱上动脉、子宫动脉、子宫深静脉、直肠中动静脉等脏侧支在韧带内走行。两个双箭头所指是被切离了颈横韧带的血管，蛇形箭头所指是Latzko手术中切离的主韧带。

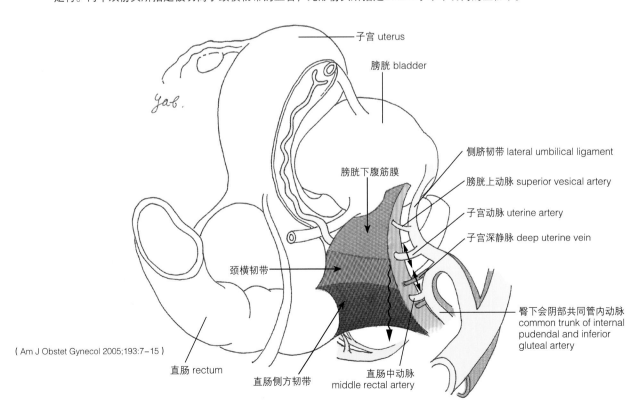

（Am J Obstet Gynecol 2005;193:7-15）

子宫 uterus

膀胱 bladder

侧脐韧带 lateral umbilical ligament

膀胱上动脉 superior vesical artery

子宫动脉 uterine artery

子宫深静脉 deep uterine vein

膀胱下腹筋膜

臀下会阴部共同管内动脉 common trunk of internal pudendal and inferior gluteal artery

颈横韧带

直肠 rectum

直肠侧方韧带

直肠中动脉 middle rectal artery

2 盆腔结缔组织的组织解剖学

外科解剖学就是将手术中很多人工构建的东西理论化。正因为如此，子宫脱垂和宫颈癌的各种术式中相对应的解剖学，在各腔隙是否形成的观点并不一致。但是，外科解剖学都必须以系统解剖学为基础。以系统解剖学为基础提出的后腹膜结缔组织，在外科解剖学中能称之为腹膜下筋膜。

系统解剖学或者说局部解剖和外科解剖学的连接点是组织学。形成各种腔隙并分离出来的结缔组织从系统解剖学的意义上来理解，就是组织学上认定的韧带。

图16A～C，是村上等制作的盆腔脏器及其支持组织的肉眼解剖和组织标本。尸体骨盆的额状面切下的3个标本，从盆腔脏器横断面、盆腔侧方韧带的额状面、膀胱子宫韧带和宫骶韧带的纵切面观察。从这3个断面的标本看，原位组织学称之为韧带，提示血管、神经从其中通过，同时也是盆腔脏器的支撑体。

另外，盆腔脏器被覆了各种外膜，称之为膀胱周围组织（perivesical tissue）、子宫阴道周围组织（periuterovaginal tissue）、直肠周围组织（perirectal tissue）。应当与各侧方韧带，如膀胱旁结缔组织（paracystium）、子宫/阴道旁结缔组织（parametrium/paracolpium）、直肠旁结缔组织（paraproctium）相区别。

2.1 以子宫峡部横断面为中心的组织解剖学（图16A-1，2，3）

图16A－1为以子宫峡部为中心的骨盆的前额状面：①子宫体部的前额状面。②直肠和子宫颈部的横断面。③侧脐韧带，髂内血管区以及直肠侧方韧带的前额状面。④膀胱下腹筋膜和直肠子宫韧带的纵切面。因为是高龄，组织萎缩，但是没有缺损和缺失。

图中为子宫旁结缔组织和直肠旁结缔组织，神经、脉管以及包裹它们的纤维脂肪组织都被覆胶原纤维。这些纤维脂肪、胶原组织，在腹背侧沿着纤细的胶原中隔走行，分为内、中、外3层。使用的"中隔"，是集中脂肪细胞的周围结缔组织纤维的组织学用语。

内层包括子宫周围组织也就是子宫外膜，直肠周围组织也就是直肠外膜以及直肠系膜。此外，经阔韧带向子宫体部走行的子宫动静脉、子宫神经，从直肠系膜侧面进入的直肠中动静脉等，均被纤维脂肪组织包被。

中层由膀胱下腹筋膜、尿管以及从直肠子宫韧带到宫骶韧带向腹背侧方向致密结合的筋膜组织构成。切面显示膀胱上动脉、子宫动脉、尿管以及骨盆神经束的神经支。尤其是清楚显示了直肠动静脉（直肠侧方韧带）与骨盆神经交叉的样子。子宫周围组织和直肠外膜在中层相结合。

外层由膀胱下腹筋膜、髂内血管以及直肠侧方韧带构成。切面可见髂内动静脉、侧脐动脉以及直肠中血管，其与Pernkopf的血管神经导板在同一个断面。沿着肛提肌上筋膜内侧走行的骨盆神经丛可见很多的神经节。包含有骨髓纤维的神经束沿着输尿管的方向垂直分布。无髓纤维大部分散在分布于脏器缘。根据中层和外层相结合的情况，很多论文里，将宫骶韧带和颈横韧带作为一个整体一起描述。尿管板在16A的切片中显示为头侧宫骶韧带和颈横韧带相结合的地方，是人为做成的间膜样组织。

最外层有髂外血管和闭锁动静脉。再外侧，覆盖闭孔内肌的壁侧筋膜和肛提肌上筋膜相延续。组织标本为村上等制作。组织显微镜照片由奥林帕斯（virtual slide system）（VS-100）摄影。

图16A 主韧带底部及其略图（固定尸体解剖）

该材料为一90岁的经产妇（和16B为同一尸体）

显示骨盆前额状面依次的组织结构（I～III）。I. 内层：子宫周围组织。II. 中层：膀胱下腹筋膜和膀胱子宫韧带。III. 外层：颈横韧带起始部。最外层为闭孔窝。各韧带的基本结构由包围神经和（或）血管的纤维脂肪组织和腹背侧走行的胶原纤维中隔组成。因为没有牵拉子宫，在活体组织上的盆腔神经丛几乎和宫颈管在同一水平上。血管的分布在高度上也存在差异。能看到从头部外侧开始往尾部内侧走行的颈横韧带的起始部断面。红线标记为神经纤维和神经节断面。组织染色为HE染色。X标记为直肠侧腔，绿色箭头所指的为引导侧腔的发掘方向。

A-1：肉眼所见断面图像，经过子宫内口的前额状面的头侧面。

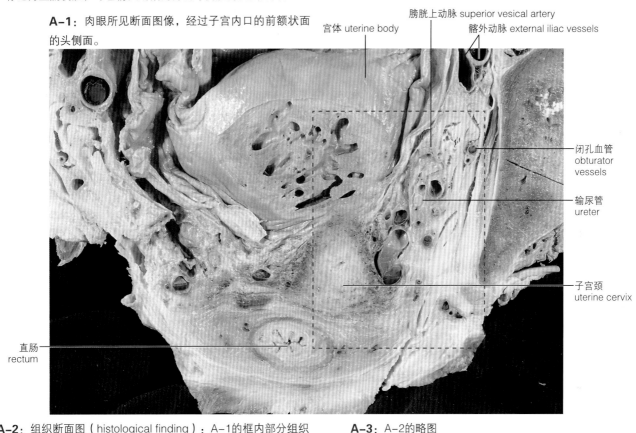

宫体 uterine body

膀胱上动脉 superior vesical artery

髂外动脉 external iliac vessels

闭孔血管 obturator vessels

输尿管 ureter

子宫颈 uterine cervix

直肠 rectum

A-2：组织断面图（histological finding）：A-1的框内部分组织

子宫体 uterine body

10 mm

子宫颈 uterine cervix

肛提肌上筋膜 superior fascia of the levator ani muscle

A-3：A-2的略图

膀胱上动脉 superior vesical artery

子宫动脉 uterine artery

子宫体 uterine body

子宫动脉上行支 ascending branch of uterine artery

子宫颈 uterine cervix

直肠系膜 mesorectum

直肠 rectum

肛提肌上筋膜 superior fascia of the levator ani muscle

宫骶韧带 sacrouterine ligament

闭孔血管 obturator vessels

髂内血管 the internal iliac vessels

输尿管 ureter

盆腔神经丛 pelvic nerve plexus

直肠中血管 middle rectal vessels

阴部神经 pudendal nerve

肛提肌 levator ani muscle

2.2 以子宫阴道部横断面为中心的组织解剖学（图16B-1，2，3）

以子宫阴道部为中心的骨盆冠状截面的情况来看，可以得到：①横断面：膀胱、子宫颈部、直肠。②纵断面：膀胱子宫韧带与直肠子宫韧带。③冠状断面：颈横韧带与直肠侧方韧带（**图16B-1**）。

膀胱、宫颈以及直肠的横断面中，包围着各脏器的固有血管神经的纤维脂肪组织（在宫颈部指的是时钟1点到2点以及10点到11点之间相对应的区域），由胶原纤维中隔分隔成内层、中层和外层。在时钟3点到9点相对应的脏器区域，则可以看到进入宫颈与直肠侧方韧带的动静脉支。

与子宫峡部断面相连续的膀胱、宫颈以及直肠的外膜当中，其内层存在着（各脏器）固有的血管和神经。尤其是宫颈部的内层，存在着被称为"宫颈周围组织"的结构，由子宫下动静脉、神经纤维（主要是无髓纤维）以及疏松结缔组织和脂肪所构成。膀胱子宫中隔、膀胱阴道中隔的范围内不存在明显的固有筋膜。像Pernkopf那样将中隔部分称为外膜（adventitia）更为适当。

中层是血管分布很少的疏松结缔组织区域。在其中可以观察到有很多神经节的有髓纤维与无髓纤维沿着腹背方向走行。这一层相当于膀胱子宫韧带和直肠子宫韧带。笔者将膀胱子宫韧带以输尿管为中心分为腹侧的浅层和背侧的深层。一般而言，中层是含有平滑肌的。在Netter的记载中，将其称为肌筋的一致性（musculofascial consistency）。不过，这个标本中未见到平滑肌的存在。

外层包含了颈横韧带的干和直肠侧韧带，能够见到子宫动静脉和中直肠血管的横断面。这一层从骨盆外腹侧向内背侧走行，与直肠子宫韧带伴行，以几乎垂直于直肠和子宫的角度附着于其上（**图16A-1，2，图16B-1，2**）。

在外层的腹侧，还会出现笔者于1993年发现的、连接颈横韧带与膀胱的膀胱上静脉的断面。笔者认为，包含着膀胱上静脉和骨盆内脏神经的韧带（膀颈韧带）与膀胱子宫韧带深层一同形成了膀胱子宫韧带的后层。在这一层中，存在着膀胱的血管神经通路。

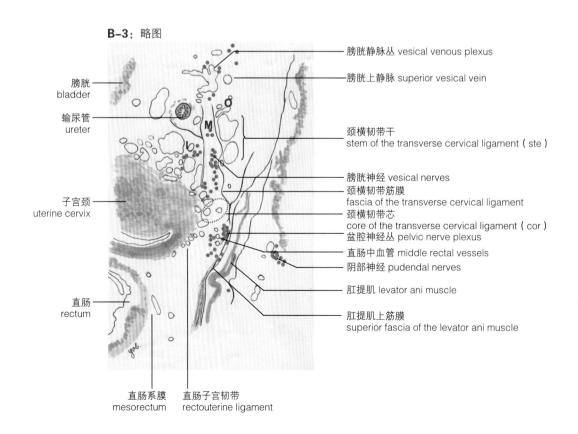

B-3：略图

膀胱静脉丛 vesical venous plexus
膀胱上静脉 superior vesical vein
膀胱 bladder
输尿管 ureter
颈横韧带干 stem of the transverse cervical ligament（ste）
膀胱神经 vesical nerves
颈横韧带筋膜 fascia of the transverse cervical ligament
子宫颈 uterine cervix
颈横韧带芯 core of the transverse cervical ligament（cor）
盆腔神经丛 pelvic nerve plexus
直肠中血管 middle rectal vessels
阴部神经 pudendal nerves
肛提肌 levator ani muscle
肛提肌上筋膜 superior fascia of the levator ani muscle
直肠 rectum
直肠系膜 mesorectum
直肠子宫韧带 rectouterine ligament

图16B 子宫阴道部的断面

该断面是自前唇开始，通过阴道后穹隆最上端的截面，稍稍偏右上切断所得。

B-2：组织的断面图像：B-1的虚线框内部分。a为B-2的框内部分。b为a的框内部分。

B-3：略图

在骨盆的冠状断面上会出现以下组织。①内层：子宫颈部周围组织。②中层：膀胱子宫韧带、颈横韧带芯、直肠子宫韧带。③外层：颈横韧带。红点标示的是神经元。各层之间由胶原纤维束分隔。使用HE染色。b中的双向箭头为颈横韧带。

B-1：肉眼所见的断层面图像

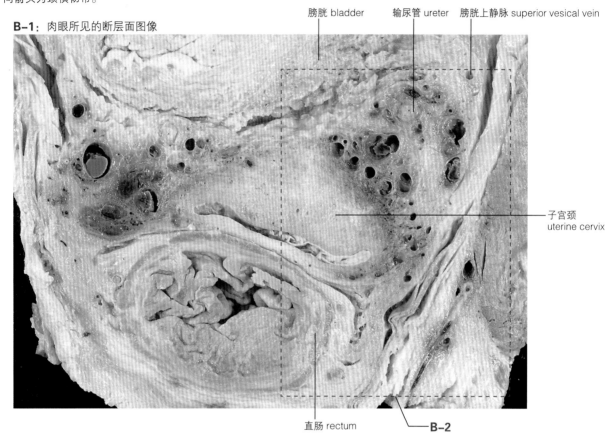

膀胱 bladder　输尿管 ureter　膀胱上静脉 superior vesical vein

子宫颈
uterine cervix

直肠 rectum

B-2

B-2：组织的断面图像：B-1的虚线框内部分。a为B-2的框内部分。b为a的框内部分。

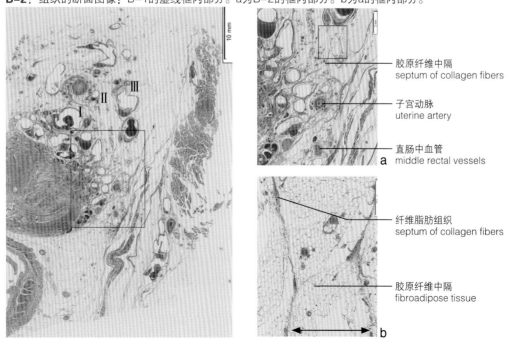

10 mm

Ⅰ Ⅱ Ⅲ

胶原纤维中隔
septum of collagen fibers

子宫动脉
uterine artery

直肠中血管
a middle rectal vessels

纤维脂肪组织
septum of collagen fibers

胶原纤维中隔
fibroadipose tissue

b

25

图16C 阴道最上端的断面

经过膀胱底部、阴道最上端以及直肠的冠状断面。

在骨盆的冠状断面上会出现以下组织：①内层：膀胱阴道静脉丛。②中层：膀胱阴道韧带。③外层：膀胱宫颈韧带。红点标示的是神经组织。未见膀胱阴道中隔。直肠的外层存在筋膜（Denonvillier's fascia）。盆腔神经丛发出的神经纤维分为膀胱支和阴道支。

C-1：肉眼所见的断层图像：红色虚线方框内为膀胱子宫韧带后层的切离范围。

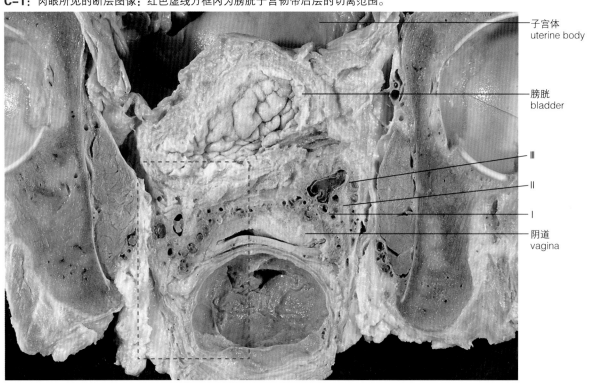

子宫体
uterine body

膀胱
bladder

Ⅲ

Ⅱ

Ⅰ

阴道
vagina

C-2：C-1的方框内组织断面   **C-3**：略图

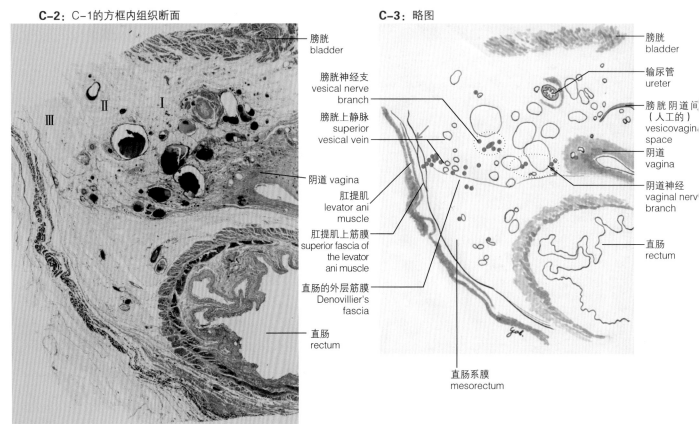

膀胱
bladder

膀胱神经支
vesical nerve
branch

膀胱上静脉
superior
vesical vein

阴道 vagina
肛提肌
levator ani
muscle

肛提肌上筋膜
superior fascia of
the levator
ani muscle

直肠的外层筋膜
Denonvillier's
fascia

直肠
rectum

直肠系膜
mesorectum

膀胱
bladder

输尿管
ureter

膀胱阴道间
（人工的）
vesicovagin
space

阴道
vagina

阴道神经
vaginal nerv
branch

直肠
rectum

2.3 以阴道最上端为中心的组织解剖学（图16C-1，2，3）

从骨盆的冠状断面的情况来看，可见：①贯通膀胱底部、阴道最上端以及直肠的横断面。②膀胱阴道韧带的纵断面。③颈横韧带尾端折返部的半冠状面（semifrontal plane）（**图16C-1**）。

以阴道最上部为中心，同样可以将膀胱、阴道和直肠分成3层。内层是膀胱外膜、阴道外膜及直肠外膜。虽然阴道外膜与膀胱外膜之间没有筋膜分隔，但阴道外膜与直肠外膜之间存在着筋膜，即Denonvillier's筋膜。阴道外膜与膀胱外膜被接续于子宫下行支的阴道血管和膀胱/输尿管血管所占据（**图16C-2**）。

在中层可以观察到膀胱子宫韧带延长所形成的

膀胱阴道韧带中有末梢神经的膀胱支与阴道支（**图16C-3**中虚线围成的范围）。于直肠部位可以观察到直肠外膜。

在外层可见与以前提到过的子宫深静脉和膀胱静脉丛相连接的膀胱上静脉和膀胱神经支的走行路线（**图16C-1**）。

阴道外膜的侧方纤维向外方延伸，密度逐渐增大，与肛提肌上筋膜连接（**图16C-2**）。不过，阴道外膜与肛提肌上筋膜并不是直接相连的。一方面，延伸至骨盆筋膜腱弓末梢的肛提肌上筋膜从外侧支撑直肠，其名称也发生变化，称为骶骨前筋膜和前下腹神经筋膜（**图16D，图17a**）。因此Peham-Amreich和Delancy（Am J Gynecol 1992）等人认为，肛提肌上筋膜作为阴道旁结缔组织的构成物的观点是得不到支持的（**图17a，b**）。关于这一点，将在阴道旁结缔组织的章节里予以详述。

图16D 连接膀胱、阴道以及直肠的结缔组织的模拟图

图中所示为笔者对16-B、16-C当中提及的阴道旁结缔组织的理解。膀胱阴道韧带与直肠阴道韧带、阴道外膜的外侧相连接。肛提肌上筋膜被骨盆筋膜腱弓从腹背方向分开，被覆在骨盆脏器之上。可参照图17a。

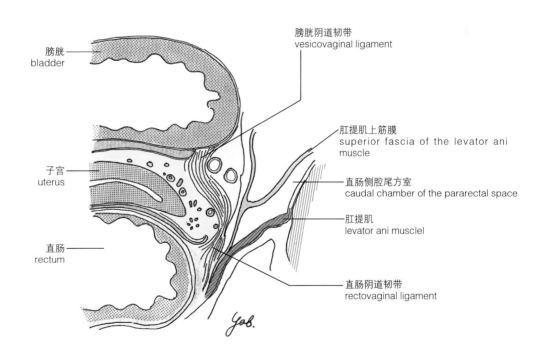

图17a 肛提肌上筋膜与阴道旁结缔组织

比图16B-1稍稍偏向头侧方向的膀胱、阴道、直肠横断面。对膀胱侧腔进行探查，从肛提肌上将肛提肌上筋膜予以剥离，形成直肠侧腔尾方室。暴露子宫下行支与膀胱静脉的断端。笔者对肛提肌上筋膜是阴道旁结缔组织的一部分这种提法表示怀疑。

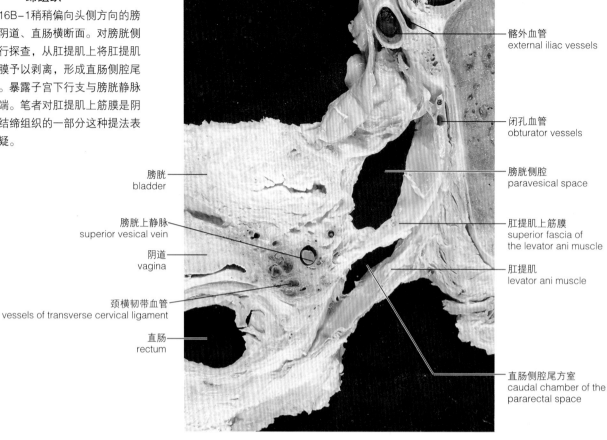

髂外血管
external iliac vessels

闭孔血管
obturator vessels

膀胱侧腔
paravesical space

肛提肌上筋膜
superior fascia of
the levator ani muscle

肛提肌
levator ani muscle

直肠侧腔尾方室
caudal chamber of the
pararectal space

膀胱
bladder

膀胱上静脉
superior vesical vein

阴道
vagina

颈横韧带血管
vessels of transverse cervical ligament

直肠
rectum

图17b Peham-Amreich所提出的阴道侧韧带与直肠、膀胱间隙

如图所示，膀胱侧腔与直肠侧腔尾方室的中间是水平结缔组织基底束（阴道旁结缔组织？），膀胱与阴道之间则是膀胱阴道间隙，直肠与阴道之间为直肠阴道间隙。Peham-Amreich所提出的水平结缔组织基底束可被分为指向膀胱的上行膀胱柱、指向阴道的阴道柱、指向直肠的下行直肠柱，分别向各自器官的筋膜移行。希望读者参考Greenhillno书中的图65。但是，真的存在像本图所示的那种厚而独立的脏侧筋膜吗？目前尚存疑问。

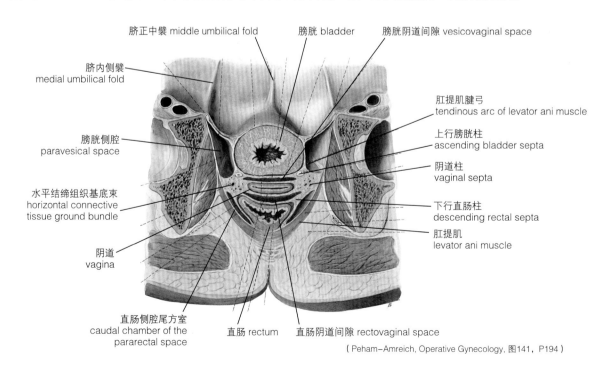

脐正中襞 middle umbilical fold

膀胱 bladder

膀胱阴道间隙 vesicovaginal space

脐内侧襞
medial umbilical fold

肛提肌腱弓
tendinous arc of levator ani muscle

上行膀胱柱
ascending bladder septa

阴道柱
vaginal septa

下行直肠柱
descending rectal septa

肛提肌
levator ani muscle

膀胱侧腔
paravesical space

水平结缔组织基底束
horizontal connective
tissue ground bundle

阴道
vagina

直肠侧腔尾方室
caudal chamber of the
pararectal space

直肠 rectum

直肠阴道间隙 rectovaginal space

（Peham-Amreich, Operative Gynecology, 图141, P194）

28

2.4 盆腔结缔组织的三维构造与第4骨盆脏器

骨盆的3个冠状断面的影像提示了盆腔结缔组织是由"从耻骨联合至骶骨的纵向网状结缔组织"和"从内尾方向向外头方向牵拉的系膜样组织"组成了骨盆脏器的外膜和脏器。并且可以推断出骨盆脏器与其侧方支撑体的关系是垂直的三维立体构造。这就否定了**图4**所示的膀胱、子宫/阴道以及直肠的侧方韧带平行于其对应脏器并独立于其他侧方韧带的传统解剖理论。

若是在"原位"进行观察，就能够理解论文当中所称的看到颈横韧带与宫骶韧带是同一单元的论述（**图11**）。同时，也证明了颈横韧带与脏器的外侧缘平行并附着于其上的矛盾。

另外，如**图16C-2**（也可参照**图68**）所示，膀胱神经支与阴道神经支是彼此独立存在的，因此，之前所谓的"阴道被切除得越长，就越会损害膀胱功能"的说法就被否定了。此外，膀胱子宫韧带分为浅层和深层，深层与膀胱宫颈韧带一同形成冈林所称的膀胱子宫韧带后层。这个假说对保留神经的子宫全切术的定义作出了贡献。

最后要说的是，盆腔结缔组织并不是各个脏器的附属品，它拥有作为（盆腔）血管束和神经束的通路、支撑盆腔脏器等的功能，可以是一个独立的脏器。也就是说，盆腔结缔组织中的膀胱周围组织、子宫旁组织和直肠周围组织作为一个整体被称作骨盆的第4脏器。

3 广泛全子宫切除术的外科解剖学

3.1 盆腔内筋膜的外科解剖

3.1.1 概述

说起盆内筋膜（endopelvic fascia），Savage时代称其为"真鞘膜样凝聚（true sheathlike condensation）"，目前这种说法已经减少，后来Curtis等（1942）认为盆内筋膜是"韧带中含有血管"，韧带就等同于筋膜。这种传统观念已经跟主韧带一样深深扎根于现在的观点中。

盆内筋膜分成壁侧筋膜（parietal endopelvic fascia）和脏侧筋膜（visceral endopelvic fascia）（**表11**）。从Camron（1908）开始出现的脏侧筋膜的概念，如果引用Uhlenhuth的论文（《脏侧筋膜和腹下鞘》The visceral endopelvic fascia and the hypogastric sheath, 1948）来说明，可以分为：①覆盖脏器的固有筋膜（proper fascia）。②被覆血管的血管鞘（perivascular fascia）。③将血管、淋巴管、神经、脂肪组织密封化的韧带筋膜。

构成筋膜的结缔组织（connective tissue）存在于间质之间，使细胞保持结构。间质由纤维和埋藏于其中的基质所构成，纤维以胶原纤维（collagen fiber）为代表，细胞主要是纤维原细胞（fibroblast）。

结缔组织按照排列可分为3种。

（1）疏松结缔组织（loose connective tissue, areolar tissue）

胶原纤维稀松且排列不规则，纤维之间有间隙。疏松结缔组织内还可见弹性纤维（elastic tibers）。功能是在器官内部架构器官的基本形状，并且还有填充间隙、固定器官的作用。壁侧筋膜也属于疏松结缔组织范畴。

（2）致密结缔组织（dense connective tissue）

胶原纤维紧密地沿着一定的方向排列形成，以肌腱（腱（tendon），骨筋膜（keletal ligament））为

表11 盆内筋膜（endopelvic fascia）

盆内筋膜 （endopelvic fascia）	壁侧筋膜 （parietal endopelvic fascia）	闭孔内肌（internal obturator m），梨状肌（piriformis m），肛提肌（levator ani m），尾骨肌（coccygues muscles）的筋膜
	脏侧筋膜 （visceral endopelvic fascia）	联系壁侧筋膜和盆腔内脏器的疏松结缔组织的一部分密度增加形成层板状组织，并且被覆于血管、淋巴管、神经系统之外

代表的致密结缔组织。盆腔内韧带不属于此范畴。

（3）层状结缔组织（lamellated connective tissue）

胶原纤维束排列成层状，形成如神经外膜、角膜固有质等。

脂肪组织（adipose tissue）是由脂肪细胞按着结缔组织框架聚集形成小叶状（lobule），小叶进而聚集成块状所形成。脂肪细胞因为由纤细的网状纤维包裹，具有弹性，受压会变形，去除压力又会恢复成原来的样子（**图16A～C**）。

3.1.2　韧带的筋膜存在吗

Kocks及Mackenrodt以后，以颈横韧带为首的所谓韧带开始被认为是筋膜。

Curist等人自1930年开始主张血管是子宫及膀胱的支撑体的一部分。此后根据Goff（Surg Gyn Obst, 1931）、Koster（Am J Obstet Gynecol, 1933）及Ricci（Am J Surg, 1947）的研究，开始出现韧带的组织学研究成果的报道。Berglas和Rubin（Surg Gynec Obstet, 1953）否定它们是"韧带"，而把它们叙述成因为手术的牵拉而人为制造的疏松结缔组织。Range（Am J Obstet Gyneco, 1964）等人也认为韧带的形成就好比用钩子样的东西用力拉紧网状物体时，网线和结（疏松结缔组织）聚集成束的现象。近年的Fritsch（Ann Anat, 1992）等人也在重复这种说法。

如此一来，颈横韧带、耻骨膀胱子宫韧带、宫骶韧带及膀胱阴道膈和直肠阴道隔的主体就不是带状凝结（bandlike condensation）或筋膜鞘（fascial sheath），而是疏松结缔组织（loose connective tissue）、蜂窝组织（areolar tissue）的研究成果，就成为临床上决不能忽视的事实。

笔者对于韧带的见解，可以从**图16A～C**被额状面断开的颈横韧带等结构中看出，"包埋于纤维脂肪组织（fibroadipose tissue）中的血管、神经，也是被薄薄的纤细的胶原组织鞘（sheath）所覆盖的组织束"。也就是说，外科中说的筋膜是指胶原组织鞘和血管鞘下结缔组织。至于否定筋膜的存在，出现与Koster等前辈研究者不同见解的原因大致考虑如下，他们中的大多数人遵循颈横韧带是平行于子宫/阴道而存在的概念来制作组织切片标本用于观察。而笔者与此相反，主张颈横韧带和盆腔内脏器的立体关系应该是垂直的，比较Belglas等人的论文之后进行了对筋膜的观察。所以可以推测他们在先入观点下把颈横韧带的额状面当做横断面来观察了。

Gray's Anatomy（第39版，英文2005）关于直肠侧韧带的叙述中，从原文所写"壁侧筋膜形成更致密的筋膜组织凝结（the parietal fascia forms a denser condensation of fascial tissue）"可知疏松结缔组织的硬度也是各不相同的。因此，笔者对于被覆韧带的致密胶原膜（denser collagenous septa）也即筋膜的存在是持支持态度的。实际操作中也是正确剥离筋膜和筋膜之间时基本见不到出血，而误将筋膜刺破，进入筋膜下组织时就会遭遇出血。而且手术，特别是宫颈癌手术中，将面临着做成腔隙的筋膜切除后可露出血管和神经，可以分别将它们单独切除或者保留。这种情况下，经常可以看到筋膜成为癌症进展的防御墙。

盆腔内手术原本是假想着以切除筋膜和韧带而构筑的。筋膜不是"鞘样凝结（sheathlike condensation）"，在组织学上也没有被称为筋膜的相应结构，对于筋膜的理解并不能应用到手术技法中。临床上的筋膜的确是存在的。

决不能认为疏松结缔组织就缺乏对于盆腔脏器的支撑作用，开头说到致密结缔组织并不合适脏器功能的发挥，而盆腔内韧带是疏松结缔组织的集合体。话题稍微扯远了点，但这一点说明在子宫脱垂的治疗中使用非吸收性网是有问题的。

3.2　盆腔结缔组织中形成的腔隙解剖

Latzko及冈林的广泛全子宫切除术的功绩就是做成了膀胱侧间隙和直肠侧腔等盆腔内腔隙，然后对在腔隙与腔隙之间露出的结缔组织束（connective tissue bundle），如对主韧带或颈横韧带进行了切离（**图10**）。

外科手术要对潜在的或人工的腔隙（space）、子腔隙（subspace）进行探查，对腔隙之间出现的结构（structure）、子结构（substructure）行切离操作（**图17～图20**）。因此，外科解剖学是人为的，与纯解剖学之间有着明显的区别。

不过，人体中确实有膀胱侧间隙等潜在腔隙。临床解剖学的意义就是正确地掌握潜在的腔隙和人为的腔隙的存在和关系，使之系统化，并且将其运用到临床实际中去。

广泛全子宫切除术中被展开的腔隙可以分为在腹膜下做成的直肠侧腔和膀胱侧间隙，在脏器间形成的膀胱子宫阴道间隙和直肠阴道间隙等2种（**图19**）。下面将对它们依次进行叙述。

图18 膀胱侧间隙和直肠侧腔，利用新鲜尸体解剖

从正上方观察膀胱侧间隙和直肠侧腔的照片。2个间隙之间解剖出了"主韧带（颈横韧带+直肠侧韧带）"。进一步发掘Latzko直肠侧腔头端室，会出现盆腔内脏神经。盆腔内脏神经和主韧带在脏侧端会合。考虑主韧带血管部和主韧带神经部不是很合适。腹下神经和S2～S4的盆腔内脏神经形成盆腔神经丛。切开膀胱侧间隙底部的肛提肌上筋膜会出现一部分肛提肌。肛提肌上筋膜和肛提肌之间可做成直肠侧腔尾室。如此一来，Latzko就对头端室和尾室之间的主韧带进行了切除。

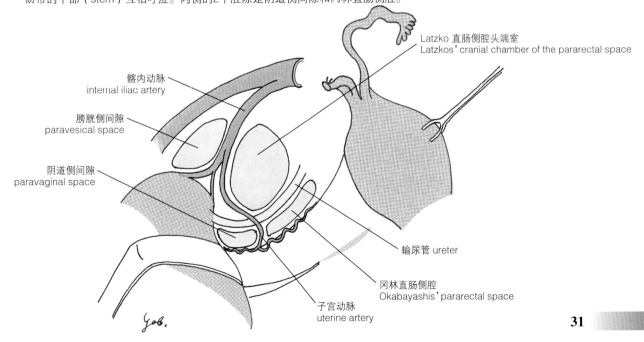

卵巢悬韧带 suspensory ligament of ovary　直肠 rectum　腹下神经 hypogastric nerve　子宫 uterus　膀胱 bladder　盆筋膜腱弓 tendinous arc of pelvic fascia

主动脉 aorta　盆腔内脏神经 pelvic splanchnic nerve　下腹神经 pelvic nerve plexus　主韧带 cardinal ligament　肛提肌上筋膜（短纤维束）superior fascia of the levator ani muscle（short fibrous bundle）　肛提肌 levator ani muscle

图19 宫旁结缔组织中可发掘出的腔隙的模拟图

钳夹住输尿管，可以形成4个腔隙。外侧的2个腔隙是膀胱侧间隙和Latzko直肠侧腔头端室，两者夹着盆腔侧方韧带的干部（stem）互相呼应。内侧的2个腔隙是阴道侧间隙和冈林直肠侧腔。

Latzko 直肠侧腔头端室
Latzkos' cranial chamber of the pararectal space

髂内动脉
internal iliac artery

膀胱侧间隙
paravesical space

阴道侧间隙
paravaginal space

输尿管 ureter

冈林直肠侧腔
Okabayashis' pararectal space

子宫动脉
uterine artery

31

图20 人体解剖时在宫旁结缔组织内做成的腔隙

大致从正上方观察右侧盆腔的照片。图片右侧是头侧。

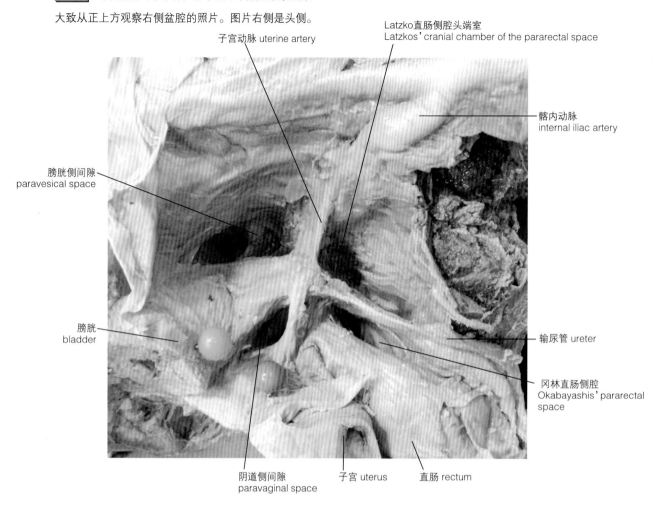

子宫动脉 uterine artery

Latzko直肠侧腔头端室
Latzkos' cranial chamber of the pararectal space

髂内动脉
internal iliac artery

膀胱侧间隙
paravesical space

膀胱
bladder

输尿管 ureter

冈林直肠侧腔
Okabayashis' pararectal space

阴道侧间隙
paravaginal space

子宫 uterus

直肠 rectum

图21 从侧方看膀胱侧间隙和直肠侧腔的模拟图

盆腔侧方韧带头侧描绘的腔隙是直肠侧腔头端室（蓝色），同样在盆腔侧方韧带的尾侧展开的就是膀胱侧间隙（黄色）。进而可以在形成膀胱侧间隙底部的短纤维束（short fibrous bundle，水平结缔组织基束、肛提肌上筋膜或盆隔膜上筋膜）和肛提肌之间发掘出直肠侧腔尾室（橘黄色）。说到直肠侧腔的时候一般指的是直肠侧腔头端室。冈林并没有直肠侧腔尾室的概念。此图片是在子宫、膀胱、直肠的正中矢状面图上又描绘了腔隙和韧带的投影。

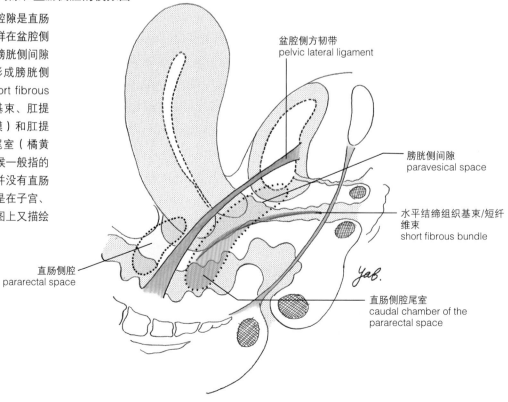

盆腔侧方韧带
pelvic lateral ligament

膀胱侧间隙
paravesical space

水平结缔组织基束/短纤维束
short fibrous bundle

直肠侧腔
pararectal space

直肠侧腔尾室
caudal chamber of the pararectal space

3.2.1　直肠侧腔

直肠侧腔（pararectal space），按字面理解就可以知道是在直肠的侧方形成的腔隙。此腔隙主要是为了进行广泛全子宫切除术而做出的，将盆腔侧韧带的底部从骶骨面剥离之后形成的。欧洲传统的直肠侧腔是在直肠侧韧带的头侧和尾侧分别发掘出的2个人为的腔隙（**图21，图22，图24**）。一个是对颈横韧带后筋膜进行剥离后形成的腔隙，另外一个是将肛提肌上筋膜从肛提肌上剥离后形成的腔隙。Latzko把前者叫做直肠侧腔头端室，把后者称作直肠侧腔尾室（**图12，图13，图18**）。

冈林与Latzko不同，他从道格拉斯陷凹把直肠两侧的疏松结缔组织切离之后发掘出了直肠侧腔（**图19，图22**），这种发掘方法就以他的名字来命名。不过他并没有提示相当于Latzko直肠侧腔尾室的腔隙的思考。笔者认为，Latzko直肠侧腔尾室的腔隙就是后面叙述的阴道侧间隙。

Latzko和冈林的展开直肠侧腔的方法有明显不同，它们各有不同的意义。在此将Latzko和冈林各自意图下的直肠侧腔分别进行叙述，也希望将两者融合以尝试构筑新的直肠侧腔的概念。

不过，现代的广泛全子宫切除术中的直肠侧腔是为了切除颈横韧带而在卵巢窝腹膜下发掘出的间隙，对于真正的直肠侧腔的叙述其实很少。

图22 Latzko直肠侧腔尾室和冈林直肠侧腔

直肠侧腔、膀胱侧间隙、盆腔侧韧带（垂直结缔组织基束）和肛提肌上筋膜（水平结缔组织基束）同时被解剖出来。从正上方观察右侧盆腔的照片，图片左侧是头侧。夹着输尿管和腹下神经的内侧是冈林直肠侧腔，外侧是Latzko直肠侧腔头端室。从肛提肌腱弓上剥离并用针固定的肛提肌上筋膜附着于阴道的外侧缘。以子宫动脉为脊梁的盆腔侧韧带（所谓主韧带）向外伸向盆腔脏器。盆腔侧韧带和肛提肌上筋膜之间可以发掘出进入直肠侧腔尾室的入口。盆腔侧韧带的血管、神经在尾侧折返向膀胱方向走行，这是含有膀胱子宫韧带后层的尾端折返部。

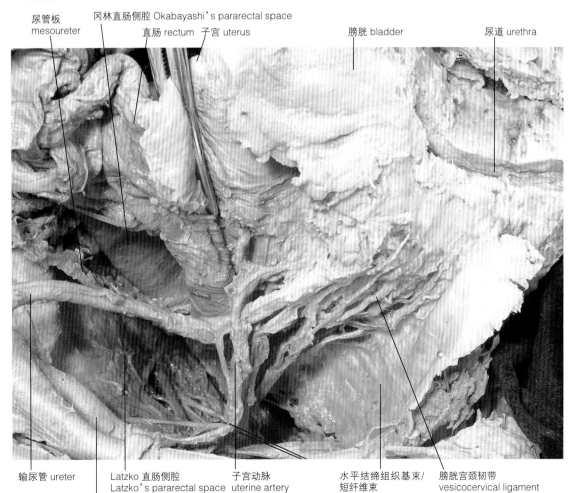

尿管板　mesoureter

冈林直肠侧腔 Okabayashi's pararectal space

直肠 rectum　子宫 uterus

膀胱 bladder

尿道 urethra

输尿管 ureter

Latzko 直肠侧腔 Latzko's pararectal space

髂内动脉 internal iliac artery

子宫动脉 uterine artery

水平结缔组织基束/短纤维束 short fibrous bundle

膀胱宫颈韧带 vesicocervical ligament

3.2.1.1 Latzko手术中的直肠侧腔

（1）直肠侧腔头端室

颈横韧带后筋膜是髂内血管鞘延长之后的脏侧筋膜。Latzko直肠侧腔头端室（cranial chamber of the pararectal space）是此颈横韧带后筋膜和髂内血管鞘分别从本体上剥离之后发掘出的人为腔隙（**图13**，**图23**）。所以腔隙是由裸露出的髂内动静脉、韧带的后方可以看到子宫动脉、子宫深静脉等髂内血管脏侧支、从头外侧向尾内侧方向剥离下的附着有输尿管的脏侧筋膜（后筋膜/血管鞘）所围成的（**图18**）。在深部露出盆腔内脏神经和尾骨肌、梨状肌的筋膜（**图13**，**图18**）。把这个腔隙命名为Latzko直肠侧腔（**图23**）。现代日本的广泛全子宫切除术中并不把发掘深入到骶骨面，而Possover（Gynecol Oncol, 2000）等欧洲的做法还是要将发掘进行到露出壁侧面为止。

（2）直肠侧腔尾室

直肠侧腔尾室（caudal chamber of the pararectal space）是肛提肌和肛提肌上筋膜之间形成的人为的腔隙（**图14**，**图17**，**图18**，**图21**）。Latzko手术中展开的尾室是将形成膀胱侧间隙底部的肛提肌上筋膜（short fibrous bundle）在向颈横韧带前筋膜方向移行的部分做切开，在其和肛提肌之间形成的（**图14**，**图18**，**图25**）腔隙。

进入此腔的目的是为了把尾室和头端室之间的间隔（直肠侧韧带）从骶骨面上分离下来，然后把盆腔侧韧带全部切除掉（**图10**，**图14**）。

不过，现代的广泛全子宫切除术中将切除进行到直肠侧韧带即传统的主韧带的术者已经很少了。

3.2.1.2 冈林手术中形成的直肠侧腔

冈林做直肠侧腔的展开是按照切离宫骶韧带之后，对其正下方的疏松结缔组织行钝性、锐性切离直到骶骨前面的方法来进行的（**图16B**，**图26**）。临床解剖中，是在直肠固有筋膜（外膜）和骶骨前筋膜（脏侧筋膜）之间来进行发掘的。

操作方法是从子宫阔韧带（broad ligament）上把作为内衬的浆膜下筋膜剥离下来形成腔隙，把腔隙展开到直肠侧方为止（**图13**，**图23**，**图27**，**图28**）。进行剥离时要把输尿管及腹下神经附着于筋膜上（**图23**，**图28**）。这个腔隙就命名为冈林直肠侧腔。

图23 Latzko直肠侧腔（头端室）和冈林直肠侧腔的模拟图

A. 切开髂窝腹膜露出输尿管和髂内动脉，两者之间填充着疏松结缔组织。

B. 将髂内血管鞘从同名动静脉上剥离下来形成Latzko直肠侧腔，使血管鞘（脏侧筋膜）附着于输尿管一侧。

C. 图片描绘的是输尿管的更深部。把阔韧带后叶内衬的筋膜剥离下来形成冈林直肠侧腔。剥离的阔韧带后叶下的筋膜和血管鞘融合在一起形成一片膜状悬垂于输尿管之下，即所谓的尿管板（mesoureter）。

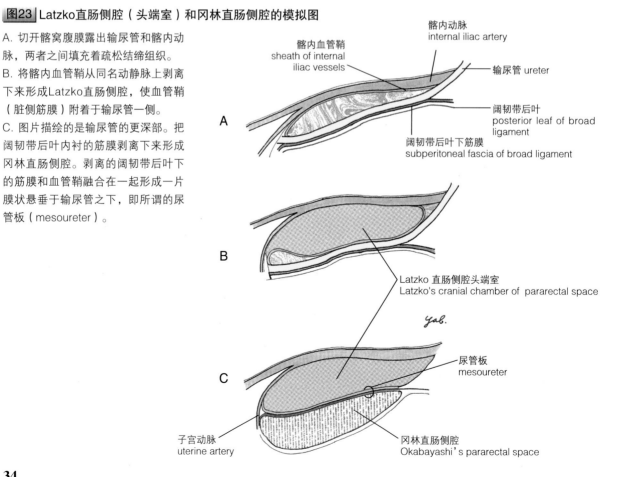

图24 Peham-Amreich手术书中的直肠侧腔尾室和头端室

探查夹着颈横韧带的直肠侧腔头端室和尾室。输尿管隧道顶已经被切离，游离出输尿管。因为此图中有肛提肌，所以肛提肌上筋膜已经被切除并露出了直肠侧腔尾室。

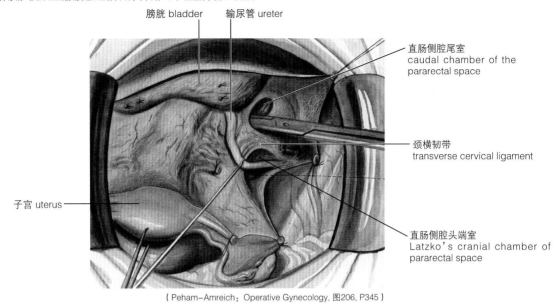

膀胱 bladder　输尿管 ureter

直肠侧腔尾室
caudal chamber of the
pararectal space

颈横韧带
transverse cervical ligament

子宫 uterus

直肠侧腔头端室
Latzko's cranial chamber of
pararectal space

（Peham-Amreich：Operative Gynecology, 图206, P345）

图25 进入直肠侧腔的路径

颈横韧带和水平结缔组织束（short fibrous bundle）的移行部中发掘出进入"直肠侧腔尾室"的入口（箭头所示）。从此处经过直肠侧韧带的下方可以连接到头端室。用子宫夹将子宫牵拉向耻骨方向，输尿管也已经游离。在子宫阔韧带上开了一个孔。

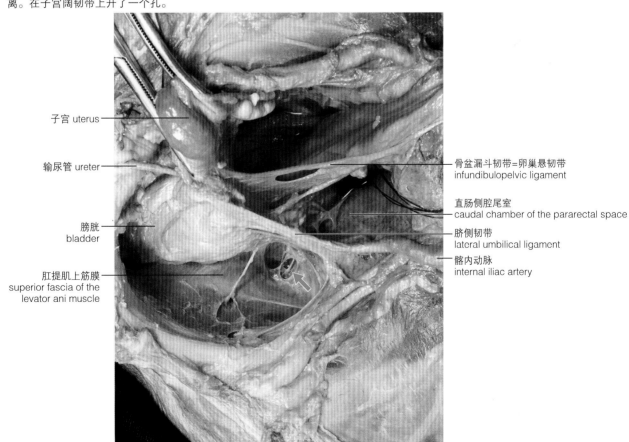

子宫 uterus

输尿管 ureter

膀胱
bladder

肛提肌上筋膜
superior fascia of the
levator ani muscle

骨盆漏斗韧带=卵巢悬韧带
infundibulopelvic ligament

直肠侧腔尾室
caudal chamber of the pararectal space

脐侧韧带
lateral umbilical ligament

髂内动脉
internal iliac artery

图26 进入冈林直肠侧腔的路径

在冈林本人所著的书中有这样的说明："逐渐剪断宫骶韧带的深层组织接着就展开了直肠侧腔。"宫骶韧带的深层组织，指的应该就是直肠阴道韧带。

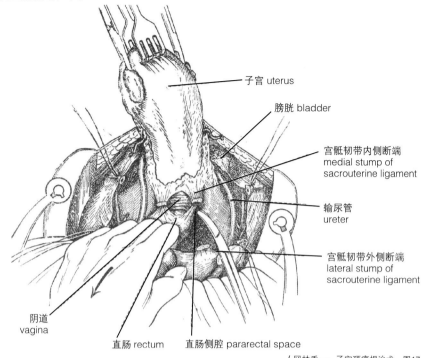

子宫 uterus

膀胱 bladder

宫骶韧带内侧断端
medial stump of
sacrouterine ligament

输尿管
ureter

宫骶韧带外侧断端
lateral stump of
sacrouterine ligament

阴道
vagina

直肠 rectum　　直肠侧腔 pararectal space

（冈林秀一：子宫颈癌根治术，图17，P22）

图27 发掘冈林直肠侧腔

从左侧阔韧带后叶上将衬在它内面的筋膜连着输尿管一同剥离下来。请同时参照图13a，图23。子宫用力向尾侧牵拉，髂内血管和颈横韧带后筋膜从输尿管的外侧处剥离，Latzko直肠侧腔被展开。

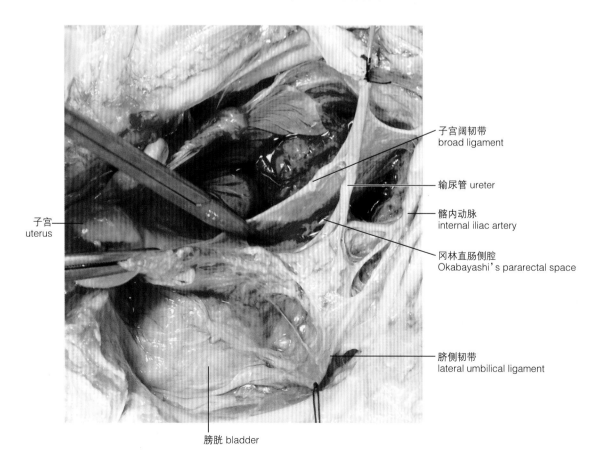

子宫
uterus

子宫阔韧带
broad ligament

输尿管 ureter

髂内动脉
internal iliac artery

冈林直肠侧腔
Okabayashi's pararectal space

脐侧韧带
lateral umbilical ligament

膀胱 bladder

3.2.1.3　Latzko直肠侧腔和冈林直肠侧腔在手术中的融合

展开直肠侧腔的目的是露出宫旁结缔组织（parametrium）。现在，Latzko时代传承下来的直肠侧腔的发掘方法已经不重要了，倒是进入真正的直肠侧腔之前的腔隙变得很重要。也就是说，探查Latzko直肠侧腔头端室的腔隙，即可露出颈横韧带的起始部。进入冈林直肠侧腔的路径有利于处理主韧带脏侧端的组织（输尿管隧道的探查等）（图23）。

以输尿管和腹下神经为基准来定位Latzko直肠侧腔头端室和冈林直肠侧腔，前者是在外侧形成的，后者是在内侧形成的。把两者同时发掘出来有以下优点：①因为2个侧腔的发掘，就形成了一个由2层脏侧筋膜所构成的隔膜，中间夹着输尿管、腹下神经、髂内血管输尿管分支（图23，图28），用已

有的词汇来表述的话就是尿管板（mesoureter）（图16A）。②切除从输尿管上垂下的尿管板之后，就可以将颈横韧带后面和覆盖直肠的脏侧筋膜一并切除，这样如子宫动脉、子宫深静脉以及直肠子宫韧带等下一步切离对象就同时被显露出来（图13，参照图129）。尿管板是"夹着血管和神经的2层脏侧筋膜的融合体"，可以称作"meso"，但是它完全是人为制造的，可以说是被限制公开使用的非官方用语（unofficial description）。

Latzko直肠侧腔的头端室和冈林的直肠侧腔这2个直肠侧腔在发掘时需要注意的点也是不同的：①Latzko直肠侧腔，为了剥离被覆髂内血管系的血管鞘，损伤深部的臀下阴部内共同管或膀胱下静脉或直肠中静脉的危险性很高。刚开始手术时，发掘直肠侧腔的时候，常用被汹涌而出的静脉出血惊吓

图28　冈林直肠侧腔和尿管板（新鲜尸体）

右侧盆腔，图片右侧是头侧。子宫向尾侧（左）牵拉，此为作为阔韧带后叶内衬的筋膜连同输尿管和腹下神经一起从阔韧带上剥离的照片。将剥离进一步向背侧深入就展开冈林直肠侧腔。照片中央的膜样组织是阔韧带下筋膜和髂内血管鞘融合而成的尿管板（mesoureter），其中有输尿管和腹下神经（小箭头）下降。

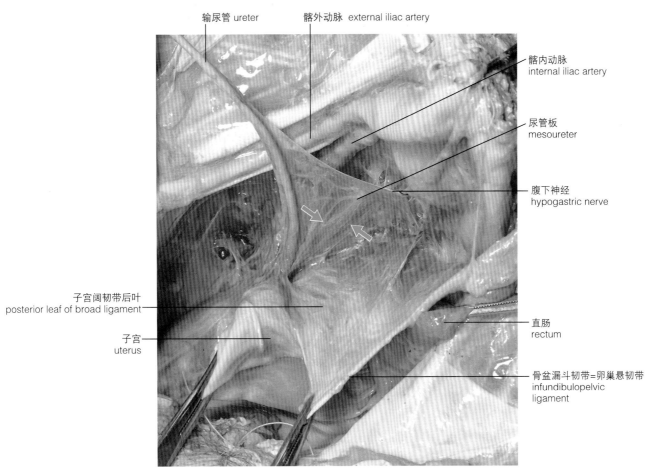

输尿管 ureter　　髂外动脉 external iliac artery

髂内动脉 internal iliac artery

尿管板 mesoureter

腹下神经 hypogastric nerve

子宫阔韧带后叶 posterior leaf of broad ligament

子宫 uterus

直肠 rectum

骨盆漏斗韧带=卵巢悬韧带 infundibulopelvic ligament

（Am J Obstet Gynecol 2005;193:7–15）

到。不过现在展开侧腔已经不进行到臀下阴部内共同管领域了。②冈林直肠侧腔，因为是在直肠筋膜和骶骨前筋膜（presacral fascia）之间形成的腔隙，所以发掘过程中会有绕到直肠背侧的可能性（**图10，图13，图18**）。这样两侧的直肠侧腔就连接了，最差的情况就是损伤骶前静脉丛，这是做过冈林手术的医生都担心的事。

广泛全子宫切除术的目的并不是进行直肠侧韧带的切除。直肠侧腔的发掘只需要进行到可以切除颈横韧带即可，据此，在避免颈横韧带切除不足的情况下同时避免损伤到骶前静脉丛和臀下阴部内共同管，这是很重要的。将两者同时考虑是避免发生事故的最好办法。

话虽是这么说，但手术书中关于输尿管和腹下神经的走行，有的图描绘是沿着盆腔侧壁走行，也有的图描绘是沿着直肠侧面走行的。如果不能分辨谁真谁假，困惑将一直存在。发掘出Latzko直肠侧腔时，输尿管附着于直肠侧方，发掘出冈林直肠侧腔，输尿管附着于盆腔侧壁，据此描述才方便理解。

3.2.1.4 小林对于直肠侧腔的思考

据说小林博士通过Peham-Amreich的手术书学习了Latzko的手术方法。小林博士在关于发掘直肠侧腔的手术书中（现代妇产科体系8E，宫颈癌，233页）这样写道："开放直肠侧腔头端室的目的是将尿管板从后叶剥离下来，追踪到隧道部为止，选择正下方的裂隙就可以了。"此为进入冈林直肠侧腔的路径。另一方面，主韧带血管神经三角部（宫颈癌手术的图93，图94，第180~181页）的发掘，毫无疑问就是Latzko的直肠腔隙。小林博士在无意之中却成为了把Latzko直肠侧腔和冈林直肠侧腔相融合的第一人。

3.2.2 阴道侧间隙（冈林）

阴道侧间隙（paravaginal tissue）是冈林为了分离膀胱子宫韧带后层而做成的腔隙（**图16，图19，图20，图29a~c**）。冈林博士在切离膀胱子宫韧带前层（输尿管隧道顶）之后说道："Cooper剪刀伸入阴道侧间隙并扩大，就游离出膀胱子宫韧带后层。"（**图30**）指明了有别于膀胱侧间隙的新腔隙的形成。

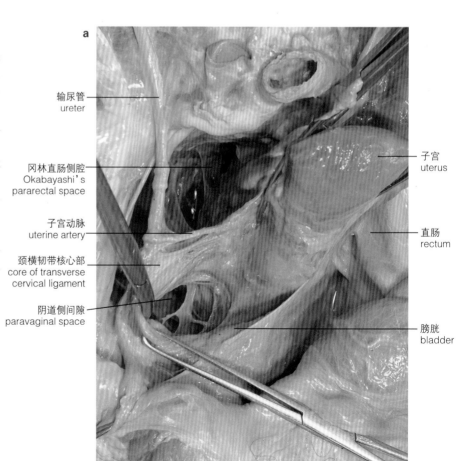

图29a 冈林阴道侧间隙

所见为右侧盆腔。阴道侧间隙是对子宫颈部和输尿管之间进行发掘而成的腔隙，深部到达直肠旁。腔隙中有部分盆丛的末梢支被剥离出来。头侧的腔隙是冈林直肠侧腔。输尿管和子宫之间的结缔组织可以想象是Virchow称为宫旁组织（parametrium）的部分。冈林把阴道侧间隙和直肠侧腔之间的结缔组织称为颈横韧带核心部（core），核心部缺乏筋膜。这里看不到成为颈横韧带干部（stem）的部分。剪刀头附近相当于膀胱子宫韧带后层。

输尿管
ureter

冈林直肠侧腔
Okabayashi's
pararectal space

子宫动脉
uterine artery

颈横韧带核心部
core of transverse
cervical ligament

阴道侧间隙
paravaginal space

子宫
uterus

直肠
rectum

膀胱
bladder

（Am J Obstet Gynecol 2005;193:7-15）

图29b 阴道侧间隙和尿管板（新鲜尸体解剖）

发掘出冈林的直肠侧腔和阴道侧间隙，在它们之间的中部开始出现覆盖后部输尿管的输尿管隧道顶。分离输尿管直到隧道入口处。用Allis钳上提阔韧带后叶。沿着点线发掘隧道之后，切除输尿管隧道顶，露出输尿管。膀胱阴道间隙中填入了混凝纸。

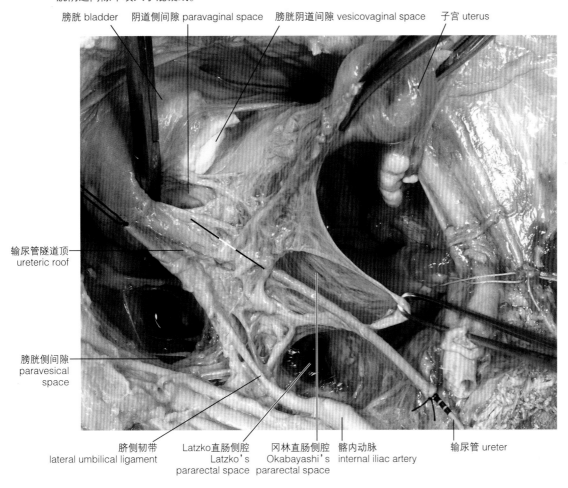

膀胱 bladder　　阴道侧间隙 paravaginal space　　膀胱阴道间隙 vesicovaginal space　　子宫 uterus

输尿管隧道顶
ureteric roof

膀胱侧间隙
paravesical
space

脐侧韧带
lateral umbilical ligament　　Latzko直肠侧腔
Latzko's
pararectal space　　冈林直肠侧腔
Okabayashi's
pararectal space　　髂内动脉
internal iliac artery　　输尿管 ureter

图29c 颈横韧带核心部的组织图像（新鲜尸体）

发掘Latzko直肠侧腔和冈林直肠侧腔之后，将输尿管、颈横韧带、子宫同时摘出，沿着输尿管的长轴并且平行于子宫的组织做成切片。核心部由疏松结缔组织组成。可以看到被斜向切断的子宫动静脉的断端。箭头所指的是输尿管隧道的入口，★是发掘阴道侧间隙的地方。从这个断面来看宫旁组织（parametrium），可以发现它是平行地附着于子宫外侧的，这里始终都是子宫周围组织（想象是Virchow的parametrium），而不是颈横韧带的干部（stem）。

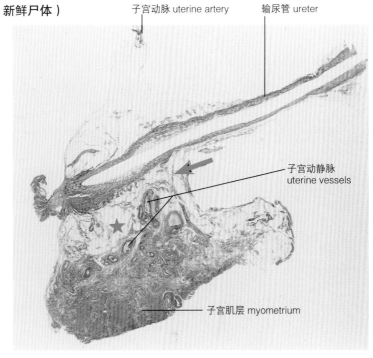

子宫动脉 uterine artery　　输尿管 ureter

子宫动静脉
uterine vessels

子宫肌层 myometrium

图30a为对"Cooper剪刀伸入阴道侧间隙并扩大，就游离出膀胱子宫韧带后层"做说明的图片，图30b中，笔者在膀胱子宫韧带后层中画上了膀胱上静脉和膀胱神经支。

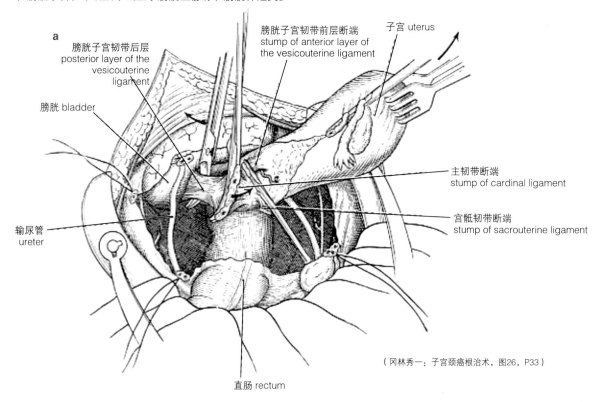

子宫 uterus

膀胱子宫韧带后层
posterior layer of the
vesicouterine ligament

膀胱子宫韧带前层断端
stump of anterior layer of
the vesicouterine ligament

膀胱 bladder

主韧带断端
stump of cardinal ligament

宫骶韧带断端
stump of sacrouterine ligament

输尿管
ureter

直肠 rectum

（冈林秀一：子宫颈癌根治术，图26，P33）

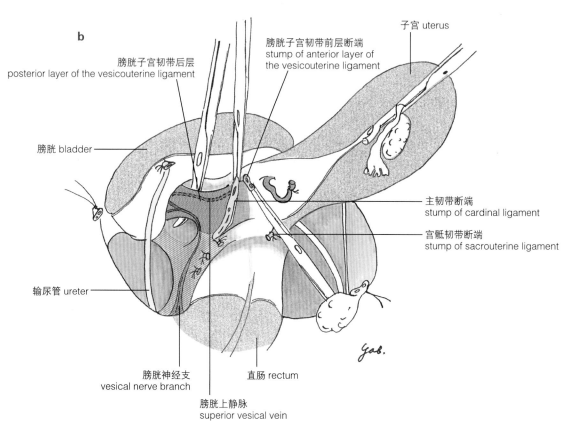

子宫 uterus

膀胱子宫韧带后层
posterior layer of the vesicouterine ligament

膀胱子宫韧带前层断端
stump of anterior layer of
the vesicouterine ligament

膀胱 bladder

主韧带断端
stump of cardinal ligament

宫骶韧带断端
stump of sacrouterine ligament

输尿管 ureter

膀胱神经支
vesical nerve branch

直肠 rectum

膀胱上静脉
superior vesical vein

冈林博士的书中并没有涉及阴道侧间隙的解剖。笔者认为阴道侧间隙，是在子宫颈部外膜的外侧将膀胱子宫韧带的胶原纤维向腹背方向钝性发掘出来的人工腔隙（**图31**）。此腔隙，尾方延长到膀胱阴道韧带之中，向背方经过直肠阴道韧带中间到达直肠的侧面。如果颈横韧带被切离，就连通到冈林直肠侧腔。这样的概念在Latzko手术中是没有的。

再看**图29a～c**，发掘阴道侧间隙时在输尿管和子宫之间的结缔组织可以想象是被Virchow（Virchow's Archiv Path Anat Physiol, 1862）称为宫旁组织（parametrium）的部分。所以如**图4**，**图5**所示的宫旁组织（parametrium）是平行的附着于子宫的组织。不过这些始终都还是输尿管和子宫之间的结缔组织（与后面的输尿管隧道顶一样），并不是指主韧带起始部和输尿管之间的结缔组织（称为干部"stem"的组织）。

3.2.3　膀胱侧间隙

膀胱侧间隙（paravesical space）（**图3**，**图12**，**图16**，**图18～图21**，**图24**，**图25**，**图32**）是不同于直肠侧腔的潜在间隙。

沿前腹壁正中线切开，可以看到腹膜的浆膜下筋膜（subserous fascia）（后腹膜面）和起自膀胱尖（vertex）延伸到脐部的脐正中韧带（middle umbilical ligament, urachus）（从腹腔内看称为脐正中襞（middle umbilical fold）），以及闭锁后的脐动脉纤维性残留脐侧韧带（lateral umbilical ligament）（从腹腔内看称为脐内侧襞，medial umbilical fold）（**图17b**）。膀胱在膀胱底（尿道内口附近）和膀胱尖之间借助于耻骨膀胱韧带（pubovesical ligament）连接到耻骨上。

膀胱侧间隙将含有脐侧韧带的浆膜下筋膜从腹直肌筋膜后叶开始向外侧方向游离，向盆腔侧壁方向移行，并在其前面形成腔隙（**图19**，**图**

图31　冈林的阴道侧间隙

此图是基于图16C，图29a，b的解剖，在膀胱子宫韧带中间探查出阴道侧间隙，并以它为中心描述的模拟图。显示的有子宫动静脉、直肠血管以及膀胱上静脉、膀胱神经分支（箭头所示）通过的膀胱宫颈韧带。双箭头显示输尿管隧道顶切开后。

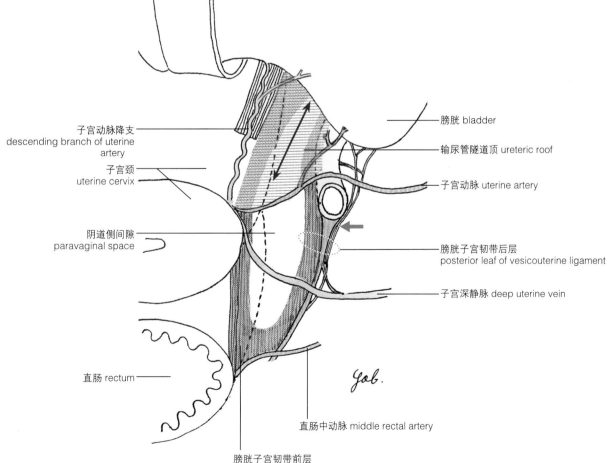

子宫动脉降支 descending branch of uterine artery
子宫颈 uterine cervix
阴道侧间隙 paravaginal space
直肠 rectum
膀胱 bladder
输尿管隧道顶 ureteric roof
子宫动脉 uterine artery
膀胱子宫韧带后层 posterior leaf of vesicouterine ligament
子宫深静脉 deep uterine vein
直肠中动脉 middle rectal artery
膀胱子宫韧带前层 anterior leaf of vesicouterine ligament

20，图32）。也就是说，膀胱侧间隙是膀胱前间隙（prevesical space）和耻骨后间隙（Retzius腔，cavum Retizii，图32）的外侧潜在的后腹膜腔。

稍微扯远一点说，从Peham-Amreich手术书（解剖篇）读到的膀胱侧间隙是图6A。那么膀胱柱和子宫颈阴道柱之间形成的腔隙（图6B）又是什么呢？手术篇中这样描述："打开膀胱上动静脉和子宫动静脉之间的薄膜就进入膀胱侧间隙。"这样就与图5所示的经典解剖学产生了矛盾。

笔者印象中，后腹膜腔中形成的膀胱侧间隙，

大致是三角纺锤形，如下描述：①腔隙的外侧是闭孔内肌筋膜和起自肛提肌腱弓的肛提肌上筋膜。②肛提肌上筋膜（水平结缔组织束，骨盆隔膜上筋膜，short fibrous bundle）向背内侧（后内）方向形成膀胱侧间隙的底部。③内侧由脐侧韧带、膀胱腹下筋膜（layers of the umbilical ligament, vesicohypogastric fascia），以及被覆膀胱、阴道的筋膜所构成（图3，图12，图14）。④头侧是基韧带的前筋膜，顶部是含有圆韧带的浆膜下筋膜（subserous fascia）。

图32 Peham-Amreich的骨盆横断面

本图是很多教科书中都引用的图片，书中将"韧带"描述为致密的结缔组织（dense connective tissue structures），膀胱子宫韧带和宫骶韧带分别是Mackenrodt韧带的前层和后层向各自的方向延展所形成的。这样的说明完全沿袭了Mackenrodt的观点。此外，当时的致密结缔组织(dense connective tissue)并不是现在所说的骨韧带（skeletal ligovment），而是相对于疏松结缔组织而言的更为致密的结缔组织（denser connective tissue）（Gray解剖学，2005），这样的解释更为恰当。对于膀胱腹下筋膜或直肠侧韧带怎么描述合适？请将图16B-1～3一起比较来看，显然此图是基于外科解剖学描绘而成，解剖学家是否同意将这些腔隙还原成实际，尚存在疑问。

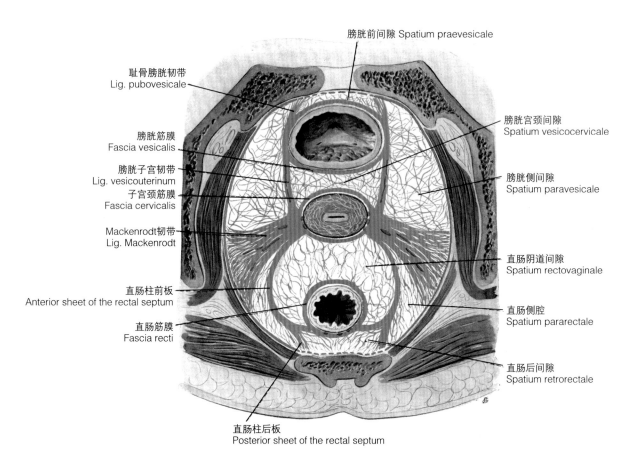

膀胱前间隙 Spatium praevesicale

耻骨膀胱韧带
Lig. pubovesicale

膀胱筋膜
Fascia vesicalis

膀胱子宫韧带
Lig. vesicouterinum

子宫颈筋膜
Fascia cervicalis

Mackenrodt韧带
Lig. Mackenrodt

直肠柱前板
Anterior sheet of the rectal septum

直肠筋膜
Fascia recti

膀胱宫颈间隙
Spatium vesicocervicale

膀胱侧间隙
Spatium paravesicale

直肠阴道间隙
Spatium rectovaginale

直肠侧腔
Spatium pararectale

直肠后间隙
Spatium retrorectale

直肠柱后板
Posterior sheet of the rectal septum

（Peham-Amreich，Operative Gynecology，图132，P180）

3.2.4 膀胱阴道间隙和膀胱阴道膈

图17（Peham-Amreich）中膀胱阴道间隙（vesicovaginal space）描述为膀胱筋膜和阴道筋膜以及膀胱子宫韧带之间形成的腔隙（**图32**）。但对间隙（space）和膈（septum）做出明确区分的文献不多。如**图16**所示膀胱阴道膈（vesicovaginal septum）指的是膀胱外膜和阴道外膜的融合体。这是充满脂肪纤维组织的疏松结缔组织，中间并没有所谓的筋膜。也就是说，膀胱阴道间隙（膀胱子宫/阴道间隙）是膀胱阴道周围组织中的人为认定的腔隙。

3.2.5 直肠阴道间隙和直肠阴道隔（rectovaginal septum）

Peham-Amreich手术书中的直肠阴道间隙（rectovaginal space），腹侧是阴道筋膜，背侧是直肠筋膜，外侧是下行直肠柱及矢状直肠柱（≒宫骶韧带以及直肠阴道韧带）。实际的手术中如果按照上述说法来操作，找到并展开直肠阴道间隙一点困难也没有。但是如**图16C1~C3**所示，子宫/阴道筋膜主要是脂肪纤维组织构成的疏松结缔组织，并不能见到类似筋膜样的结构。一方面，直肠系膜（mesorectum）（mesentery of the rectum≒直肠外膜rectal adventitia）被直肠固有筋膜被覆，对于直肠和阴道之间的筋膜，众所周知命名为迪化（Denonvillier）筋膜。

关于腔隙总结见**表12**。

4 盆腔结缔组织的外科新分类

4.1 概述

一直以来，大家都认为骨盆内韧带和盆腔脏器的关系是平行的。然而对于笔者来说，两者的关系在临床解剖和组织学上可证明是垂直关系。当然了，解剖学视点不同的话，以此为根据所构筑的手术也必须要重新讨论。为了讨论手术，先将新的盆腔结缔组织的分类叙述如下。

骨盆内的韧带分为系膜样结构和肌性筋膜硬度的真性韧带2种（Netter: The CIBA collection of medical illustration.人体彩色图谱）。

骨盆的后腹膜内手术需要在结缔组织中识别腔隙，切断之间的韧带连接，然后摘除脏器（**表13**）。韧带中系膜样结构将盆腔脏器向侧方牵拉，作为横向韧带最主要的作用是支撑作用，同时也兼具通过血管、淋巴管的作用。一方面，肌肉筋膜构造是悬垂的纵向韧带，它将盆腔脏器从耻骨向骶骨方向牵拉，同时，它也有容纳盆腔自主神经通过的功能。这些是分类的基础。

表12 Peham-Amreich的手术书中使用到的腔隙space

Peham-Amreich的腔隙		笔者的解释
膀胱前间隙（Prevesical space）		壁侧筋膜在向膀胱腹膜移行处附近与膀胱筋膜和耻骨骨膜之间的间隙，左右边界是脐膀胱筋膜
膀胱侧间隙（Paravesical space）		以肛提肌筋膜为底，在颈横韧带的前方（尾端）形成的腔隙
膀胱子宫颈/阴道间隙（Vesicocervical and vesicovaginal space）		膀胱筋膜和宫颈/阴道筋膜以及两侧的膀胱子宫韧带之间形成的腔隙
直肠侧腔（Pararectal space）	尾端	肛提肌筋膜下方形成的腔隙
	头端	颈横韧带下部和直肠侧韧带的后方（头端）形成的腔隙
直肠阴道间隙（Rectovaginal space）		直肠筋膜（外膜）和阴道筋膜（外膜）以及两侧的直肠阴道韧带之间形成的腔隙
直肠后间隙（Retrorectal space）		直肠筋膜（外膜）和骶骨之间形成的腔隙

表13 组成间隙的盆腔韧带

间　　隙	韧　　带
膀胱前间隙和膀胱侧间隙之间的韧带	耻骨膀胱韧带
膀胱侧间隙和直肠侧腔之间的韧带	膀胱腹下筋膜 颈横韧带 直肠侧方韧带
子宫侧间隙和膀胱侧间隙之间的韧带	膀胱子宫韧带后层
冈林直肠侧腔和Latzko直肠侧腔之间的韧带	尿管板（Mesoureter）
膀胱阴道间隙和阴道侧间隙之间的韧带	膀胱阴道韧带
直肠阴道间隙和冈林直肠侧腔之间的韧带	直肠子宫/阴道韧带

图33 盆腔结缔组织的分类

悬吊系统（suspensory system）是一组纵向韧带群；支撑系统（supporting system）则是系膜样结构的横向韧带群，分为3部分，即：主干核心部、头端折返部、尾端折返部。

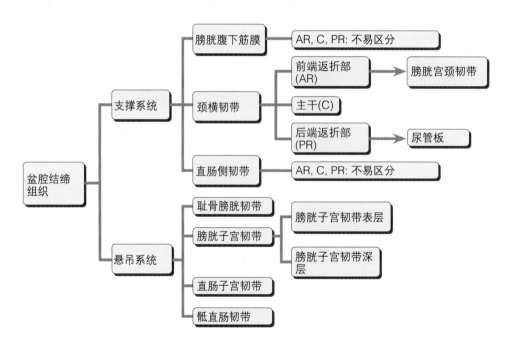

冈林的膀胱韧带后层=膀胱子宫韧带深层+膀胱宫颈韧带

4.2 盆腔结缔组织的新分类（图33）

盆腔结缔组织纵向韧带群也叫悬吊系统（suspensory system），横向韧带群也叫支撑系统(supporting system)（Am J Obstet Gynecol，2000）。

悬吊系统将脏器从耻骨向骶骨方向纵向连接了几个节点。此系统包括了耻骨膀胱/尿道韧带、膀胱子宫韧带、宫骶韧带、直肠子宫韧带、直肠尾骨韧带等（**表14**）。

支撑系统中，包括膀胱腹下筋膜、颈横韧带、直肠侧韧带，上述3种韧带形成1个盘状从骨盆内侧壁出发，经过输尿管和盆腔神经丛，然后分道向脏侧、前侧、后侧并且形成各自折返部（**图16，图34**）。分开之后便是所谓的核心部、头端折返部、尾端折返部；分开之前的部分称为主干（**图27，图28，图29a，b，图34**）。膀胱腹下筋膜和直肠侧韧带的返折部不明显。

表14 具有纵向筋膜性质的韧带

脏 器	韧 带
连接耻骨和膀胱筋膜的韧带	耻骨膀胱（尿道）韧带
连接膀胱筋膜和子宫颈/阴道筋膜的韧带	膀胱子宫/阴道韧带
连接子宫颈/阴道筋膜和直肠筋膜的韧带	宫骶韧带、直肠子宫韧带
连接直肠筋膜和骶骨的韧带	直肠尾骨韧带

图34 盆腔结缔组织的模型图

支撑系统(红色)像展开翅膀的小鸟覆盖在支撑系统（黄色）的外侧，鸟的身体部分就是"主干"，翅膀部分就是"折返部"，缺少筋膜的头部就是"核心部"。这2个系统是人为分离出来的（形成膀胱侧间隙和直肠侧腔），在间隙中有输尿管和盆腔神经通过。此图描述了脏器的固有筋膜、脏器间形成的间隙。支撑系统的前筋膜与膀胱侧间隙底部的短纤维束相连。腔隙的形成，需要考虑盆腔结缔组织的三维立体构造。

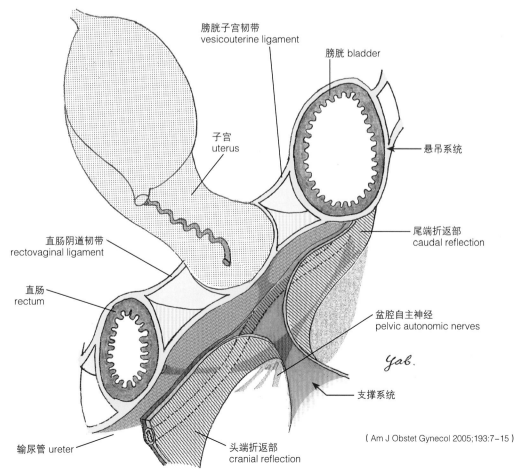

膀胱子宫韧带 vesicouterine ligament

膀胱 bladder

子宫 uterus

悬吊系统

尾端折返部 caudal reflection

直肠阴道韧带 rectovaginal ligament

直肠 rectum

盆腔自主神经 pelvic autonomic nerves

Yab.

支撑系统

输尿管 ureter

头端折返部 cranial reflection

（Am J Obstet Gynecol 2005;193:7–15）

图35 a，b 笔者提议的悬吊系统和支撑系统（耻骨方向略微倾斜的角度所见图）

此为顺着骨盆的额状面，描述膀胱、子宫颈部、直肠的横断面和支撑系统的额状面的模拟图。覆盖有固有筋膜（外膜）的直肠、子宫和膀胱，被脏器间连接的韧带从耻骨到骶骨成串珠状连接、固定。侧方的支撑系统，将悬吊系统和脏器垂直覆盖。图片强调了脏器固有筋膜的存在。图35b，是从横断面和侧面所显示的模拟图。

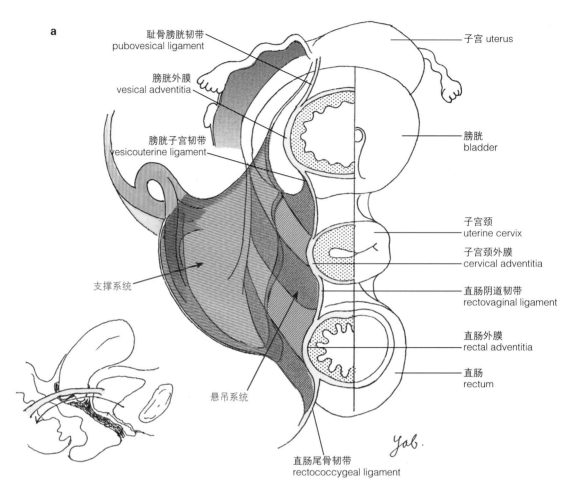

a

耻骨膀胱韧带
pubovesical ligament

膀胱外膜
vesical adventitia

膀胱子宫韧带
vesicouterine ligament

支撑系统

悬吊系统

直肠尾骨韧带
rectococcygeal ligament

子宫 uterus

膀胱
bladder

子宫颈
uterine cervix

子宫颈外膜
cervical adventitia

直肠阴道韧带
rectovaginal ligament

直肠外膜
rectal adventitia

直肠
rectum

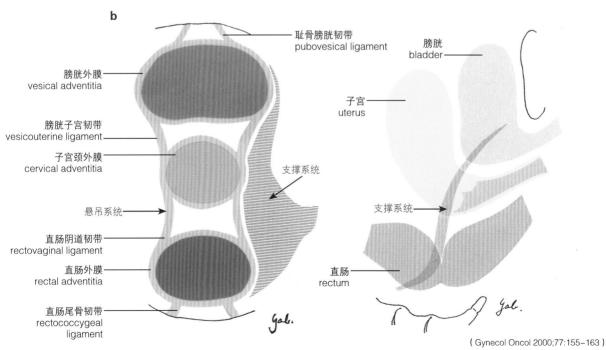

b

耻骨膀胱韧带
pubovesical ligament

膀胱外膜
vesical adventitia

膀胱子宫韧带
vesicouterine ligament

子宫颈外膜
cervical adventitia

悬吊系统

直肠阴道韧带
rectovaginal ligament

直肠外膜
rectal adventitia

直肠尾骨韧带
rectococcygeal ligament

支撑系统

膀胱
bladder

子宫
uterus

支撑系统

直肠
rectum

（Gynecol Oncol 2000;77:155-163）

46

颈横韧带的折返部，是由尾端折返部中的有上膀胱静脉及膀胱神经分支通过的结缔组织（临时称为膀胱宫颈韧带vesicocervical ligament）以及头端折返部的尿管板所构成。

如此的分类归纳整理为**图33**。另外，如**图34**所示，支撑系统如鸟展翅的姿态覆盖在悬吊系统的外侧。在这2个系统之间，有输尿管、盆腔自主神经通过。因此，笔者建议解剖上按照**图12，图13**，组织学上有**图16A~C**验证，盆腔侧方韧带和脏器的位置的关系是垂直的，笔者所述解剖是以此作为分类的基础来叙述的（**图15**）。

再者，以阴道为中心，以盆膈上筋膜（肛提肌上筋膜）为侧方支撑体的阴道旁结缔组织（Peham-Amreich水平垂直结缔组织束）将另外叙述（**图17**）。

4.2.1 悬吊系统

将脏器的外膜从耻骨向骶骨方向纵向走行的韧带群叫纵向结缔组织（longitudinal connective tissue）（**图34，图35a，b，图36a，b，图37；表14**）。这些韧带是由一些疏松结缔组织构成，有一部分盆腔自主神经在其中走行。对于所构成的韧带将一一分别讲述。

4.2.1.1 耻骨尿道/膀胱韧带

耻骨尿道/膀胱韧带（**图35a，b，图37b**）沿着尿道内口到膀胱尖，将膀胱和尿道固定到耻骨上。这个韧带从耻骨联合下缘起始，与盆筋膜腱弓（arcus tendineus fasciae pelvis）重叠，因此，必须强调此韧带的功能异常与尿失禁有关。盆筋膜腱弓从盆膈上筋膜（肛提肌上筋膜）的脏侧端向背侧延伸直到坐骨棘。耻骨尿道/膀胱韧带是一种含有平滑肌的韧带。

图36 a，b 膀胱子宫韧带的组织切片图及简易图

图36a和图16B是差不多相同的部位，膀胱子宫韧带的腹侧就是膀胱子宫韧带浅层（A），背侧则是深层（B）。从颈横韧带开始到膀胱的静脉和神经通路全称为膀胱宫颈韧带（C）。在冈林手术中需要分离切断的膀胱子宫韧带后层（D），指的是包括了膀胱子宫韧带深层以及膀胱宫颈韧带外加膀胱神经分支（图36b）这三者的复合体。E表示了可将阴道侧间隙发掘出来的方向。

图36b表示了盆腔神经丛发出的膀胱支，经过膀胱上静脉略深处（背部），从头内侧（内上方）向尾外侧（外下方）方向走行。此简易图，是将膀胱侧间隙展开来描绘的。

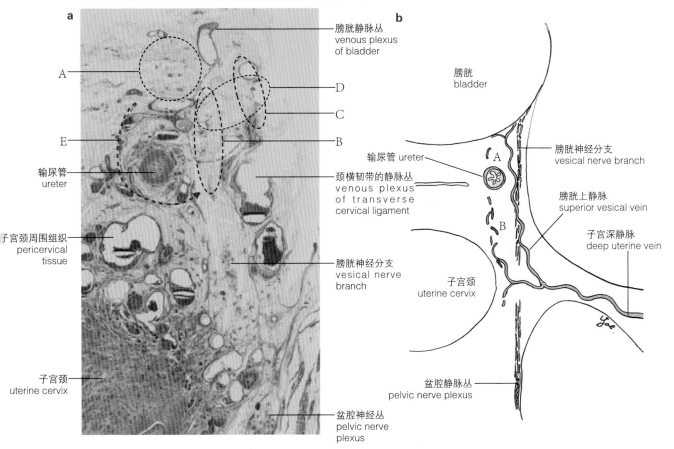

图37a是正中矢状位断面，盆腔脏器中将支撑系统用点线表示；图37b的简易图中，表示了支撑系统是与小骨盆平面大致平行，与骨盆轴交叉的关系。

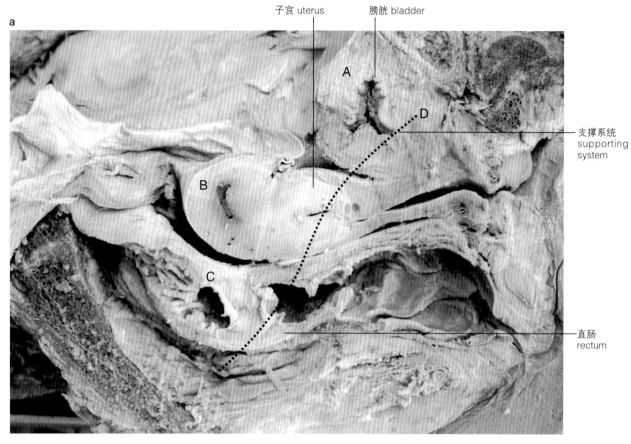

子宫 uterus　　膀胱 bladder

A

D

支撑系统
supporting
system

B

C

直肠
rectum

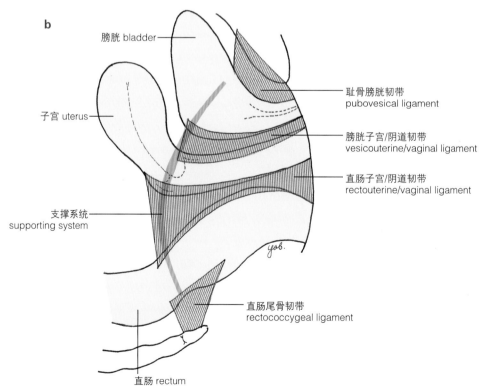

b

膀胱 bladder

子宫 uterus

支撑系统
supporting system

直肠 rectum

耻骨膀胱韧带
pubovesical ligament

膀胱子宫/阴道韧带
vesicouterine/vaginal ligament

直肠子宫/阴道韧带
rectouterine/vaginal ligament

直肠尾骨韧带
rectococcygeal ligament

4.2.1.2　膀胱子宫韧带/膀胱阴道韧带

膀胱子宫韧带是从膀胱外膜（筋膜）和子宫颈外膜（筋膜）的外侧缘开始，各自向腹背侧方向延伸的纤维组织束（**图16B**；**图36a，b**）。可是，对于膀胱子宫韧带的理解，不同的研究者有不同见解，以下是笔者的解释。

① 冈林的膀胱子宫韧带分为膀胱子宫韧带前层和后层（**图36a**）。

② Wertheim手术中输尿管隧道顶（ureteric roof）就是冈林所指的膀胱子宫韧带前层（**图29b**），对于后层没有记载。

③ Mackenrodt将膀胱子宫韧带称为耻骨膀胱子宫韧带（pubo-vesico-uterine ligament）。对于后层也没有记载。

④ Peham-Amreich是这么说的：膀胱子宫韧带并没有到达子宫，而是到达Mackenrodt韧带（vesicouterine ligament does not extend to the uterus, but to the Mackenrodt ligament）。可是，此观点并没有在手术中有具体延伸。

⑤ 笔者在此以输尿管为中心将膀胱子宫韧带分为浅层和深层。浅层就相当于冈林所说的膀胱子宫韧带前层即输尿管隧道顶。

⑥ 膀胱阴道韧带是膀胱子宫韧带下方延展所形成的部分。

⑦ 笔者对于冈林的膀胱子宫韧带的见解见**图36a，b**的论述。

4.2.1.3　宫骶韧带和直肠子宫/阴道韧带

宫骶韧带是连接直肠和子宫的韧带（直肠子宫韧带）头侧端被腹膜覆盖的部分（直肠子宫襞sacrogenital fold）（**图13，图16A**），因为内有平滑肌故也叫直肠子宫肌（M. rectouterinus）。另外，宫骶韧带其实是直肠子宫襞+直肠子宫韧带+直肠阴道韧带的总称，它也经常用来代表其中的某一部分。这条韧带是连接直肠和子宫外膜的纤维，比较结实的结缔组织，在游离出直肠子宫间隙及直肠侧腔的时候更容易辨识。直肠阴道韧带也是同样的一种韧带，在直肠阴道间隙和膀胱侧间隙之间。直肠子宫韧带和直肠阴道韧带的分界是直肠侧韧带。

对于宫骶韧带有两点说明，第一，它是向腹背方向伸展的3条韧带整块切除下来的统称，引用Otcenasek（Obstet & Gynecol, 2008）的记载，它是由靠近腹侧的血管部分（vascular part）、神经部分（neural part）以及骶骨部分（sacral bone）（真正的宫骶韧带true uterosacral ligament）所构成，这个大致是沿袭了Campbell（1950）的概念。如**图16A～C**所指出的，血管部分是颈横韧带的核心，神经部分是腹下神经、盆腔神经丛，而骶骨部分可以解释为肛提肌上筋膜延伸出的纤维部分；第二，如果不幸将韧带的3个部分从内向外全都切断的话，就可以清晰地看到内侧纤维部（medial fibrous place）、中间神经部（middle nervous plane）、外侧部（lateral part）。这个是从Bastian的（临床解剖学1982版，（Anatomia Clinica 1982）论文中引用的，如Farabeuf、Cameron（1907—1908）、Uhlenhuth（1948）在内，很多研究者也是这么认为的，具有悠久的历史。**图16A～C**中也表明，以腹下神经、盆腔神经丛为中心，可以分成内外部分，内侧是纤维层，外侧可想象是从颈横韧带后筋膜开始指向骨盆内脏神经的组织。

总之，以上2种说法的共同之处是在原位处（in situ）、宫骶韧带和颈横韧带看上去是一个融合体（common pedicle）。

与此相对，在需要发掘直肠侧腔的广泛子宫全切除术中，宫骶韧带和颈横韧带需要明确区别出来。可是，Bastian的手术中从哪面可以发掘出直肠侧腔这一点有不同意见。重要的是，要以保留神经为目标来形成外科解剖学的定义。笔者从外科解剖学的视点出发，将冈林在发掘直肠侧腔过程中发现的纤维结缔组织束称为宫骶/直肠子宫阴道韧带。

虽然主题不同，但是必须说明宫骶韧带和直肠柱的关系。首先，直肠侧韧带是与直肠平行存在的，这一点比较容易理解，顺着这个想法，直肠中动静脉将其通过的移行部（直肠侧韧带）夹住，头端是直肠矢状柱，尾端是下行直肠柱。总之，前者是肛提肌上筋膜，后者相当于骶前筋膜或者直肠后筋膜。这样的结果是，可以认为直肠阴道韧带是肛提肌上筋膜折返后再连接到阴道的，而直肠子宫韧带则可以认为是骶前筋膜伴随着神经向腹侧折返之后再连接到子宫上的（**图40**）。

图38 支撑系统的立体构象图

将用弧线表示的连接膀胱腹下筋膜（脐动脉索板lamina ligament umbilicalis）的下半部分和颈横韧带上半部分的疏松结缔组织去除，只描绘血管部分。干部用磨砂线表示，折返部用横线表示。输尿管经过尿管板、核心部，然后在膀胱子宫韧带内走行，最后显示到达膀胱的部位。

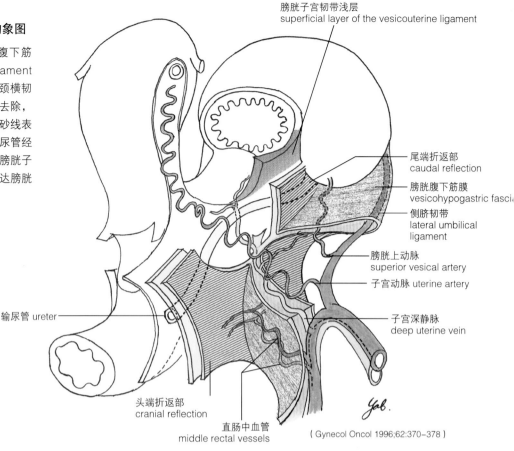

膀胱子宫韧带浅层
superficial layer of the vesicouterine ligament

尾端折返部
caudal reflection

膀胱腹下筋膜
vesicohypogastric fascia

侧脐韧带
lateral umbilical ligament

膀胱上动脉
superior vesical artery

子宫动脉 uterine artery

子宫深静脉
deep uterine vein

输尿管 ureter

头端折返部
cranial reflection

直肠中血管
middle rectal vessels

（ Gynecol Oncol 1996;62:370-378 ）

图39 膀胱子宫韧带的分离（新鲜尸体解剖）

将阴道膀胱间隙和阴道侧间隙隔开的组织是含有子宫血管降支的阴道周围组织，将阴道侧间隙和膀胱侧间隙分隔的结缔组织束是膀胱子宫韧带。表浅部分是膀胱子宫韧带浅层（前层），深层向背部延续。在直肠侧腔的外侧，支撑系统的深部血管（子宫深静脉等）从头外侧（外上）向尾内侧（内下）方向呈锐角走行。已将子宫动脉和输尿管游离出来，一同压向前外方。

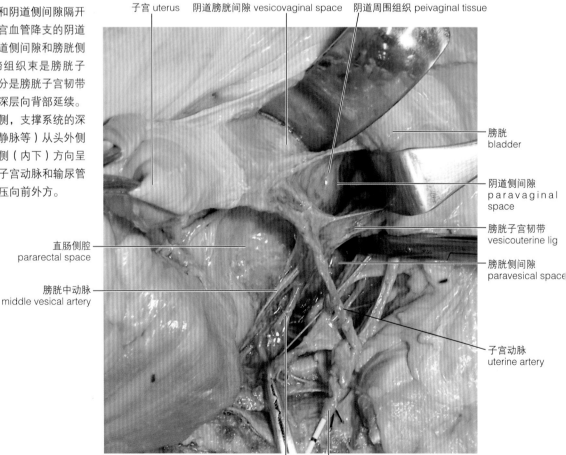

子宫 uterus

阴道膀胱间隙 vesicovaginal space

阴道周围组织 peivaginal tissue

膀胱
bladder

阴道侧间隙
paravaginal space

膀胱子宫韧带
vesicouterine lig

膀胱侧间隙
paravesical space

子宫动脉
uterine artery

直肠侧腔
pararectal space

膀胱中动脉
middle vesical artery

子宫深静脉 deep uterine vein

输尿管 ureter

图40 直肠子宫韧带和直肠柱

从髂内血管开始覆盖着梨状肌的脏侧筋膜（骶前筋膜或直肠后筋膜retrorectal fascia），附着于直肠上部外侧缘处的部分是矢状直肠柱，矢状直肠柱向腹侧折返形成直肠子宫韧带。同样，肛提肌上筋膜附着于直肠下部外侧缘处的部分是下行直肠柱，下行直肠柱向腹侧折返则形成直肠阴道韧带。矢状直肠柱和下行直肠柱之间存在的垂直附着于直肠的组织就是直肠侧韧带。

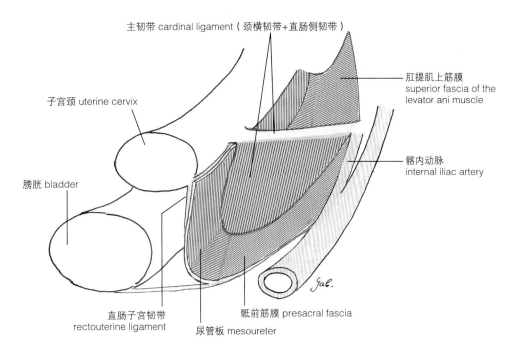

主韧带 cardinal ligament（颈横韧带+直肠侧韧带）

子宫颈 uterine cervix

肛提肌上筋膜
superior fascia of the
levator ani muscle

髂内动脉
internal iliac artery

膀胱 bladder

直肠子宫韧带
rectouterine ligament

尿管板 mesoureter

骶前筋膜 presacral fascia

4.2.1.4 直肠尾骨韧带

连接直肠和骶骨的独立的韧带无法观察到，梨状肌筋膜依次改名为骶前筋膜（presacral fascia）以及前腹下神经筋膜（prehypogastric nerve fascia），在直肠背侧直接覆盖在直肠上。另外，直肠尾骨韧带（rectococcygeal ligament）是可以观察到的。

4.2.2 支撑系统

盆腔结缔组织中，拥有系膜（mesentery）样结构的所有组织的复合体统称为支撑系统（**图15，图33，图34，图38**）。

复合体的上缘（腹侧）是脐侧动脉/韧带（**图12，图14**）。外侧称为起始部（radix,origin），从脐侧动脉分支处开始，沿臀下阴部内动静脉共通管直到分出脏侧支，大致位于坐骨大孔的内面（**图8**）。底部附着于骶棘韧带/尾骨肌筋膜复合体（**图14**）。支撑系统垂直于盆腔脏器（**图8，图15，图16**），构成韧带有膀胱腹下筋膜、颈横韧带、直肠侧韧带，它们紧密联合成为一个盘状。

支撑系统和盆腔脏器的连接并不是单纯的结合，支撑系统的筋膜并不是如肌腱那样的致密结缔组织（dense connective tissue），而是能够适应妊娠分娩、储存尿便等生理功能的疏松结缔组织（loose or areolar connective tissue）并且含有血管。此韧带与脏器接缝处也隐藏着可以伸缩自如的结构（**图29a，b**）。

从起始部开始向内侧追踪支撑系统（supporting system）的前后筋膜，在脏侧面各自向前、后端折返，并且覆盖在膀胱、子宫以及直肠上，并没有直接移行为脏器筋膜的迹象。换句话说，支撑系统在输尿管和盆腔神经丛的外侧，向前、后端折返并被覆于悬吊系统（suspensory system）之上（**图28；图29a，b，图34，图38，图39**）。支撑系统折返之前的部分叫干部（stem）（**图16B，图18，图20**），折返之后的脏侧端叫核心部（core）（**图16B，图29a，b，图20**），Virchow的经典的宫旁组织（parametrium）所指的就是此处的核心部（**图29a，b**）。并且，核心部也可解释为悬吊系统中通过支撑系统的血管、淋巴管、神经的部位。向后侧折返的筋膜部叫尾端折返部（caudal reflection）（**图34，图38**），同理向前侧折返的部分叫头端折返部（cranial reflection）（**图28，图34**）。膀胱腹下筋膜及直肠侧韧带的折返部并不明确。在解剖及手术中加入了人工成分（artifact），细微部分与活体存在一定的矛盾。另外，折返部不容易和Peham-Amreich的膀胱柱、子宫颈阴道柱、直肠柱相比较。

支撑系统的从侧方向盆腔脏器方向的投影图如**图37a，b**所示。支撑系统的中心就在第3～第4骶骨联合处到髋臼内侧面中央的连线上，与骨盆轴大致成90°交叉。当患者仰卧位手术时，在术者的视野中，相对于水平位的手术台而言支撑系统是垂直的。

4.2.2.1 支撑系统的干部

干部是膀胱腹下筋膜、颈横韧带、直肠侧韧带的复合体在折返之前的部分（**图18，图20，图34，图38**），干部的前筋膜是肛提肌上筋膜和紧连着的子宫底（Mackenrodt）短纤维束（short fibrous bundle）。

在同类用语中有以下两点细微的不同：

*Pernkopf：Gafäβ-NervenLeitplatte，神经血管蒂（neurovascular stalk）（**图7**）

*Uhlenhuth；髂内动脉鞘（hypogastric sheath）

可是在妇科手术中，传统的概念（**图5，图6**）一直都认为膀胱柱、子宫颈阴道柱、直肠柱等的盆腔侧方韧带是水平方向附着于脏器上的。因此，Pernkopf提议不要将系统解剖的理论融入到手术中。Amreich的观点认为盆腔结缔组织固有束（pelvic connective tissue ground bundle）就等同于子宫骶韧带，这一点与Pernkopf的观点基本不同。Ferner编著的书中指出 Gafäβ-NervenLeitplatte（德语）的英语翻译分别是：神经血管主干（neurovascular trunk）（1版），盆腔神经血管板（lamina vasorum et nervorum pelvis）（2版），神经血管蒂（neurovascular stalk）（3版），每一版都有修订本书，则使用了神经血管蒂（neurovascular stalk）这一名称。

支撑系统的干部的起始部由3部分组成，分别是拥有游离缘（脐侧韧带）的膀胱腹下筋膜（脐动脉索板）、固定于骨盆侧壁的颈横韧带和直肠侧韧带（**图12，图13，图15，图38**），以下将依次讲述。

（1）膀胱腹下筋膜

膀胱腹下筋膜（vesicohypogastric fascia）是连接脐外侧动脉/脐侧韧带（lateral umbilical artery/ligament）的底边（起始部）以及膀胱、子宫（部分）的外侧缘的间膜样结缔组织（**图9，图12～图14**），并不是简单的两片筋膜融合在一起。有如下几种名称：

*Peham-Amreich: Lamina vesico-hypogastrica, lamina ligament umbilicalis

*Pernkopf: Vesicoumbilicalis Leitplatte(德语)

*Uhlenhuth: superior hypogastric wing(Ferguson)

*英语翻译：vesicohypogastric fascia

*日语翻译：脐动脉索板，膀胱下腹筋膜

膀胱腹下筋膜折叠（如折扇）成可伸缩状，如**图9，图12～图14**，可以想象一旦拉伸出来，可以围绕脐侧韧带、膀胱和子宫动脉呈三角形。从结构上来说外部覆盖薄层结缔组织，中间是供血管（膀胱上动脉）、淋巴管等通过的导板（lamina）（**图38**），膀胱腹下筋膜和颈横韧带在膀胱上动脉和子宫动脉之间接续（**图13**）。此导板的筋膜，与膀胱陷凹的腹膜下筋膜、膀胱外膜相融合，在输尿管穿越部位折返，参与形成膀胱子宫韧带及输尿管隧道顶部。膀胱腹下筋膜是膀胱柱的一部分即膀胱矢状柱，也是Peham-Amreich的手术书中最不明确的地方。笔者对膀胱腹下筋膜的特征介绍如下：

①面向膀胱侧间隙有游离缘的韧带，如颈横韧带、直肠侧韧带，并没有固定在骨盆壁上。②脐侧韧带埋于脂肪中并附着于膀胱，导板（lamina）是否就如折扇一样连续折叠着并不明确。③因此，广泛性子宫全切术中明确的导板（lamina）的概念并不能直接引入到这里。④膀胱上动脉和子宫动脉处于同一个结缔组织板的上方。⑤很多场合，子宫动脉也归入此范畴，与颈横韧带有重叠部分。

（2）颈横韧带

颈横韧带（transverse cervical ligament）（**图12，图13，图15，图16A～C，图34，图38**）是以髂内动脉分出的子宫分支部为起始部，与子宫颈外侧缘间的连接束。不同的学者给予它不同的名称，以下略举数例：Retina Parametrium子宫旁膜（Virchow,1864）、Cardinal ligament主韧带（Kocks）、Transeverse cervical ligament颈横韧带（Mackenrodt）、Retinaculum uteri子宫韧带（Martin）、Web（Meigs）等。在Gray的解剖学书中关于主韧带的定义有全部的记载（共有6页），本书将这些不同的名称统一为子宫侧韧带（lateral uterine ligament）。

颈横韧带的上限（腹侧）是子宫动脉；下限是子宫深静脉，有时也可能是膀胱中动脉；尾端（前方）是颈横韧带前筋膜，头侧（后方）是颈横韧带后筋膜；外侧是起始部（radix,origin），内侧（脏侧端visceral terminas）是子宫颈外侧缘，进入折返部的话就更复杂一些。

传统的理论认为膀胱上动脉和子宫动脉是在各自不同的平面上，这是理论和实际之间矛盾产生的原因（**图5，图6，图13**）。Peham-Amreich的手术书中说分离膀胱上动脉和子宫动脉可见膀胱侧间隙，这样的说法是否暗示这两个动脉是在同一平面上呢？受此启发子宫动脉应该是包含在膀胱腹下筋膜中，颈横韧带的上限（腹侧）就应该是子宫深静脉，此时的下限（背侧）则应该是骶棘韧带/尾骨肌复合体或者其和盆筋膜腱弓的移行部了。

传统的理论完全忽视直肠侧韧带的存在，因此现在的"主韧带"手术中，如Latzko或冈林的手术允许将其底部即附着于骶骨处就切断了事。可是，将直肠侧韧带连同颈横韧带一同切除，是多余的操作，也不被允许。所以，笔者将"主韧带"与颈横韧带和直肠侧韧带复合体作出区分。

（3）直肠侧韧带

引自Gray解剖学（英国第36版）记载，直肠侧韧带（lateral ligament of rectum）（**图12～图16A～C**）在第3骶骨的高度，从骨盆侧后壁开始直到直肠侧方为止，外侧覆盖筋膜，中间是容直肠中动静脉通过的导板（lamina）。

一直以来，我们都认为直肠侧韧带不过是直肠矢状柱和直肠下行柱的移行部而已。再者，现在的直肠癌手术中，因为阴道旁组织（paproctium）是在盆腔神经丛的内侧切断，并不碰触到直肠侧韧带，所以并没有影响。在Gray解剖学英国第39版中，只是强调了直肠系膜（mesorectum），比36版关于直肠侧韧带的记载反而少了。

如**图40**所示直肠侧韧带和颈横韧带形成连接体，与直肠相垂直。一边，髂内血管的血管鞘延长后覆盖梨状肌的"矢状直肠柱"，和肛提肌筋膜延长形成的"下行直肠柱"与直肠是平行关系。因此，直肠侧韧带和直肠也呈垂直关系。另外，相对于直肠侧韧带的间膜样构造而言，直肠柱是脏侧筋膜。直肠侧韧带的上限是子宫深静脉或者膀胱中动静脉，下限则应该是盆筋膜腱弓或者其与骶棘韧带/尾骨肌筋膜复合体连接处。再次说明，膀胱中动静脉是笔者给起的名称，指的是和臀下阴部内共同管及膀胱直接连接并在尾端折返部通过的血管。

题外话，Delancy关于子宫摘除后阴道脱垂（vaginal eversion）的论文中所说的阴道旁组织上部upper paracolpium(Am J Obstet Gynecol 1992)应当就是直肠侧韧带（坐骨棘的位置）。

4.2.2.2　支撑系统的核心部

理论上说，筋膜在输尿管前折返，所以折返后覆盖内侧的子宫动脉、子宫深静脉以及直肠中动静脉的就不是筋膜了（**图34**）。**图29a**中跨过输尿管的包含有子宫脉的结缔组织就是核心部。

狭义的宫旁组织（parametrium）指的就是这一部分，单看核心部的话，"颈横韧带是阔韧带的浓缩（condensation）"这种说法也是成立的。

单纯的子宫全切术中要切断的主韧带就是指这一部分，按照这种观点，年轻医生在进行单纯子宫全切术中"主韧带是哪个？"的疑问就比较容易解答了。核心部所拥有的真正的意义在于它能够随着妊娠进程、子宫形状的变化而发生相应的调整。另外，宫骶韧带的血管部相当于此核心部的一部分。

4.2.2.3　支撑系统折返部

（1）支撑系统的尾端折返部

支撑系统的尾端折返部（caudal reflection）如**图36a，b**以及**图38**所示，是在膀胱子宫韧带（suspensory system）的外侧，面向膀胱侧间隙的血管结缔组织束（**图41**）。**图41**的薄层结缔组织束主要是由子宫颈的外层构成，从支撑系统的干部开始向膀胱方向运送血管的通路（**图16，图36b，图42**），与泌尿系统的膀胱神经血管束或者下腹下丛（inferior hypogastric wing, Uhlenhuth）等概念所指的是同一位置，也会有相互重叠之处。

尾端折返部有髂内血管的膀胱支（膀胱上静脉、膀胱中动静脉、膀胱下静脉）通过，与通过子宫血管降支的阴道周围组织（perivaginal tissue）在空间上是交叉的（**图43a**）。这表明阴道周围组织、膀胱子宫韧带以及尾端折返部形成3层而存在（**图36a**）。折返部的一部分同肛提肌筋膜（盆隔膜上筋膜或短纤维束short fibrous bundle）的脏侧端（盆筋膜腱弓）联合成为覆盖阴道和输尿管的筋膜（**图43b**）。如**图43a,b**所示折返部和膀胱腹下筋膜或膀胱柱（膀胱阴道韧带）相连，更复杂的是，在折返部还有沿着膀胱下静脉（连接膀胱和直肠中静脉）走行的分布于膀胱颈部及尿道的神经。**图43a**中如添加了神经的话就比较容易想象了，关于连接颈横韧带和膀胱的膀胱宫颈韧带（vesicocervical ligament）的存在价值，已经在前面叙述过了。

笔者早在1993年左右就将自颈横韧带向膀胱方向去的血管的通路做了说明。手术中冈林的膀胱子宫韧带后层内经常会有从膀胱向子宫深静脉反流的静脉，一定要注意，考虑到此血管与膀胱上动脉成对出现，因此就称为膀胱上静脉（**图38，图42，图44，图45a，b**，也可参照**图156，图157**）。那个时候，笔者预测了沿此静脉会有膀胱神经走行，因此才有了笔者的神经保留手术的最初雏形。**图44**是同时期病理解剖中发现的尾端折返部的横断面图。在膀胱上静脉稍微深一点的地方集中了神经和

图41 支撑系统尾端折返部的分离（利用新鲜尸体的解剖）

此为从耻骨旁拍摄的右侧膀胱侧间隙的照片。将剪刀从输尿管和子宫颈之间伸入进去，前端就出现膀胱侧间隙，此处组织束是尾端折返部。照片展示了输尿管、子宫动脉、子宫深静脉以及腹下神经、盆腔内脏神经（S3）和尾端折返部的关系。

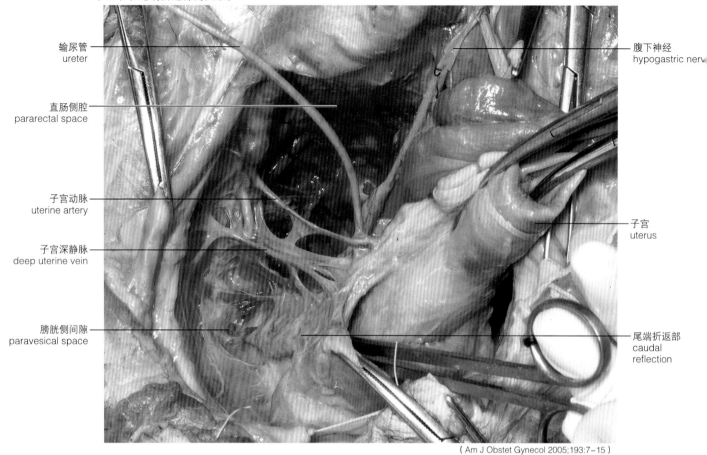

输尿管
ureter

直肠侧腔
pararectal space

子宫动脉
uterine artery

子宫深静脉
deep uterine vein

膀胱侧间隙
paravesical space

腹下神经
hypogastric nerv

子宫
uterus

尾端折返部
caudal
reflection

(Am J Obstet Gynecol 2005;193:7-15)

图42 支撑系统尾端折返部的模型图

图片已将颈横韧带的后筋膜除去，裸露出血管主干之后，从内侧面观察尾端折返部的模拟图。尾端折返部是此主干和膀胱、阴道连接的根，主要是由膀胱静脉丛和子宫深静脉以及直肠中静脉之间联系的静脉（膀胱上、下静脉），盆腔神经丛分出的膀胱支等组成。此图是对Latzko直肠侧腔放大展开的描述。请与**图45**比较来看。

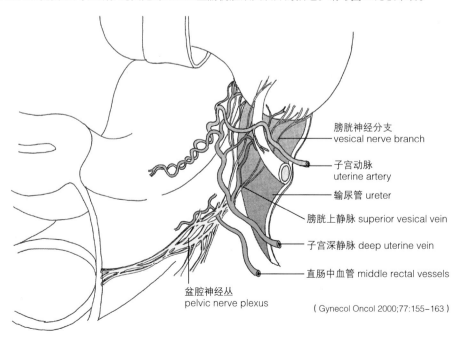

膀胱神经分支
vesical nerve branch

子宫动脉
uterine artery

输尿管 ureter

膀胱上静脉 superior vesical vein

子宫深静脉 deep uterine vein

直肠中血管 middle rectal vessels

盆腔神经丛
pelvic nerve plexus

(Gynecol Oncol 2000;77:155-163)

图43a 支撑系统尾端折返部的血管和子宫血管降支的关系

子宫周围组织（pericervical tissue）中通行的子宫血管降支和尾端折返部中通行的膀胱上中下静脉在空间上是交叉的，前者进入阴道而后者向膀胱分布。虽然两者之间也存在交通支，但是分布上的区别是非常清楚的。去向膀胱的神经分支和去向阴道的神经分支的关系也一样。这是手术中很重要的注意点。

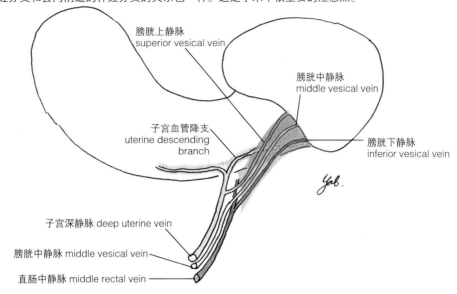

图43b 支撑系统尾端折返部的筋膜

尾端折返部的筋膜由通向膀胱的血管神经丛和盆筋膜腱弓处的肛提肌筋膜一同构成，覆盖于阴道及膀胱。

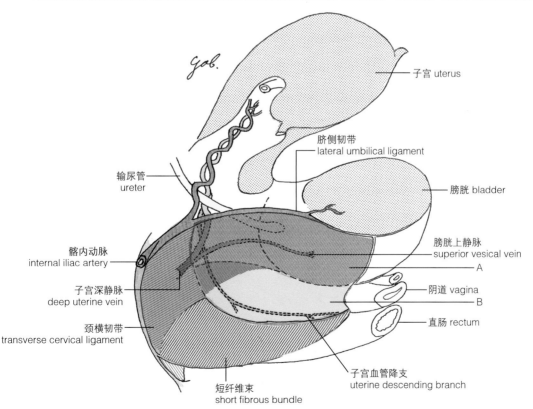

神经节。

图45a（**图45b**是简易图）是在新鲜尸体上将膀胱腹下韧带、颈横韧带以及膀胱子宫韧带后层中的血管和神经游离后的图。从髂内血管开始，子宫动脉、子宫深静脉、膀胱上动脉、膀胱上静脉或分出分支或者在此回流。将附着于直肠阴道韧带和直肠侧缘的盆腔神经丛剥离，然后分离延续的膀胱神经分支，膀胱上静脉在后层中与膀胱神经分支并行走行（术中照片**图155**能更清晰地证明这一点）。但膀胱神经分支并不分布到阴道，阴道的神经和膀胱的神经走行如**图16C**中所示是相互独立的。镊子插入的间隙是阴道侧间隙，**图46**显示了汇入盆腔神经丛的盆腔内脏神经。**图13**，**图28**，**图45**等联合起来可以确认盆腔自主神经的走行。

后来藤原敏郎教授（出版《子宫颈癌手术》医学图书的作者）告知，Tenri 医院的田内圆彦博士在1989年也指出了笔者所说的这根静脉的存在。按照冈林术式中切断的膀胱子宫韧带的后层，指的是笔者所说的深层以及**图16B**，**C和图36a**，**b**所示膀胱神经分支和膀胱上静脉的周围组织的复合体，笔者

将此包含着膀胱上静脉的结缔组织束临时称为膀胱宫颈韧带（vesicocervical ligament）。冈林术中切断的膀胱子宫韧带同时满足了Mackenrodt和Peham-Amreich的观点，可见冈林不仅技术高超而且理论高明。

归纳起来讲，冈林的膀胱子宫韧带后层，包括属于悬吊系统的深层，和属于支撑系统的膀胱上静脉以及以盆腔神经丛分出的膀胱支为中心的膀胱宫颈韧带，也可以说是血管神经结缔组织束（**图16B-2**，**图36a**）。

（2）支撑系统头端折返部

头端折返部（cranial reflection）是颈横韧带和直肠侧韧带的后筋膜向头侧折返所形成的，大部分是尿管板（ureter leaf, mesoureter）（**图28**，**图47**），尿管板是发掘冈林直肠侧腔和Latzko直肠侧腔时出现可分离的两片脏侧筋膜相融合而成（**图23**），外侧，如**图23**，**图40**所示由血管鞘、颈横韧带的后筋膜等脏侧筋膜（≒直肠矢状脚）形成；内侧是由子宫阔韧带后叶作为衬里的浆膜下筋膜构成（**图23**）。这是人为分出的两层脏侧筋膜（尿管板），之间有输尿管、腹下神经、髂内动静脉分出的输尿管分支

图44 膀胱子宫韧带后层的横断组织图

Elastica van Gieson染色，×2.5，探明阴道侧间隙和膀胱侧间隙时出现膀胱子宫韧带后层，切除制作成组织标本，可以看到膀胱上静脉深部有包含神经节的膀胱神经分支。

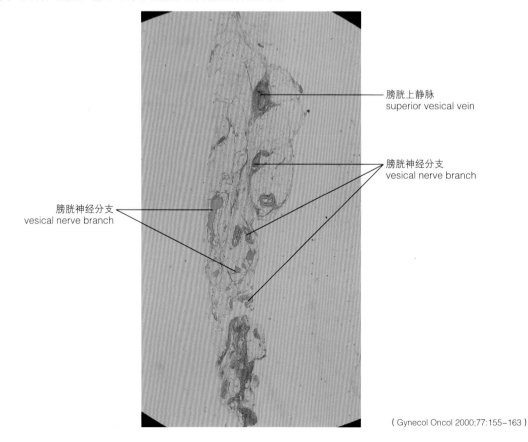

膀胱上静脉
superior vesical vein

膀胱神经分支
vesical nerve branch

膀胱神经分支
vesical nerve branch

（Gynecol Oncol 2000;77:155-163）

图45a，b 膀胱子宫韧带后层的解剖（新鲜尸体）

将子宫向头的方向牵拉，用拉钩向侧方压住部分剥离的膀胱。沿着直肠侧壁剥离盆腔神经丛，露出膀胱神经分支。同时分离髂内动脉发出的脐侧动脉、子宫动脉以及膀胱上动脉，随后露出向子宫深静脉回流的膀胱上静脉。镊子插入的间隙就是阴道侧间隙，含有膀胱神经分支和膀胱上静脉的结缔组织就是冈林的膀胱子宫韧带后层。因为膀胱子宫韧带已经切除，所以严格来说应该叫膀胱宫颈韧带才对。另外，膀胱神经分支并不分布到阴道。图45b是简易图。

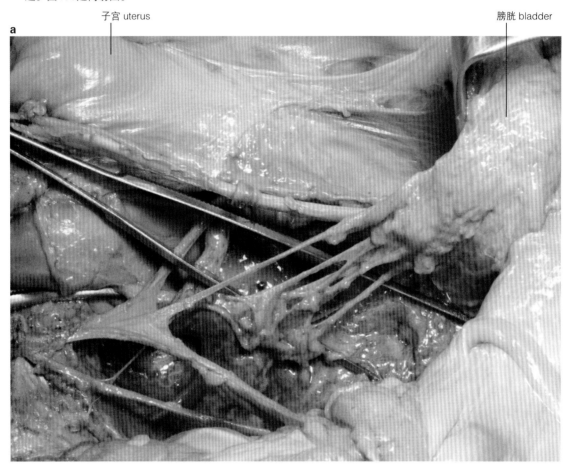

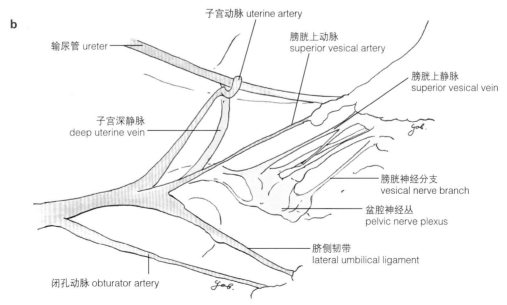

图46 盆腔神经丛

此为骨盆正中矢状断面的左侧盆腔侧壁，图片左侧是头端，将子宫顺时针方向拨转45°，将直肠从骶骨旁剥离后向尾端方向用力牵拉。腹下神经和盆腔内脏神经S2～S4集中形成盆腔神经丛。此解剖由村上等人完成。

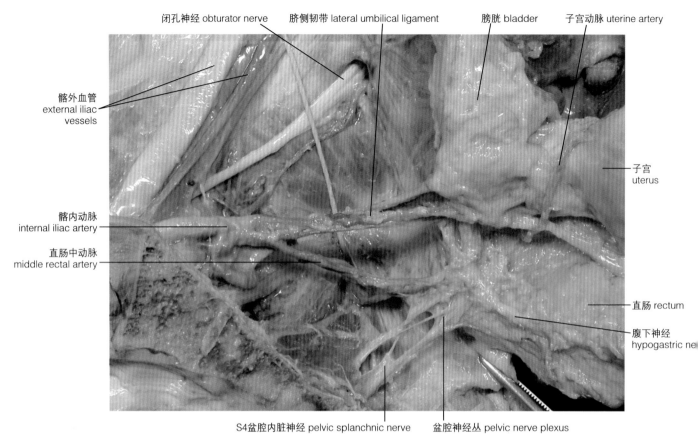

闭孔神经 obturator nerve　脐侧韧带 lateral umbilical ligament　膀胱 bladder　子宫动脉 uterine artery

髂外血管 external iliac vessels

髂内动脉 internal iliac artery

直肠中动脉 middle rectal artery

子宫 uterus

直肠 rectum

腹下神经 hypogastric ne

S4盆腔内脏神经 pelvic splanchnic nerve　盆腔神经丛 pelvic nerve plexus

图47 支撑系统头端折返部的模型图

尿管板（mesoureter）占了头端折返部的大部分，它的结构是髂内血管鞘-颈横韧带后筋膜的连接体和以子宫阔韧带后叶作内衬的脏侧筋膜之间，夹着输尿管、腹下神经以及输尿管的血管分支。图片只描述了剥离的髂内血管鞘-颈横韧带筋膜和神经、血管、输尿管，而没有以子宫阔韧带后叶作内衬的脏侧筋膜。此操作必须切断直肠子宫韧带。

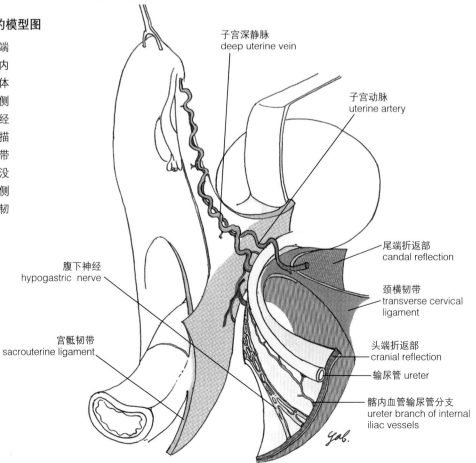

子宫深静脉 deep uterine vein

子宫动脉 uterine artery

尾端折返部 candal reflection

颈横韧带 transverse cervical ligament

头端折返部 cranial reflection

输尿管 ureter

髂内血管输尿管分支 ureter branch of internal iliac vessels

腹下神经 hypogastric nerve

宫骶韧带 sacrouterine ligament

以及下腹大动脉区域的淋巴管通行（**图28**），尿管板的末梢连接到Gerota筋膜前叶。

4.2.3　悬吊系统和支撑系统的关系

悬吊系统将膀胱、子宫颈/阴道以及直肠的各自固有筋膜或外膜联系到耻骨和骶骨上，同时与膀胱阴道膈、阴道直肠膈形成梯状结构（**图35，图48**）。

支撑系统及其折返部被覆于悬吊系统的外侧，向骨盆侧壁牵拉并固定，据此形成了盆腔内脏器官的立体结构（**图34，图48**）。而且支撑系统还具有横向支撑功能和引流功能，而悬吊系统只具有纵向支撑功能。

再次强调，盆腔韧带并不是致密的结缔组织而是疏松结缔组织的意义是可以理解的，结构上反复折叠形成伸缩自如的疏松结缔组织是为了适应妊娠分娩等生理现象。

4.3　盆腔结缔组织的构成

小骨盆内的结缔组织——"韧带"是由血管、淋巴管、神经、筋膜和疏松结缔组织所构成的。

盆腔内结缔组织从纯解剖学的立场可归纳为"浆膜下结缔组织"（subperitoneal connective tissue），可是，外科手术特别是癌症手术中，腔隙和腔隙间分离出的韧带、血管、神经是切断还是保留是非常重要的操作，我们都知道筋膜和筋膜间的剥离时出血并不多。对盆腔内结缔组织更为详细地观察、分类是临床解剖学的任务。前面对于韧带以及其构成筋膜、血管、神经的关系做了观察。后面开始将把筋膜、血管、神经的各个部分更为详细地进行叙述。

叙述中可能会出现与前面相重复的内容，望请见谅。

图48 盆腔结缔组织主要组成部分的结构图

紧密联系手术实际，将膀胱、阴道、直肠的断面绘制成此图，将术中会出现的膀胱子宫/阴道陷凹、直肠子宫/阴道陷凹按照假想的样子稍加夸张地描绘出来，此处还可参照图16b，c稍做修正。盆腔结缔组织包括与脏器相垂直的支撑系统干部和其折返后的尾端折返部，将脏器向前后连接的悬吊系统，与脏器水平的短纤维束（肛提肌筋膜），横向连接的膀胱阴道膈和阴道直肠膈，盆腔结缔组织因此形成一系列立体结构。

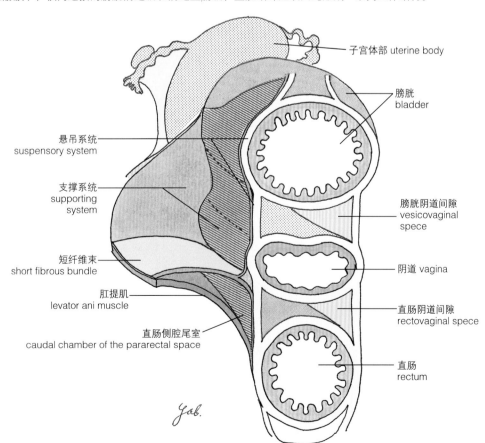

4.3.1　支撑系统的筋膜

解剖学、组织学上已经详细叙述过了，盆腔内韧带不是致密结缔组织或骨韧带（skeletal ligament），而是属于疏松结缔组织。

从Mackenrodt的时代开始，将盆腔内韧带特别是颈横韧带当作是盆腔侧壁筋膜和延长后的脏侧筋膜两层融合所形成。韧带结构组织学上的重新认识始于20世纪30年代，参照Berglas等人的观点是这样说明的：韧带是对组织器官某方向施加力量（如将子宫向韧带对侧牵拉）时，疏松结缔组织瞬间产生的凝结（condensation）。也就是说从19世纪70年代开始一直延续的韧带的鞘样凝结（sheathlike condensation）概念被否定了。

笔者对于筋膜的存在是肯定的，外科的筋膜并不是组织学上的膜所构成的，而是胶原纤维层被覆在纤维脂肪组织上形成两者结合体的总称。请参照**图16A-2，B-2**。

致密结缔组织和疏松结缔组织的区别只不过是胶原纤维的密度的差别而已。Gray's Anatomy（英国第39版，2005）中，有这样的描述："the parietal fascia forms a denser condensation of fascial tissue"（壁筋膜形成一种致密的筋膜组织凝结体），可知疏松结缔组织的硬度也是各不相同的。对于是否存在覆盖韧带的筋膜即致密胶原膜（denser collagenous septa），笔者持支持态度。

手术是以视觉上、触诊上（palpatory），尤其观念上存在筋膜为前提来构筑并系统化的。事实上，"筋膜"的切除，血管、神经的分离等是手术的基础。

临床解剖学中的"筋膜"理论上（解剖学及组织学）是疏松或者致密的，手术中的"筋膜"的概念也是疏松或者致密的。笔者建议的支撑系统的筋膜具有胶原纤维覆盖脂肪纤维组织的结构，它在输尿管、盆腔神经丛旁分成头尾两部（**图16，图49**）。折返之后的筋膜连着各脏器的外膜，并有悬吊系统覆盖在外，最终与各脏器的浆膜下筋膜融合，小骨盆内的脏器由此成为一个集合体（**图48**）。

图49　支撑系统筋膜的模型图

此为在子宫动脉高度，主韧带（颈横韧带+直肠侧韧带）的假想水平横断面图。有支撑系统（没有画出膀胱腹下筋膜）覆盖的筋膜在输尿管和盆腔神经丛的外侧向前后折返。髂动静脉鞘和颈横韧带后筋膜向头侧形成头端折返部（大部分是尿管板），颈横韧带前筋膜向尾端折返覆盖膀胱子宫韧带、阴道、膀胱。

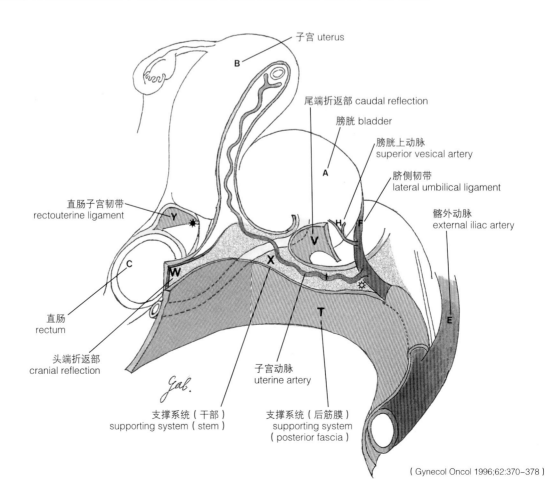

子宫 uterus
尾端折返部 caudal reflection
膀胱 bladder
膀胱上动脉 superior vesical artery
脐侧韧带 lateral umbilical ligament
髂外动脉 external iliac artery
直肠子宫韧带 rectouterine ligament
直肠 rectum
头端折返部 cranial reflection
支撑系统（干部）supporting system（stem）
子宫动脉 uterine artery
支撑系统（后筋膜）supporting system（posterior fascia）

（Gynecol Oncol 1996;62:370-378）

4.3.2　支撑系统的血管走行和分布

　　支撑系统中通过髂内动静脉的脏侧支（**图13**，**图38**，**图43a**）的血管有：①从脐侧韧带旁向脏器分布的膀胱上动脉、子宫动脉；②髂内血管或臀下阴部内共同管分出或回流的子宫深浅静脉、膀胱中动静脉以及直肠中动静脉；③子宫深静脉和向直肠中静脉返回的膀胱上、下静脉。所有这些归纳起来有一系列模型图（**图43a**，**图50**，**图51**等），关于这些血管之后还有叙述。

4.3.2.1　子宫动脉

　　关于子宫动脉（uterine artery）（**图3**，**图13**，**图29a**，**图41**，**图45a**，**图49～图51**），经验上来说按照脐侧动脉、髂内动脉干、臀下阴部内共同管的顺序分出分支的频率比较高，因此也有描述子宫动脉不进入主韧带的相关书籍。然而特殊的是在Clemente解剖学中记载了子宫动脉的分支从臀下阴部内共同管分出的频率是最高的。

图50　盆腔内的血管和淋巴结

将指向血管的箭头连起来差不多可以将其想象成一个盘形，这就是支撑系统。膀胱上静脉（联系子宫深静脉和膀胱静脉丛的静脉）、膀胱中静脉（联系臀下阴部内共同管静脉和膀胱的静脉）以及膀胱下静脉（联系直肠中静脉和膀胱的静脉）等膀胱静脉并没有画入图中，所以请参照图43a，图54。

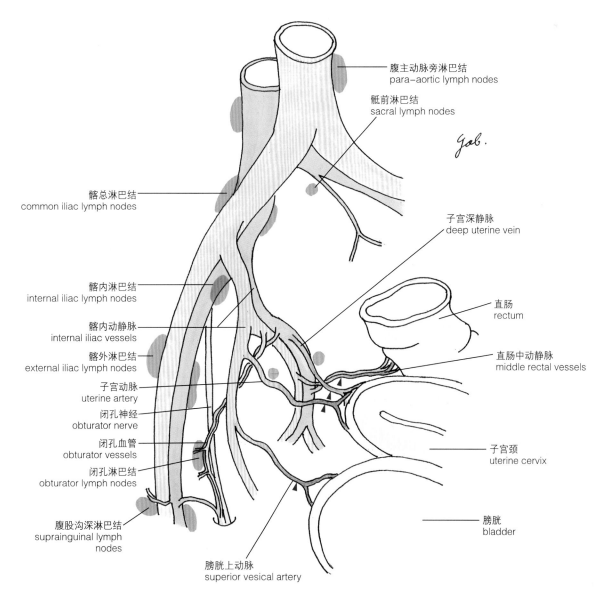

腹主动脉旁淋巴结
para-aortic lymph nodes

骶前淋巴结
sacral lymph nodes

髂总淋巴结
common iliac lymph nodes

子宫深静脉
deep uterine vein

髂内淋巴结
internal iliac lymph nodes

直肠
rectum

髂内动静脉
internal iliac vessels

髂外淋巴结
external iliac lymph nodes

直肠中动静脉
middle rectal vessels

子宫动脉
uterine artery

闭孔神经
obturator nerve

闭孔血管
obturator vessels

子宫颈
uterine cervix

闭孔淋巴结
obturator lymph nodes

腹股沟深淋巴结
suprainguinal lymph nodes

膀胱
bladder

膀胱上动脉
superior vesical artery

4.3.2.2　子宫静脉

子宫静脉有子宫浅静脉（superficial uterine vein）和子宫深静脉（deep uterine vein）。子宫深静脉（**图13，图41，图43a，b；图45a；图50～图54**）在闭孔静脉同一水平面上回流入髂内静脉干者居多，而汇入臀下阴部内共同管静脉的比较少。子宫深静脉收集来自子宫、阴道及膀胱的血液，因来自阴道的血流非常丰富所以也被称为阴道静脉。子宫动脉和子宫深静脉夹着输尿管走行。

子宫浅静脉一般伴行较细的子宫动脉，跨过输尿管的腹侧进入子宫。子宫浅静脉是主要静脉，缺乏子宫深静脉的情况也不罕见，这种情况下，阴道静脉血通常会经过膀胱中静脉回流入臀下阴部内共同管中，走行很复杂，也常为术中出血的原因。

4.3.2.3　膀胱动静脉

膀胱上动脉通常是从脐侧韧带开始分支，有时也会从子宫动脉分出。其他的膀胱动脉是从臀下阴部内共同管或直肠中动脉分出分支，可是直肠中动脉缺如的情况比较常见。从膀胱回流的静脉变异情况很多。静脉主要有3根（**图43a，图54**）：从膀胱向子宫深静脉方向的合流支（膀胱上静脉），从膀胱向臀下阴部内共同管方向的血管（膀胱中静脉）以及进入直肠中静脉的血管（膀胱下静脉）。此静脉系是一个大的静脉网络，形成复杂的静脉丛。与此相对的动脉系反而比较简单，数量也少（**图9，图13，图45，图51～图54**）。

4.3.2.4　直肠中动静脉

直肠上、中、下动静脉中，广泛全子宫切除术所涉及的是直肠中动静脉（**图9，图13**）。直肠中动

图51　从额状面观察到的支撑系统的血管走行模拟图

动脉比较分散地到达膀胱、子宫、直肠。一方面，静脉从各脏器开始汇集到直肠阴道韧带水平面后成为比较集中的束状，走行在韧带中，以此特征走行最明显的就是膀胱静脉。膀胱上静脉汇入子宫深静脉，膀胱下静脉汇入直肠中静脉，膀胱中静脉（从膀胱汇入臀下阴部内共同管的静脉）并没有画入图中，故请参照图43a，图54。

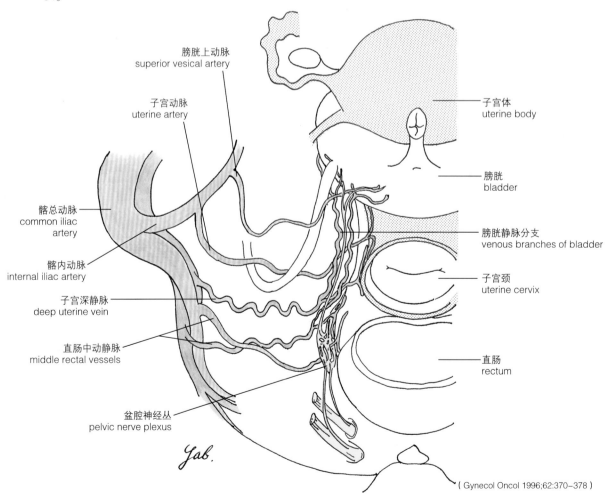

（Gynecol Oncol 1996;62:370-378）

图52 支撑系统干部断面的组织图 Elastica van Gieson Stain; ×2.5

可见血管断面在结缔组织内是纵向并行的,无法明确地辨认出筋膜(很有可能是切除过程中弄掉了)。

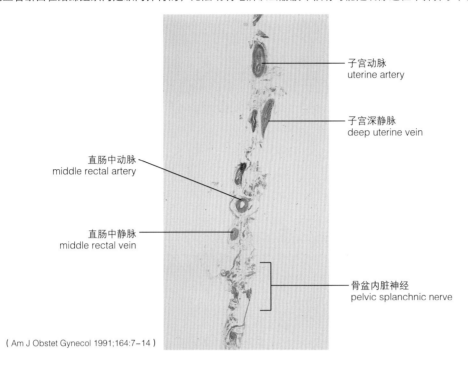

子宫动脉
uterine artery

子宫深静脉
deep uterine vein

直肠中动脉
middle rectal artery

直肠中静脉
middle rectal vein

骨盆内脏神经
pelvic splanchnic nerve

(Am J Obstet Gynecol 1991;164:7–14)

图53 支撑系统的血管(固定尸体解剖)

此为从右外侧拍摄的盆腔脏器照片。膀胱已摘除,阴道上半部分沿着盆筋膜腱弓也被切除,除去肛提肌可以看到阴部神经走行(盆腔外)。腹下神经的内侧插入的Kelly钳,经过盆腔神经丛、髂内血管脏侧支的内面(头侧),从直肠侧腔尾室出来(箭头所示)。可以观察到髂内血管脏侧支排列在一个盘状面上。

腹下神经 hypogastric nerve   盆腔神经丛 pelvic nerve plexus   子宫颈 uterine cervix   阴道 vagina

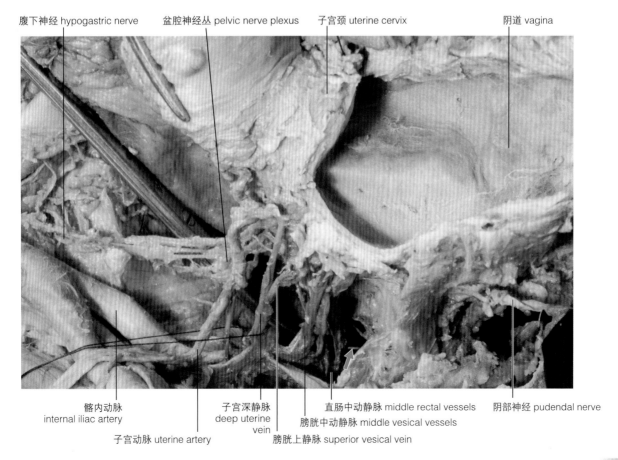

髂内动脉
internal iliac artery

子宫动脉 uterine artery

子宫深静脉
deep uterine vein

膀胱上静脉 superior vesical vein

直肠中动静脉 middle rectal vessels

膀胱中动静脉 middle vesical vessels

阴部神经 pudendal nerve

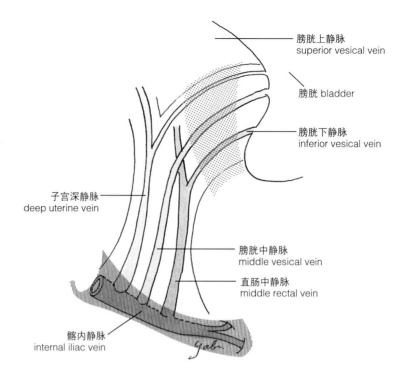

图54 膀胱静脉的回流模型

在支撑系统尾端折返部中走行的静脉是以下几种静脉的回流：膀胱上静脉；连接子宫深静脉和膀胱的静脉、膀胱中静脉；连接臀下阴部内共同管静脉和膀胱的静脉及膀胱下静脉；连接直肠中静脉和膀胱的静脉。

膀胱上静脉
superior vesical vein

膀胱 bladder

膀胱下静脉
inferior vesical vein

子宫深静脉
deep uterine vein

膀胱中静脉
middle vesical vein

直肠中静脉
middle rectal vein

髂内静脉
internal iliac vein

图55 盆腔自主神经走行模拟图

上腹下神经丛发出的腹下神经，一边下行一边从直肠后方绕向左右侧面，与来自S2～S4的盆腔内脏神经一同形成盆腔神经丛。盆腔神经丛在直肠侧韧带的脏侧端位置有直肠中动静脉贯穿（参照图13）。

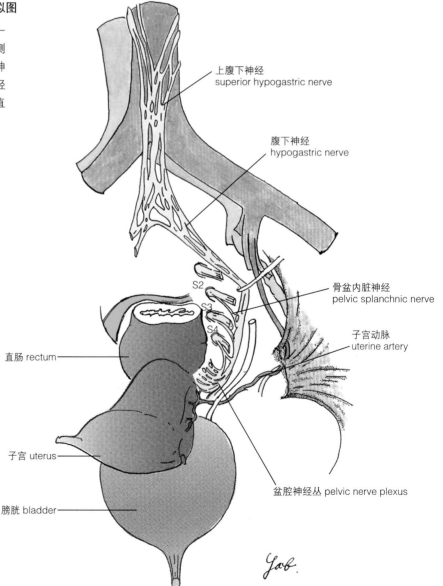

上腹下神经
superior hypogastric nerve

腹下神经
hypogastric nerve

S2

S3

S4

骨盆内脏神经
pelvic splanchnic nerve

子宫动脉
uterine artery

直肠 rectum

子宫 uterus

膀胱 bladder

盆腔神经丛 pelvic nerve plexus

脉的存在率为20%～30%，直肠中静脉缺如的情况比较罕见，直肠中静脉通常是膀胱颈附近的静脉（可称膀胱下静脉，**图54**）汇集而成。另外，直肠中静脉和子宫深静脉之间有很多的联通支。

再有，内有直肠中静脉通行的直肠侧韧带，虽然是侧方淋巴回流的主要部位，但是在直肠癌手术中却不被注意。

4.3.3 通往支撑系统的神经走行

上腹下神经丛（superior hypogastric plexus）（位于腹主动脉分支处和骶骨岬之间）向左右分出腹下神经（hypogastric nerve，**图55～图57**），从直肠后面绕向两侧，在直肠筋膜和壁侧血管鞘之间的膜状束（人为命名）即尿管板（mesoureter）内继续下行（**图23，图28，图58**）。

副交感神经（parasympathetic nerve）从S2～S4前面的骶骨孔穿出成为盆腔内脏神经（pelvic splanchnic nerve）（**图13，图41，图45，图46，图56～图59**）。附着于梨状肌筋膜的结缔组织去除后就可以看到这些白色的强韧的神经纤维（**图46**，参照**图178**）。腹下神经、盆腔内脏神经以及骶交感干分出的骶内脏神经（交感神经，sympathetic nerve）一起构成盆腔神经丛（也叫盆丛pelvic plexus，**图13，图41，图42，图44～图46，图56～图59**）。广泛全子宫切除术中不容易"发掘"出盆腔内脏神经（**图63b，图178**），骶内脏神经在临床上不难看到。

盆腔神经丛为3～4cm的扁平状、强韧的组织，从道格拉斯陷凹腹膜折返部下方的高度开始沿着直肠的长轴连至直肠子宫/阴道韧带。盆丛的上缘（腹侧）是子宫深静脉旁略深部（背部），大约和直肠侧韧带的脏侧端位置一致（**图13，图45a，图46**），因此中心部有直肠中动静脉贯穿（**图13，图16B，图46**）。

图56 盆腔自主神经的走行（固定尸体解剖）

图片显示：上腹下神经丛在髂内外动脉分支处也分出分支形成腹下神经，和盆腔内脏神经等一同形成盆腔神经丛。

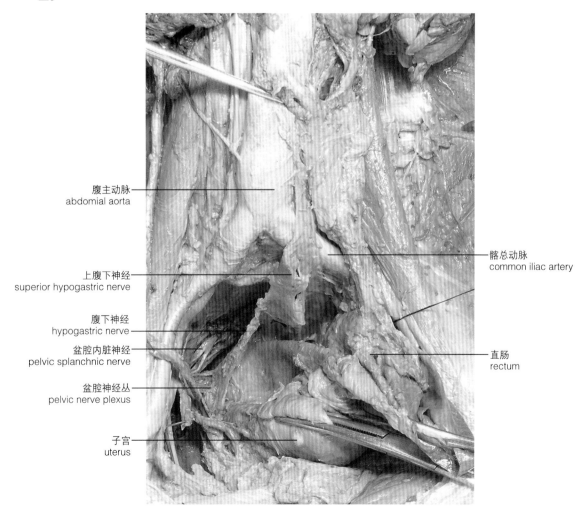

腹主动脉 abdomial aorta

髂总动脉 common iliac artery

上腹下神经 superior hypogastric nerve

腹下神经 hypogastric nerve

盆腔内脏神经 pelvic splanchnic nerve

直肠 rectum

盆腔神经丛 pelvic nerve plexus

子宫 uterus

分布于膀胱、子宫、直肠的脏侧支都从盆腔神经丛发出，妇科手术中膀胱支很重要（**图16，图44，图45**）。

膀胱子宫韧带后层的神经在输尿管周围，即已经切除的膀胱上静脉的内背侧（**图16，图36a，b**），有时是外侧，从肛提肌近旁走行（**图60**）。这些神经在外科上分为3类，首先是通向输尿管的分支（α支），其次是一边随行着膀胱上静脉一边进入膀胱的分支（β支），最后是沿着膀胱下静脉分布的分支（γ支）（**图61**）。α支在游离输尿管的时候基本都会切断，β支是通向膀胱的主要分支，走行在膀胱上静脉旁稍微深部的背侧，γ支主要分布于膀胱下部和尿道，包含有Mc Crea的副神经（accessory nerve）（Am J Surg, 1952）和Ball（J Urol, 1997）切除的阴道下部及尿道的部分神经。若努力保护好β、γ支，膀胱功能可以保留80%（笔者，Gynecol Oncol, 2000）。

关于膀胱神经支和膀胱上静脉走行的关系，片平（Katahira）、村上（Murakami）等人（Int J Gynecol Cancer, 2008）认为膀胱神经分布于膀胱上静脉内侧的概率为48.4%，外侧的概率为13.0%，静脉间的概率为19.2%，背侧的概率为19.8%。笔者认为膀胱神经支在膀胱上静脉的背面，从内上方（头内侧）向外下方（尾外侧）走行（**图36b**）。

4.3.4 支撑系统干部的血管和神经的关系

根据**图13**和**图45**，**图46**描述的脏侧血管和神经的关系绘制成**图62**。可以将盆腔自主神经的腹下神经、盆腔内脏神经、盆腔神经丛及其膀胱支可假想为一个盘状（A），而支撑系统干部的血管也可假想成一个盘状（B），A和B呈锐角交叉。

小林将主韧带分为血管部和神经部（盆腔内脏神经），提出了在手术中只切断血管就可以保留膀胱功能这一划时代的建议（**图63**）。对此笔者从**图13，图62**开始给出很多照片以展示血管层和神经层的不同。关于血管层和神经层，笔者不同意小林

图57 盆腔自主神经（新鲜尸体解剖）

发掘出Latzko直肠侧腔（右），沿着直肠外侧缘下降的腹下神经和盆腔内脏神经（露出了S3，S4）一同形成盆腔神经丛。

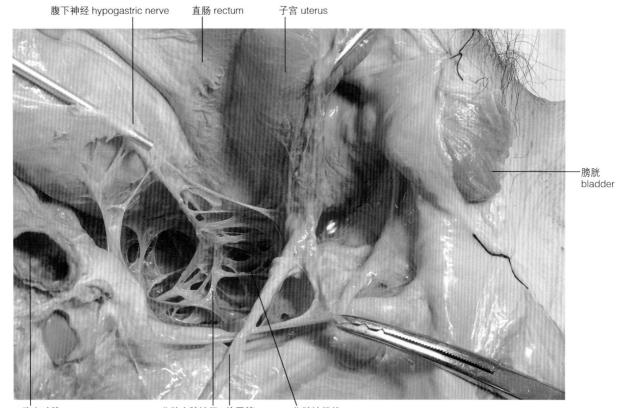

腹下神经 hypogastric nerve 　直肠 rectum 　子宫 uterus

膀胱 bladder

腹主动脉 abdominal aorta 　盆腔内脏神经 pelvic splanchnic nerve 　输尿管 ureter 　盆腔神经丛 pelvic nerve plexus

图58 盆腔内脏神经和髂内血管脏侧分支（新鲜尸体解剖）

打开右侧Latzko直肠侧腔，将导管插入输尿管，用钳子将脐侧韧带向外侧牵拉。将子宫向耻骨方向牵拉隐藏于阔韧带下。S3，S4盆腔内脏神经和腹下神经一同形成盆丛。虽然盆腔内脏神经和髂内血管脏侧分支在脏侧端附近紧密相融，但也不能说主韧带＝血管部＋神经部。

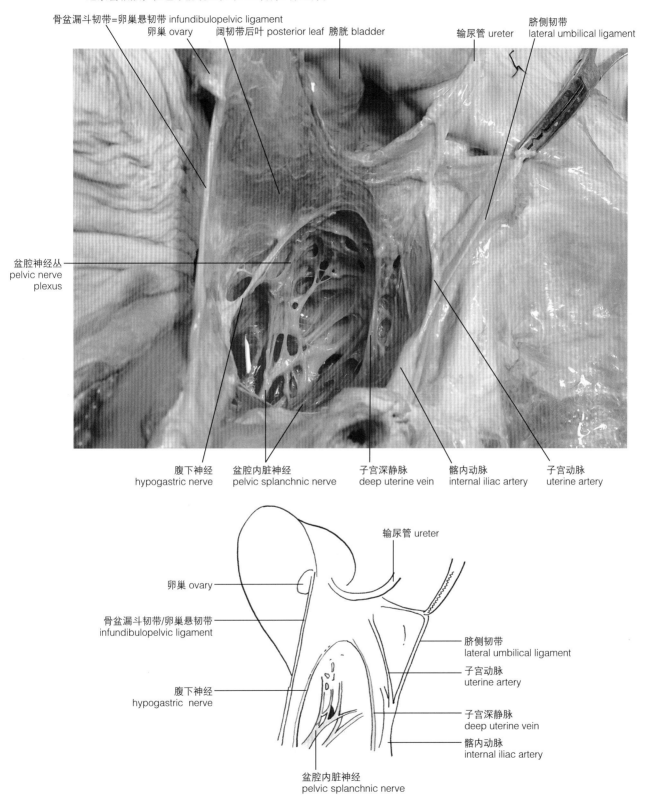

骨盆漏斗韧带＝卵巢悬韧带 infundibulopelvic ligament
卵巢 ovary
阔韧带后叶 posterior leaf
膀胱 bladder
输尿管 ureter
脐侧韧带 lateral umbilical ligament
盆腔神经丛 pelvic nerve plexus
腹下神经 hypogastric nerve
盆腔内脏神经 pelvic splanchnic nerve
子宫深静脉 deep uterine vein
髂内动脉 internal iliac artery
子宫动脉 uterine artery

输尿管 ureter
卵巢 ovary
骨盆漏斗韧带/卵巢悬韧带 infundibulopelvic ligament
脐侧韧带 lateral umbilical ligament
子宫动脉 uterine artery
子宫深静脉 deep uterine vein
髂内动脉 internal iliac artery
腹下神经 hypogastric nerve
盆腔内脏神经 pelvic splanchnic nerve

图59 盆腔内脏神经

上腹下神经丛同直肠一起向耻骨侧翻转，露出骶骨面。S1～S4的盆腔内脏神经和腹下神经形成盆丛。

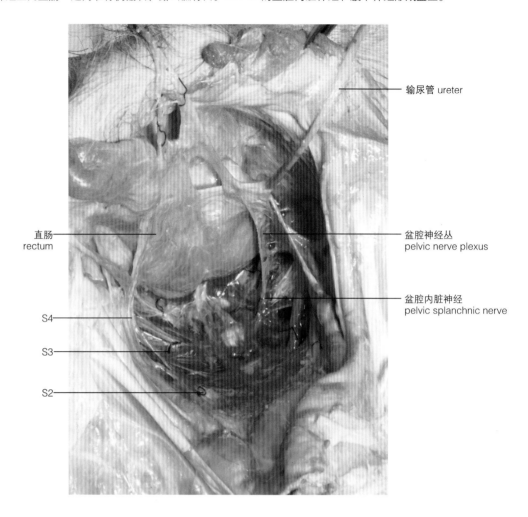

输尿管 ureter

盆腔神经丛
pelvic nerve plexus

盆腔内脏神经
pelvic splanchnic nerve

直肠
rectum

S4

S3

S2

图60 膀胱子宫韧带后层的矢状断面

将膀胱子宫韧带后层沿着输尿管的长轴切断，下方可以看到部分膀胱侧面和静脉丛，静脉丛延续到膀胱上静脉。神经的断片沿着输尿管和静脉丛的下缘走行，请同时参考图44，神经是箭头所指并用点线圈起来的部分。

输尿管 ureter　　膀胱静脉丛 ventral venous plexus

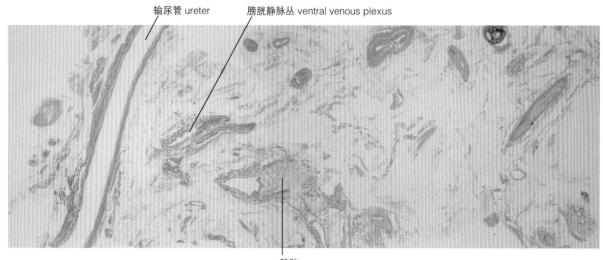

膀胱
bladder

图61 支撑系统尾端折返部内的膀胱神经分支的走行模拟图

支撑系统的静脉以子宫深静脉为中心形成静脉网络，特别是来自膀胱的血液经过折返部流入子宫深静脉及直肠中静脉（参照图54）。膀胱神经支紧随这些血管走行。外科上将神经分为3支很合适，它们是：沿着输尿管到达膀胱移行部的α支，阴道宫颈韧带稍背侧走行的β支，沿着膀胱下静脉走行的γ支。

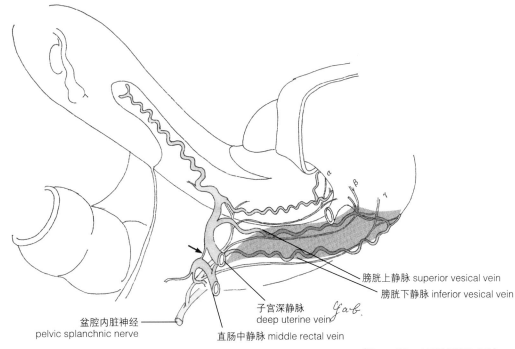

盆腔内脏神经 pelvic splanchnic nerve

子宫深静脉 deep uterine vein

直肠中静脉 middle rectal vein

膀胱上静脉 superior vesical vein

膀胱下静脉 inferior vesical vein

（Gynecol Oncol 1996;62:370-378）

图62 髂内血管脏侧支和盆腔自主神经的关系

此为将图13和图58的解剖图进行模型化后的图片。尽量展开直肠侧腔，将腹下神经、盆腔内脏神经、盆腔神经丛及其膀胱分支假想成为一个盘状。同样，构成支撑系统干部的血管也假想成为一个盘状。这两个盘如两片合页夹成锐角。

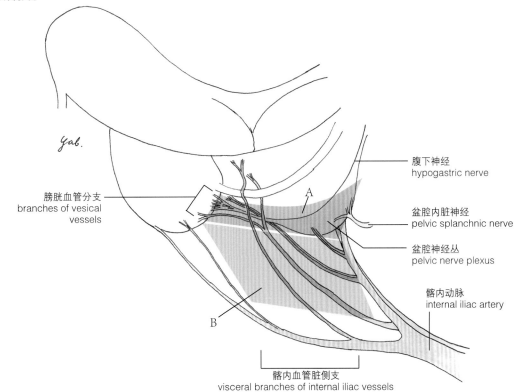

膀胱血管分支 branches of vesical vessels

腹下神经 hypogastric nerve

盆腔内脏神经 pelvic splanchnic nerve

盆腔神经丛 pelvic nerve plexus

髂内动脉 internal iliac artery

髂内血管脏侧支 visceral branches of internal iliac vessels

69

的腹背方向（即前后）连接的说法，而提议为头尾方向（即上下）连接。因此笔者认为保留神经的手术，并不是只要保留了盆腔内脏神经就算成功，而是需要将腹下神经、盆腔神经丛、膀胱神经支这种程度的神经保留下来才算是成功的（**图13**，**图44**，**图45**）。

4.3.5　输尿管的走行

输尿管沿着肾前筋膜下降，在髂总动脉前方与之交叉，如**图28**，**图47**所示，在位于支撑系统头端折返部的尿管板内走行（输尿管上段）。接下来的部分到达颈横韧带的输尿管隧道入口，在子宫动脉后下方与之交叉后通过颈横韧带内（输尿管中段，**图3**，**图29b**，**图41**，**图47**）。再之外就是输尿管隧道顶（ureteric roof）以及膀胱子宫韧带前层覆盖的输尿管膀胱移行部（输尿管下段，**图29b**）。输尿管下段的周围组织，原则上认为与其上段周围组织一样，也即，下段在尾端折返部中走行，上段在头端折返部中走行。关于输尿管被膜的存在情况，与其说是独立鞘膜（sheath），不如说是与周围脏器联系的膜状疏松结缔组织。因此，输尿管没有特别清晰的边界，在分离的时候必须要格外地小心保护。

图63a，b 小林的主韧带和盆腔内脏神经分离图

此图显示主韧带与盆腔内脏神经的关系。神经与血管束形成拱形，自上外侧向后内侧伴行。图63b为主韧带的分离：国立癌症中心中央医院加藤友康博士提供的图片，在神经的下方伸出钳子的前端，此乃典型的Latzko冈林术式。

a

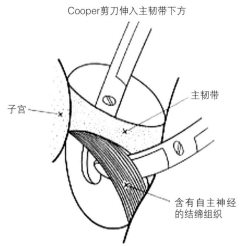

Cooper剪刀伸入主韧带下方

子宫

主韧带

含有自主神经的结缔组织

（小林 隆：子宫颈癌手术，图90，P177）

b

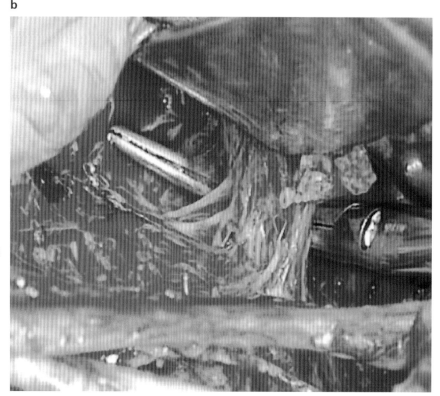

5　阴道旁结缔组织的外科解剖

5.1　阴道旁结缔组织的概况

阴道旁组织使用Paracolpium这一单词（希腊语paracolpos的拉丁语），是由福瑟吉尔Fothergill(Proc R Soc M, Lond, 1907)提出的，他的paracolpos继承了Mackenrodt的short fibrous bundle（短纤维束）的概念。

短纤维束起自肛提肌腱弓，是附着于包裹阴道的结缔组织鞘的颈横韧带的次级连接体（inferior continuation）（**图2**）。

Peham-Amreich（1930）把短纤维束（short fibrous bundle）称作水平结缔组织束（horizontal connective tissue ground bundle），是在脏侧区分出上行膀胱柱、阴道柱、下行直肠柱之后所见部分的补充命名（**图17b**）。关于阴道旁结缔组织，在此引用Greenhill产科学（原名：Biological Principles and Modern Practice of Obstetrics, 1974）所述，脏侧筋膜从其内侧缘可分为4层筋膜，第一层扩展至膀胱前面，第2层是膀胱阴道膈（vesicovaginal septum），第3层是阴道直肠膈（rectivaginal septum），第4层延伸至直肠后方（**图65**）。另外，Morrow

（CEM J Gynecol Oncol, 1997）是这样解说的：阴道旁组织，"前面是膀胱柱（膀胱阴道韧带），其后是主韧带（核心部分），后面是直肠柱（直肠阴道韧带）"，原文是"anterior; the bladder pillars (vesicovaginal ligament), lateral; the cardinal ligaments (central component), posterior; the rectal pillars (rectovaginal ligaments)"。

Delancy的论文（Am J Obstet Gynecol,1992）中也记载着阴道旁结缔组织是联系阴道与骨盆壁的结缔组织。在其被誉为子宫脱垂治疗圣经的论文（Anatomic aspect of vaginal eversion after hysterectomy, 图1, 1992）中画有从阴道外壁联系到盆腔侧壁的上部阴道旁组织（upper paracolpium）。笔者认为上部阴道旁组织可见于直肠侧韧带处（坐骨棘的地方有点奇怪）。总之，他的论文中parametria和paracolpium都使用了"延续的（continuous）"这一类用语，可见他也沿袭了经典的概念。

依此来看，Mackenrodt说的延续不断的阴道侧方韧带指的就是连接盆腔侧壁和阴道的结缔组织，即颈横韧带（或主韧带）的次级连续体，对此无人有异议。至于阴道旁结缔组织的一部分形成肛提肌筋膜，却无人注意到。

关于阴道旁结缔组织的一系列概念，人们基于它是盆腔脏器凭借"韧带"联系到盆腔侧壁这一先入为主的观点，就忽视了它还构成主韧带这一能使前后相符的结论。

5.2 手术方法中见到的阴道旁结缔组织的构造

阴道旁结缔组织的切除，有从完全不同的观点出发构思出的Latzko和冈林术式（**图66**）。

Peham-Amreich的手术书中记载Latzko的阴道旁结缔组织切除是展开膀胱侧间隙后，切开肛提肌筋膜，然后找出直肠侧腔尾室。然后在离断颈横韧带之后，在膀胱侧间隙和尾室之间将肛提肌筋膜和阴道组织一起用钳子夹住并切除。说起来，这近似

于盆内扩大切除（extended endopelvic resection）的方法（参照**图10a～c，图17a，b，图64，图67a，图73**）。可以推测此术式是遵从了Mackenrodt以来的传统解剖的想法而构筑成的，即阴道旁结缔组织（paracolpium）=肛提肌筋膜+阴道周围结缔组织。

一方面，冈林在发掘出阴道侧间隙后，对于它与膀胱阴道间隙之间出现的阴道周围结缔组织行选择性地切除。冈林博士并没有将肛提肌筋膜并入阴道旁结缔组织的范畴，此乃对膀胱子宫韧带周围详尽观察、认真思考所得出的结论。

图64 肛提肌筋膜

肛提肌筋膜是右侧膀胱侧间隙（打开膀胱腹下筋膜上的洞让光进入）和直肠侧腔尾室之间出现的如桥状横架着的结缔组织。此筋膜可称为短纤维束（short fibrous bundle）、水平结缔组织基束（frontal connective tissue ground bundle）等，在尸体上可以简单地剥离下肛提肌筋膜。Latzko切除的阴道旁结缔组织指的就是这里的肛提肌筋膜。

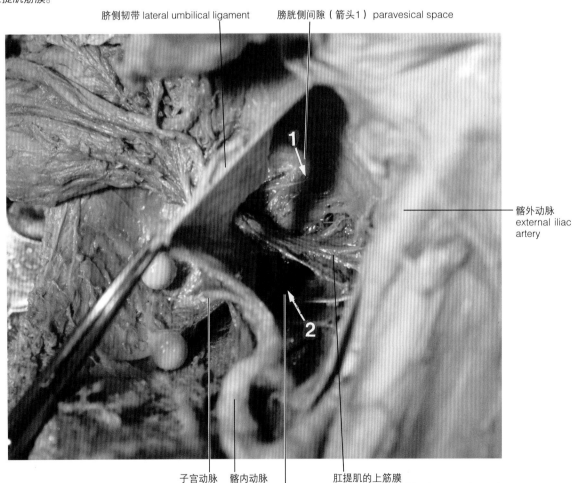

脐侧韧带 lateral umbilical ligament　　膀胱侧间隙（箭头1）paravesical space

髂外动脉 external iliac artery

子宫动脉 uterine artery　　髂内动脉 internal iliac artery　　肛提肌的上筋膜 superior fascia of the levator ani muscle

直肠侧腔的尾室（箭头2）caudal chamber of the pararectal space

图65 Greenhill-Friedman产科学中记载的阴道侧方支持体

开始自壁侧转弯而成的脏侧筋膜，在起始部包裹膀胱、阴道及直肠，可以分为4层筋膜。第2层联系到膀胱阴道膈，第3层联系到直肠阴道隔。此为现代对阴道旁结缔组织的一般性观点。

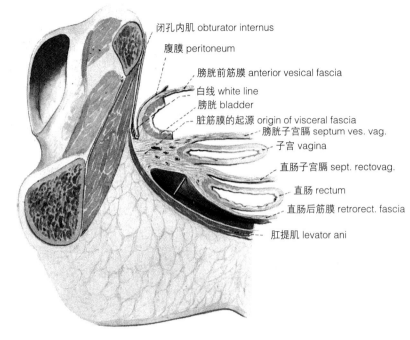

闭孔内肌 obturator internus
腹膜 peritoneum
膀胱前筋膜 anterior vesical fascia
白线 white line
膀胱 bladder
脏筋膜的起源 origin of visceral fascia
膀胱子宫膈 septum ves. vag.
子宫 vagina
直肠子宫膈 sept. rectovag.
直肠 rectum
直肠后筋膜 retrorect. fascia
肛提肌 levator ani

（Obstetrics, 图148, P219, 1974年版）

图66 Latzko和冈林的子宫旁结缔组织切除

Latzko手术的阴道旁结缔组织切除，切开膀胱侧间隙直到肛提肌筋膜，完全展开直肠侧腔尾室，继切除主韧带之后，在膀胱侧间隙和尾室之间继续将肛提肌筋膜和阴道组织一同钳夹并切除。冈林的阴道旁结缔组织切除，发掘出阴道侧间隙后选择性地切除阴道周围结缔组织，因此冈林手术中并没有将肛提肌上筋膜并入阴道旁结缔组织的范畴内。

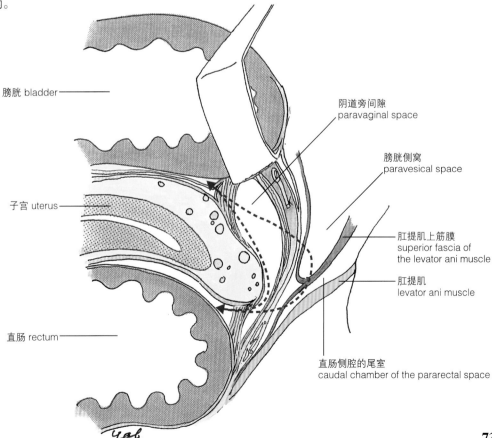

膀胱 bladder

阴道旁间隙
paravaginal space

膀胱侧窝
paravesical space

子宫 uterus

肛提肌上筋膜
superior fascia of
the levator ani muscle

肛提肌
levator ani muscle

直肠 rectum

直肠侧腔的尾室
caudal chamber of the pararectal space

图67a，b 阴道的侧方支持体

图16C的断面组织中发掘出膀胱侧间隙和直肠侧腔尾室，分离出骨盆上隔膜筋膜。肛提肌筋膜在盆筋膜腱弓处改名为骶前筋膜或者叫前腹下神经筋膜并支撑直肠。另外，还要考虑到在盆筋膜腱弓处，肛提肌筋膜向腹侧折返并覆盖于阴道、膀胱（箭头所指）（此图由村上弦老师完成）。

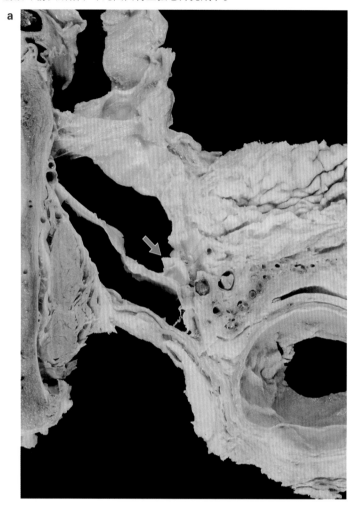

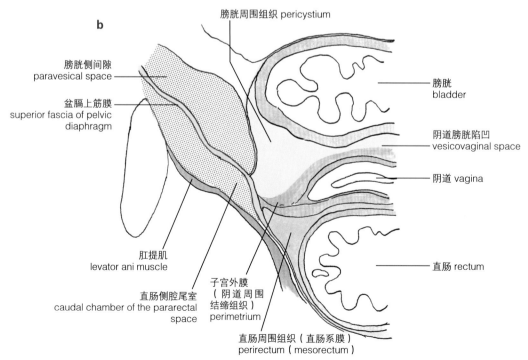

膀胱周围组织 pericystium

膀胱侧间隙
paravesical space

盆膈上筋膜
superior fascia of pelvic
diaphragm

膀胱
bladder

阴道膀胱陷凹
vesicovaginal space

阴道 vagina

肛提肌
levator ani muscle

直肠侧腔尾室
caudal chamber of the pararectal
space

子宫外膜
（阴道周围
结缔组织）
perimetrium

直肠周围组织（直肠系膜）
perirectum（mesorectum）

直肠 rectum

5.3　阴道旁结缔组织的新解释

图12，图17a，图64显示：颈横韧带是间膜样组织，短纤维束（short fibrous bundle）是肛提肌上筋膜（superior fascia of the levator ani muscle）。

由间膜样组织（前后以脏侧筋膜覆盖，中间有血管、神经、淋巴管走行）构成的颈横韧带和单纯筋膜构成的肛提肌上筋膜（short fibrous bundle）不能区分的原因是Mackenrodt时代将颈横韧带当做是单纯筋膜来看待的。Gray（1985）的解剖书中对主韧带（The cardinal ligament）（of Mackenrodt）是这样描述的："the fasciae over the ventral and dorsal walls of the vagina and cervix come together at the lateral border of these organs"（覆盖于阴道和宫颈前后壁的筋膜在这些器官的外侧缘处汇聚），即使到现代还有人认为颈横韧带是筋膜，并不关联血管、神经的

走行。Pernkopf的局部解剖学、Curtis（1942）等人的组织学与外科解剖学间的分歧也在这里。

笔者已经多次提及，颈横韧带前筋膜与肛提肌上筋膜（short fibrous bundle）相连接，对此非常确定。这个主张是在有了阴道旁组织（paracolpium）的确切定义后给出的重要观点。Cunningham（1903）将肛提肌、尾骨肌等盆底肌的筋膜归入脏侧筋膜一类，与笔者的观点并不矛盾。

骨盆侧壁和阴道周围结缔组织之间存在壁侧筋膜（Peham-Amreich）或者脏侧筋膜（Greenhill），对此自古以来都没有异议。

图67a及其简易**图67b**是**图16C-1**的标本中由膀胱侧间隙和直肠侧腔尾室组成并被肛提肌上筋膜（盆隔膜上筋膜）分离形成的图像，尸体的肛提肌上筋膜和闭孔内肌筋膜一起比较容易从闭孔内肌、肛提肌上剥离下来（**图64**）。

联系骨盆侧壁和阴道外膜（筋膜）的壁侧筋膜

图68 | 肛提肌筋膜和阴道周围组织

此图为阴道上端部位阴道和直肠的横断面图，可见输尿管远端。肛提肌上筋膜和骶前筋膜被覆于直肠。阴道外侧发出的纤维组织向着肛提肌上筋膜方向的密度有所增加（箭头所示）。可是，并不如Greenhill（图65）所说的那样，膀胱阴道隔和阴道直肠隔汇集并联系到肛提肌上筋膜（此图由村上弦老师提供）。

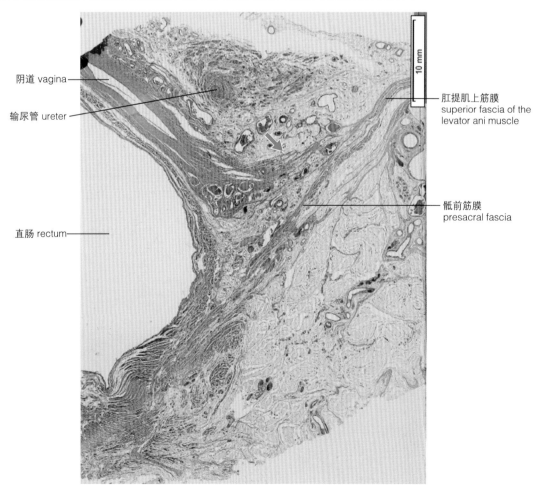

阴道 vagina

输尿管 ureter

直肠 rectum

10 mm

肛提肌上筋膜 superior fascia of the levator ani muscle

骶前筋膜 presacral fascia

是肛提肌上筋膜，但它并不属于阴道的一部分。

输尿管的膀胱移行部附近额状面尸体组织**图16-C2**以及**图68**，阴道外膜（阴道周围组织perivaginal tissue）的结缔组织向外侧移行过程中慢慢变得致密，可以看到延伸至盆筋膜腱弓处。Niikawa等人（2007）以此观察结果为理由认为阴道和壁侧筋膜的联系是直接的。

可是，**图67a**中的肛提肌上筋膜在盆筋膜腱弓处向骶前筋膜移行，与此同时，与腹侧方向的筋膜融合，笔者根据所见，认为盆腔脏器和侧方支撑体的关系是这样的：首先肛提肌上筋膜在盆筋膜腱弓（arcus tendineus fasciae pelvis）处先后更名为

骶前筋膜（presacral fascia）以及腹下神经前筋膜（prehypogastric nerve fascia），绕到直肠背侧并覆盖、支撑直肠。另一方面，肛提肌上筋膜在盆筋膜腱弓上方与支撑系统的尾端折返部结合被覆于阴道以及膀胱上（**图16C-2，图69**）。盆腔脏器和盆筋膜腱弓的结合是阴道周围组织中最强韧有力的一部分。

最后总结阴道旁结缔组织（paracolpium）如下：阴道旁结缔组织指的是包含有阴道动静脉、神经的阴道周围组织（阴道外膜perivaginal tissue）。阴道周围组织在盆筋膜腱弓处被骶前筋膜和尾端折返部的脏侧筋膜覆盖，支撑并固定骨盆侧壁。

图69 阴道旁结缔组织和颈横韧带

尽量展开膀胱侧间隙和直肠侧腔，从内侧观察到Mackenrodt韧带（颈横韧带+肛提肌上筋膜）的模拟图（右）。支撑系统尾端折返部的筋膜和肛提肌上筋膜在盆筋膜腱弓处结合并被覆盆腔内脏器。颈横韧带与子宫颈部垂直，肛提肌上筋膜相对于阴道而言呈水平关系。直肠侧腔没有展开的情况下，髂内血管的走行和子宫矢状面形成的角度大约是30°。肛提肌上筋膜并不能算作阴道旁结缔组织的一部分。

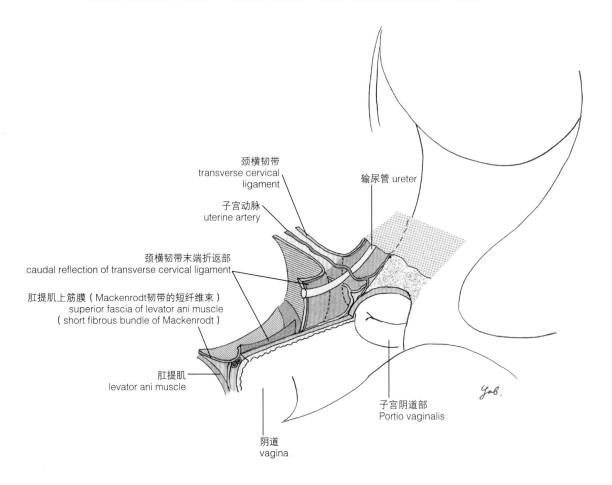

颈横韧带
transverse cervical ligament

输尿管 ureter

子宫动脉
uterine artery

颈横韧带末端折返部
caudal reflection of transverse cervical ligament

肛提肌上筋膜（Mackenrodt韧带的短纤维束）
superior fascia of levator ani muscle
(short fibrous bundle of Mackenrodt)

肛提肌
levator ani muscle

子宫阴道部
Portio vaginalis

阴道
vagina

手术篇

第1章 广泛全子宫切除术起源

在欧洲，专家们认为膀胱、子宫/阴道及直肠侧韧带在解剖上都是平行地附着于各自脏器外侧缘（参见**图5，图6**）。为了这个概念在广泛全子宫切除术中适用，下面的观念应运而生："就如子宫/阴道可以从膀胱及直肠上剥离一样，颈横韧带（主韧带）也可以从膀胱侧韧带（膀胱腹下筋膜）和直肠侧韧带处剥离"。但是，依据这个理论行主韧带或颈横韧带切除时，只是将单纯子宫切除术中切除的颈横韧带部位简单地向盆腔侧壁方向移了一些而已。广泛全子宫切除术起源于这样的二维想法。冈林的手术是将欧洲的概念升华到三维。

第2章 广泛全子宫切除术的几种术式

对于宫颈癌的手术，已经产生了名为广泛全子宫切除术的多种术式。其中根据Latzko-Schiffmann（1919）和冈林（1921）的方法而设计的手术已经成为现代广泛全子宫切除术的标准。两人的手术特征，都是在打开膀胱侧间隙和直肠侧腔的基础上，将盆腔结缔组织分离为前、中、后3个支撑带（Retinaclum(Martius)），然后分别独立切断（**图70**；引用Peham-Amreich手术书中347页的图207）。这两种手术都是从Wertheim手术（**图71**）发展起来的，大体上相似，细微不同处较多。

笔者所知Latzko-Schiffmann手术（以下仿照Peham-Amreich将其称为Latzko手术）的最初方法见于1919年在维也纳召开的讨论会上的记录，我所见到的文献中并没有图表，所以把握总体有难度。因此介绍Latzko手术就引用Peham-Amreich手术书（1930）中的内容，Peham-Amreich的图谱精确无比，令人赞叹。可是，以欧洲传统的解剖学为背景所写成的手术书中，关于盆腔结缔组织有很多难懂的部分，有时笔者就混杂了自己的解释在其中，还希望大家能够理解。

冈林的广泛全子宫切除术（冈林手术）就引用1955年出版的冈林的《子宫颈癌的根治手术》。1921年以前在外科、妇产科方面发表的术式，还未曾使用膀胱侧间隙，直肠侧腔，膀胱子宫韧带前层、后层这些名称，它们都被认为是Wertheim手术的变通。如果对于手术不很熟悉，这些内容也很难理解。改良后的术式记载于1928年的《Jap.J.Obstet. Gynecol.》（德语）和1948年的《手术》，然而膀胱子宫韧带前层、后层这一名称初次登场却一直到1955年的《子宫颈癌的根治术》一书中才出现，这本发行于第二次世界大战后的手术书中可以发现术式的完成度很高，图谱也非常清晰。

本书将逐条叙述Latzko和冈林手术，之后将讨论两种方法的不同点。对于Wertheim、Meigs、真柄、小林等的手术也有简单叙述。

图70 Latzko手术，颈横韧带的分离

打开膀胱侧间隙（直肠侧间隙尾端并没有记载）和直肠侧间隙头端，分离颈横韧带，将探测针（sonde德语）
从头端向膀胱侧间隙（直肠侧间隙尾端）方向插入，彻底分离并切断子宫动脉。

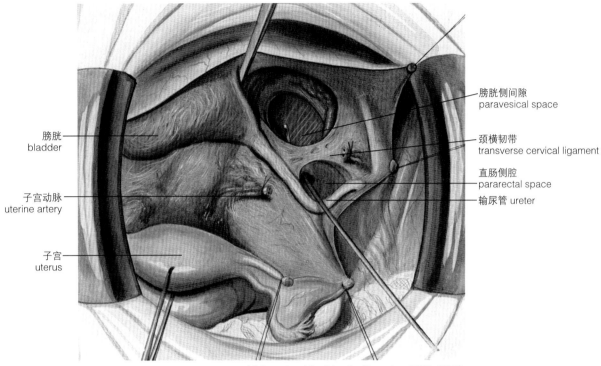

膀胱侧间隙
paravesical space

颈横韧带
transverse cervical ligament

直肠侧腔
pararectal space

输尿管 ureter

膀胱
bladder

子宫动脉
uterine artery

子宫
uterus

（Peham–Amreich：Operative Gynecology,图207, P364）

图71 Wertheim手术

将食指伸入颈横韧带上缘组织的下面游离子宫动静脉。论文中所说的子宫静脉实际指的应该是子宫浅静脉。

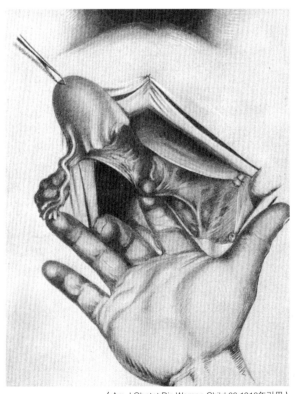

（Am J Obstet Dis Women Child,66,1912年引用）

1 Latzko手术和冈林术式

1.1 Latzko手术
(参考Peham–Amreich英文版；Operative Gynecilogy,1934)

①开腹，纵向切开。

②切断骨盆漏斗韧带。

③切断圆韧带，打开阔韧带。

④膀胱子宫陷凹返折腹膜的横向切开和剥离。

⑤打开子宫阔韧带前后叶，显露输尿管后部（posterior portion of the ureter）和子宫动脉（位于输尿管交叉处外侧）。

⑥打开直肠侧腔头端室：剥离前结缔组织基束（frontal connective tissue ground bundle*）后面的腹膜，展开直肠侧腔头端室（upper portion or cranial chamber of pararectal space）［*笔者的注释：也就是主韧带］。

⑦分离下推膀胱，展开膀胱阴道间隙（SPACE）：从子宫颈部开始剥离膀胱腹膜（形成膀胱宫颈间隙-vesicocervical space）之后，切断阴道上膈（supravaginal septum*），分离膀胱与阴道（形成

阴道膀胱间隙-vesicovaginal space）。SPACE的外壁是膀胱子宫韧带的内侧面（medial surface）［*笔者的注释：膀胱颈膈和膀胱阴道膈的移行部的结合是非常强韧的］。

⑧打开膀胱侧间隙（paravevesical space），切断膀胱脚（bladder septa*），游离输尿管前部（anterior portion of the ureter）［*笔者的注释：这里显示的膀胱脚大致就是Wertheim手术中的输尿管隧道顶］。

⑨子宫动脉和子宫静脉的分离、结扎、切断：从Mackenrodt韧带上缘开始分离子宫动脉及其伴行静脉*，分别切断。子宫动脉的内侧结扎线留得长一些［*笔者的注释：伴行静脉是子宫浅静脉，但Latzko手术中没有关于子宫深静脉的记录］。

⑩切开输尿管隧道，游离输尿管中部（intermediary portion of the ureter）：在输尿管交叉处发掘出隧道，切开隧道顶，露出输尿管中部并游离。

⑪分离前结缔组织基束并剥离其底部：

a. 扩大膀胱侧间隙，露出水平结缔组织基束（horizontal connective tissue ground bundle*）［*笔者的注释：形成膀胱侧间隙底部的是肛提肌上筋膜，相当于Mackenrodt的短纤维束（short fibrous bundle）］。

图72 Latzko手术，切断颈横韧带

此为展开膀胱侧间隙和直肠侧腔直至肛提肌，将分离后的颈横韧带用直钳全部钳夹的图片，是图70的后续操作。

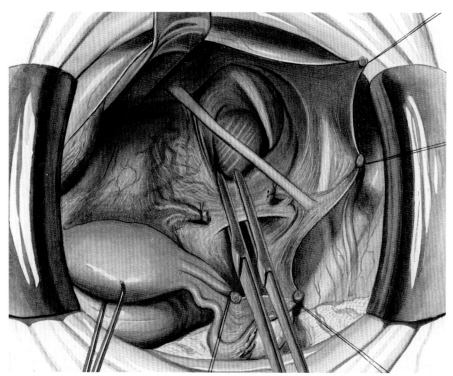

(Peham-Amreich，Operative Gynecology，图208, P348)

b. 展开直肠侧间隙尾端（lower portion of caudal chamber of the pararectal space）：在形成膀胱侧间隙底部的肛提肌上筋膜（水平结缔组织基束）和颈横韧带（前结缔组织基束）的移行部位置切开，就形成与肛提肌间的腔隙（caudal chamber）（参照**图67a**）。

c. 游离Mackenrodt韧带：在直肠旁用手指穿透前结缔组织基束，就与直肠侧腔相通了，将底边（base）从骶棘韧带上剥离（**图70**：引用Peham-Amreich手术书347页的图207）。

⑫切除前结缔组织基束：沿着骨盆侧壁将膀胱侧间隙和直肠侧腔尾室的联合腔隙和直肠侧腔头端室之间出现的前结缔组织基束干部钳夹、切断、结扎（**图72**：引用Peham-Amreich手术书348页的图208）。

⑬切开直肠矢状脚（sagittal rectal septum*）：切开骶骨坐骨大孔（great sacroscatic foramen）的头侧一半开始到第3、第4骶椎骨范围被覆的腹膜，首先向骨盆漏斗韧带（infundiblopelvic ligament）的内侧断端方向，然后向直肠方向切开。要注意后方不

要损伤输尿管［*笔者的注释：髂血管鞘和颈横韧带后筋膜形成脏侧筋膜，参照**图40**。腹膜和腹膜下筋膜的切除是很重要的］。

⑭切开道格拉斯陷凹的腹膜，展开阴道直肠间隙，切断宫骶韧带。

⑮显露并切断直肠柱*。以上操作只涉及以下内生殖器：阴道、水平结缔组织基束干部、上行膀胱柱［*笔者的注释：下行直肠柱的判断请参照**图40**］。

⑯切断膀胱脚1*，切断阴道和水平结缔组织基束2*：膀胱脚1*的分离、切断。一同钳夹并切断膀胱侧间隙和直肠侧腔尾室之间出现的肛提肌上筋膜和阴道组织（**图73**：引用Peham-Amreich手术书372页的图213）［对于1*笔者的注释：上行膀胱柱≒膀胱阴道韧带？对于2*笔者的注释：所谓的阴道旁结缔组织］。

⑰切除阴道。
⑱缝合盆腔腹膜。
⑲关腹。

图73 Latzko手术，切断阴道旁结缔组织

用红线（箭头所示）描述准备要切断的盆腔水平结缔组织基束部位（右侧），左侧用弯钳钳夹。图片显示颈横韧带（盆腔结缔组织基束前部）和阴道旁结缔组织（盆腔水平结缔组织基束）形成连接体。

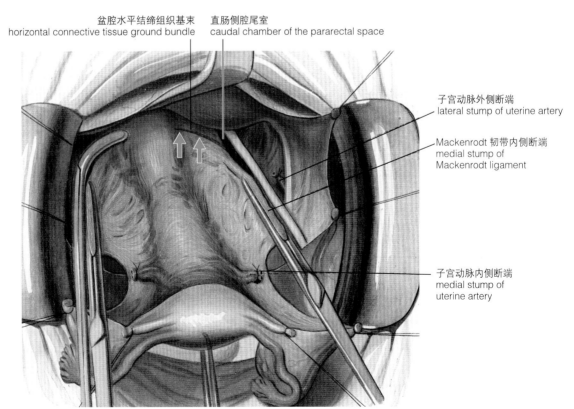

（Peham-Amreich，Operative Gynecology，图213，P354）

81

1.2 冈林手术（参考《子宫颈癌根治术》，1952）

①开腹。

②切断圆韧带。

③切断骨盆漏斗韧带（要注意在骨盆分界线附近结扎、离断输尿管）。

④打开阔韧带。

⑤结扎并离断子宫动脉（子宫动脉记载为展开后的阔韧带底面上方附着于后叶，因为是在直肠侧腔打开之前，所以表现为这样）。

⑥靠近阔韧带后叶分离输尿管。

⑦切开道格拉斯陷凹的腹膜并剥离直肠：将阴道后壁移行部横向切开，与阔韧带后叶切开部连接。将直肠与阴道分离。

⑧切断宫骶韧带：从距离子宫旁1cm处开始。

⑨显露并展开直肠侧腔：切断宫骶韧带之后向直下方就可进入直肠侧腔（图26），切断它和主韧带内侧1*之间的疏松结缔组织就到达了骶骨前方。顺着骶骨前从上向内下方慢慢剪切剥离2*直到骨盆底，露出阴道后侧缘。外侧一直分离到（起始部的分离）露出髂内静脉为止。如果合并有附件炎症，剥离范围就缩小为从髂内血管分支处开始到主韧带起始部为止［对于1*笔者的注释：在这个位点，宫骶韧带和主韧带几乎是并行的（图11）。对于2*笔者的注释：使用剪刀锐性剥离］。

⑩展开膀胱侧间隙：游离脐侧韧带，用Cooper剪将疏松结缔组织排压，然后就可以在骨盆侧壁、膀胱、主韧带外侧1*之间打开膀胱侧间隙。用手指将主韧带底部弄薄2*［对于1*笔者的注释：在主韧带前面。对于2*笔者的注释：在主韧带的骶骨附着部］。

⑪切断主韧带：在膀胱侧间隙和直肠侧腔之间分离出的主韧带，用宫旁组织钳（Parametrialklemme）钳夹、切断并结扎（一种Kocher止血钳）。

⑫剥离膀胱：横向切开膀胱腹膜，钝性剥离。

⑬显露输尿管前部，切断膀胱子宫韧带前层：将子宫动脉内侧断端向前上方牵拉，露出输尿管隧道入口，沿着入口部插入Cooper剪刀，将输尿管向尾部背外侧方向扩大隧道，分离膀胱子宫韧带前层，使用2把钳子钳夹并切断韧带。露出输尿管前部。

⑭游离输尿管，打开阴道侧间隙：将输尿管从子宫颈侧缘以及膀胱旁剥离并游离出来，然后用Cooper剪刀在输尿管膀胱移行部前1cm处，插入膀胱子宫韧带残留部中并上提，向外侧打开阴道侧间隙（图30）。

⑮切断膀胱子宫韧带后层：将Cooper剪刀伸入阴道侧间隙中并扩大，游离膀胱子宫韧带后面的残端（膀胱子宫韧带后层），用双钳钳夹，中间切断，结扎。

⑯游离阴道上部并切断：子宫旁主韧带前下方，露出阴道侧缘起始扩展至膀胱下方的结缔组织（子宫中部结缔组织*）并结扎［对于*笔者的注释：阴道旁组织（perivaginal tissue）］。

⑰完全剥离直肠：切断阴道后穹隆外侧缘和直肠之间的连续组织*［*笔者的注释：直肠阴道韧带］。

⑱切断并缝合阴道。

⑲清扫淋巴结。

⑳关腹。

1.3 Latzko手术和冈林手术的不同处

可以说Wertheim手术（1911）已经存在，Latzko（1919）和冈林（1921）手术学的想法（特别是打开膀胱侧间隙、直肠侧腔等）中基本上有很多的共同点。在冈林的著作（1952）中这样写道："我的关于盆腔内结缔组织分布的描述与Latzko发表的内容没有关系，此术式乃本人的创意"，由此可知两种手术方法是他们各自独立构想出来的。从经典的盆腔脏器解剖学来讲，20世纪前10年中，欧美国家和日本在这方面是有着天壤之别的，但是两人的手术构思中却感觉不到有这样的差别。原因是Latzko完全遵从了Mackenrodt以来的解剖学观点来构筑他的手术方法，而冈林是摒弃了经典解剖学的严格束缚，自由构想出的新术式。由此衍生出的两人的术式中的不同点（表15）。

表15 | Latzko和冈林手术的不同点

a. 想法的不同

	Latzko手术	冈林手术
特点	二维的。发掘出膀胱侧间隙和直肠侧腔头端室/尾室，在单纯子宫全切术的基础上将主韧带切断的部位向盆腔侧壁方向延伸一些	三维的。发掘出阴道侧间隙和膀胱侧间隙时，分出膀胱子宫韧带前、后层，明确它们与颈横韧带的立体结构，将其各自分别切断

b. 直肠侧腔发掘方法的不同

	Latzko手术	冈林手术
术式	Latzko记载的直肠侧腔是夹着直肠侧韧带的头端室和尾室之间发掘出来的 ①直肠侧腔头端室：颈横韧带后筋膜及髂内血管鞘从各自本体上剥离下来之后形成的腔隙（Latzko直肠侧腔） ②直肠侧腔尾室：肛提肌上筋膜从肛提肌上剥离下来之后形成的间隙	冈林的直肠侧腔是在宫骶韧带内侧断端的直下方开始，向骨盆底方向逐渐离断疏松结缔组织发掘而来的。颈横韧带头侧的腔隙本书称为冈林直肠侧腔 相当于Latzko的尾室的部分没有记载 果敢猜测是阴道侧间隙
位置	①在输尿管、腹下神经的外侧可打开 ②在肛提肌及其筋膜之间	在输尿管、腹下神经的内侧可打开
意义	①对于暴露并切断颈横韧带起始部有利 ②切断的阴道旁结缔组织中也包含肛提肌上筋膜	①有利于颈横韧带脏侧端的操作 ②阴道侧间隙的展开，不可缺少膀胱子宫韧带后层的分离

c. 关于膀胱子宫韧带的不同

特点	膀胱子宫韧带来自于对pubovesicouterine ligament的理解。Peham-Amreich手术书中的膀胱子宫韧带是颈横韧带和膀胱的连接带，但是在手术中对此理论没有具体展现，其与膀胱柱的区别也很模糊。包含Latzko在内的欧美的膀胱子宫韧带指的是Wertheim手术的输尿管隧道顶，并没有与冈林的膀胱子宫韧带后层相对应的设想	冈林将膀胱子宫韧带分成前层、后层。前层是联系子宫颈和膀胱的韧带，相当于欧美的输尿管隧道顶。后层也称为膀胱阴道韧带，仔细看《子宫颈癌根治术》图26、图27，笔者考虑后认为应该是指联系颈横韧带和膀胱的韧带

d. 主韧带切除方法的不同

特点	Latzko的主韧带切除：沿着颈横韧带的后面发掘出直肠侧腔头端室。发掘出膀胱侧间隙后切开构成其底部的肛提肌上筋膜暴露出尾室。然后联通头尾两室，分离主韧带，用2把直钳夹，中间切断	冈林的主韧带切除：将宫骶韧带及其并行的主韧带（图11）之间一直分离到达骨盆底（形成直肠侧腔），在主韧带与膀胱侧间隙之间钳夹并切断
切除范围	主韧带切除，一直延伸到坐骨大孔范围，底边很明确一直到连接骶棘韧带处	冈林的主韧带切除是以髂骨窝为中心来考虑的，底边设定到肛提肌上筋膜（膀胱侧间隙的底部）高度。冈林博士不拘一格的创造性，为后来小林构想出保留神经术式提供了依据

e. 阴道旁结缔组织离断的不同

特点	依据阴道旁结缔组织＝肛提肌上筋膜+阴道周围结缔组织这一概念，设计出了离断方法。切除颈横韧带（前结缔组织基束干部）之后，紧接着将从肛提肌上剥离下的肛提肌上筋膜连同阴道周围组织一起钳夹、切断、结扎（图66，图73）。是扩大盆内切除术"extended endopelvic resection"	冈林将阴道侧间隙从子宫颈开始延长至阴道侧方，分离阴道周围结缔组织和肛提肌上筋膜之后，只切除阴道周围结缔组织（图66）。此操作的最大优点是为将来保留膀胱神经手术提供了可能性 阴道旁结缔组织＝阴道周围结缔组织

f. 其他不同点

特点	子宫旁结缔组织切除顺序：前支撑带→中支撑带→后支撑带，淋巴结清扫在最前面进行	按照后支撑带→中支撑带→前支撑带的顺序进行，手术最后行淋巴结清扫。记载的直肠阴道韧带就是宫骶韧带深层

2 其他术式

2.1 Wertheim手术

Wertheim作为子宫颈癌手术的近代术式创始者而闻名，Latzko以及冈林也是以他的术式为出发点而设计的术式。术式的大概介绍如下：

①切断圆韧带、骨盆漏斗韧带，切开子宫阔韧带，剥离膀胱、游离输尿管后部（下部）。但是还没有展开膀胱侧间隙和直肠侧腔的概念。

②将食指插入输尿管隧道，将输尿管隧道顶（roof of the ureteral canal in the Mackenrodt ligament）向上提，此操作将颈横韧带上缘组织中的子宫动脉和子宫浅静脉游离出来（**图71，图74**：引用自Am J Obstet Dis Women Child 1912以及Peham–Amreich手术书）。

③切开输尿管隧道顶，游离输尿管中部及前部（中部及上部）。

④钳夹和切断宫骶韧带（第1把钳子）。

⑤钳夹、切断直肠子宫/阴道韧带（第2把钳子）。

⑥钳夹、切断水平结缔组织基束和阴道静脉丛（第3把钳子）。

⑦切断并缝合阴道，关腹。

Wertheim手术的宫骶韧带是在非常靠近骶骨处切断的，然而颈横韧带切断处却只切到子宫动脉、输尿管的高度而已。Mackenrodt对于Wertheim的方法也给予了骨盆底部残留了过多的子宫旁组织（parametrium）的评价（Am J Obstet Dis Women Child，1912）。

图74 Wertheim手术的宫旁组织横向（lateral parametrium）切离法

此图显示右侧手术视野，Mackenrodt韧带上层（输尿管隧道顶roof of ureteric canal）的下方伸入食指，将子宫血管从输尿管处向上抬。不切断子宫深静脉，原图为图71。

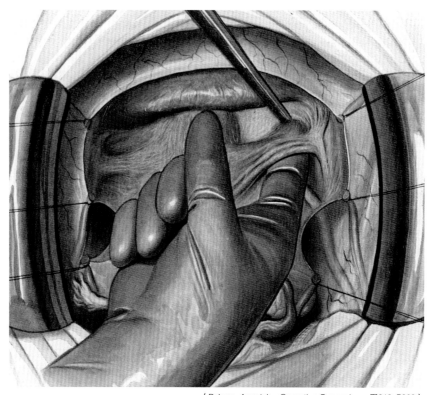

（Peham–Amreich，Operative Gynecology，图218，P360）

2.2　三林术式

　　三林是将冈林手术进一步扩大后的超广泛全子宫切除术的倡导者（现代妇产科学概论8E，子宫颈癌，1970），差不多是荻野（1950）所说的"根治术（exstripation）"。三林术式（**图75**）的要点是遵从切除部位达到骨盆壁的观点，从闭孔动静脉的结扎、切断（第1结扎）开始，紧挨着臀上动静脉分支处结扎、切断髂内动静脉干（第2结扎），在臀下阴部内动静脉分出分支之前结扎、切断（第3结扎）。

　　但是，三林术式中主韧带切除后对于骨盆壁断面的想象图与Brunschwing（Surg Gynec Obstet 1954）及Mattingly（Oncology 1967）的骨盆脏器全摘除术（total pelvic exenteration）中所见有好几处不同点（参照**图78**）。这样就存在一个问题：如何处理臀下阴部内共同管分出的分布于膀胱、直肠的髂内血管脏侧支（这个问题也同样存在于冈林手术中）。

　　三林与荻野等人一样熟知Peham-Amreich手术书并学习了Latzko术式，这大概是反被欧洲的传统解剖学束缚了的例子吧。

图75　**三林的超广泛全子宫切除术**

结扎、切断闭孔动静脉（第1结扎），结扎、切断臀下血管分支后的髂内动静脉干（第2结扎），结扎、切断梨状肌下口处臀下阴部内共同管分支处的上游处（第2结扎）。对于通向膀胱、直肠的脏侧支的处理没有注释。

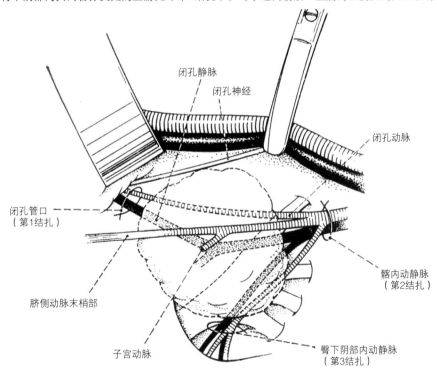

闭孔静脉
闭孔神经
闭孔动脉
闭孔管口（第1结扎）
脐侧动脉末梢部
子宫动脉
髂内动静脉（第2结扎）
臀下阴部内动静脉（第3结扎）

（现代妇产科学，第8版，三林术式，图226，P272）

2.3　Meigs手术

在美国，Meigs手术占主流地位，他为自己的手术命名为so-called Wertheim Operation，并跟Latzko以及冈林术式划清界限（Progress in Gynecology 1950）。他对关于直肠中静脉损伤有所记载，他认为不能在靠近骶骨面处切断主韧带底部，因为直肠中静脉在此出现的可能性很高。与其说后人将Meigs术式与Latzko及冈林术式相比较认为其在根治性上略逊一筹，笔者却更关注Meigs手术在解剖上的准确性。对于QOL（术后生活质量）视而不见的效果优先的时代背景下，与其说要对Latzko及冈林手术中切除过多提出质疑以及反省，倒不如认为这在当时算是一种禁忌。

笔者认为Meigs和小林的保留神经手术中的颈横韧带的切除范围是相似的。

2.4　真柄手术

真柄手术（Oncology, 1967）作为日本的代表性术式在欧美的文献中经常被引用到。他将主韧带切离部位清楚地断定为子宫深静脉的深度，这与Meigs的想法相近。

2.5　小林手术

小林所著的（《子宫颈癌手术》（1961）在独创性以及记载的清晰性上使之从其他子宫颈癌手术书中脱颖而出。小林博士从荻野、Peham-Amreich的书中记载的Latzko术式中学到了很多，并且融入到冈林术式中创造出了日本的独特术式，这么说不算言过其实。

小林的成就之一是将主韧带分为了血管部分和

图76 | 小林的"各侧间隙的展望"

因所指继承了传统的解剖学，始终认为主韧带是与子宫长轴相平行，让小林博士困扰的似乎是联系主韧带和骶骨的"隔膜"。虽没有关于"隔膜"的论述，但是考虑到了主韧带神经部。

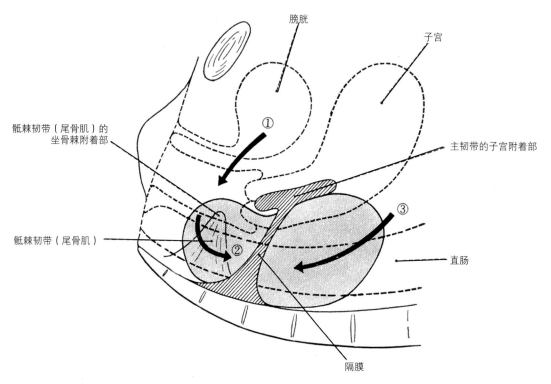

（现代妇产科学，第8版，小林术式，图157，P232）

①膀胱侧间隙的入路；②直肠侧腔尾室的入路；③直肠侧腔头端室的入路

神经部分，在手术中只切除血管部分而保留神经部分，如此手术有可能可以保留膀胱功能（主韧带处理第3种方法）。

小林博士关于如何处理主韧带（小林没有使用颈横韧带）提出了3种方案。第1种方法遵循Latzko手术展开直肠侧腔上半部分（头端室）和直肠侧腔下半部分（尾室）（**图76**）。尾室的展开是这样操作的：在膀胱侧间隙开始寻找坐骨棘，就跟摩擦骶棘韧带起始部那样将它往下压。

头端室的发掘有"分离子宫动脉的时候在它和髂内动脉之间生成结缔组织的凹陷部"，以及"将输尿管从阔韧带后叶上剥离，一直追踪到隧道入口直下方的裂隙"这样的记载（关于头端室的发掘）。笔者觉得前一种入路法近似于Latzko手术，而后一种入路法是导入了冈林的方法。小林将横向走行的主韧带血管束和背侧发出架呈拱形的自主神经束形成锐角并交汇的凹陷部命名为主韧带血管神经三角部。

总之，使打开后的直肠侧腔尾室和头端室在骶棘韧带上方相交通的是一座主韧带桥，一起切除是第1种方法（隧道做成法=Latzko法）（**图63a，b**）。

第2种方法，首先是切断自主神经（盆腔内脏神经），缩短主韧带，形成隧道，这是理论上可行的简易方法。

小林博士原创的第3种方法（自主神经索的分离保留法），就是分离主韧带血管束与在其深部的自主神经。具体地说，就是将血管神经三角部生成的疏松结缔组织作为目标，分离血管部和神经部并且只切断血管。第3种方法，给出了保留膀胱直肠神经的方法，因此，在安全性和脏器功能的保留上使日本的广泛全子宫切除术荣升为世界未有的高度。欧美关于神经保留手术的论文一直要到2000年以后才出现（Possover）。可是欧洲传统的主韧带是"与子宫阔韧带、颈横韧带、阴道旁结缔组织相联系的连接体（**图4**）"。他们对于这个连接体"在什么部位分为血管部和神经部？"有着根本的疑问。小林也为这个传统的解剖学观点而苦恼（**图76**：现代妇产科学概论8E，子宫颈癌，图157），图中有一条线标着"膜样隔膜"的说明。

另外小林的尾骨旁引流及荻野的尾骨前端引流概念，都是根据欧洲的骨盆底的概念而产生的，显示出了受到Peham-Amreich手术的影响之深。

3 广泛全子宫切除术中的疑惑和矛盾

缘于19世纪欧洲的解剖学为基础的广泛全子宫切除术，已经说过是在二维的概念下构筑而成的，所以产生了很多疑惑。遵循这种传统解剖学而产生了手术上的矛盾以及解剖学和手术学上的一些背离。以下将列举这些问题点。

3.1 关于颈横韧带切除的问题点

3.1.1 膀胱上动脉和子宫动脉在同一层膜上

在传统的解剖学概念下（**图5，图6**），切除颈横韧带过程中遇到膀胱上动脉的情况是不会发生的。可是手术中经常发现子宫动脉和膀胱上动脉出现在同一膜中。

3.1.2 子宫深静脉的背侧还有血管

小林在《现代妇产科学概论》8E、子宫颈癌、348页这么写道："Wertheim术式中，在直肠和盆腔侧壁之间残留有连接组织，而冈林术式什么残留也没有……"可是，子宫深静脉的背侧还存在着很多的血管（参照**图77**）。

图77 分离后的颈横韧带

此为从膀胱侧腔看颈横韧带前面的照片。切除前后筋膜就显露出血管部的全貌，子宫动脉已经被离断。血管还有子宫深静脉、膀胱中静脉等，直肠中静脉还在更深处。可以很清晰地看到颈横韧带前筋膜的断端。此韧带还含有颈横韧带以外的部分，图78还有更明确的展示。见术中照片。

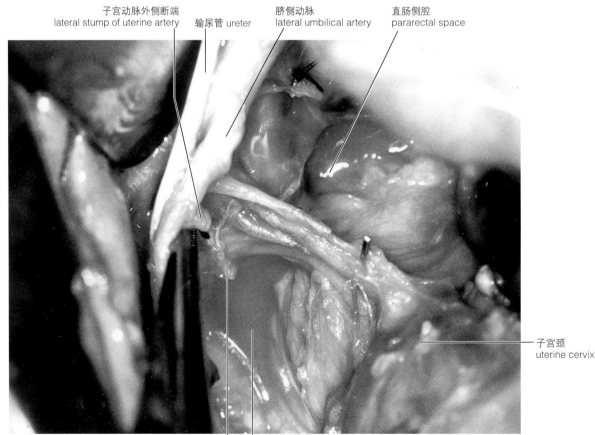

子宫动脉外侧断端
lateral stump of uterine artery　　输尿管 ureter

脐侧动脉
lateral umbilical artery

直肠侧腔
pararectal space

子宫颈
uterine cervix

颈横韧带前筋膜断端
stump of anterior fascia

膀胱侧间隙
paravesical space

(Am J Obstet Gynecol 1991;164:7-14)

3.1.3　盆腔侧壁断端的矛盾

Latzko及冈林手术的盆腔侧壁剪切的断端基本就是内脏器官摘除术的断端（**图78a**）。

3.1.4　小林术式的欧洲解释是什么

欧美的医生一直都没有弄清楚，应该在颈横韧带和阴道旁组织（paracolpium）的连接体的什么部位将其分成血管部分和神经部分，才是保留神经的手术（**图4**）。

3.1.5　直肠侧腔头端室是盲袋

直肠侧腔头端室一直被认为可延续到骨盆底部，实际上延伸到主韧带后面就到头了（**图13**）。

3.1.6　主韧带的二次切除

按照术式将主韧带沿着盆腔侧壁切除，已经

将宫骶韧带切除，子宫在主韧带的一端，连接着直肠，也就是直肠侧韧带（**图78b**）。

3.1.7　主韧带比预想的厚

展开膀胱侧间隙和直肠侧腔直到骶骨面（所谓骨盆底），分离出的韧带太厚可能没法用一把钳子全部钳夹住（**图78a**）。

3.1.8　左右直肠侧腔相联系吗

在发掘直肠侧腔过程中，在还没有到达骨盆底时，左右的腔隙在直肠的背面相联系（**图40**）。糟糕的情况下，会损伤臀下阴部内动静脉和骶骨前方的静脉丛。

图78a 支撑系统的盆腔侧壁断端（术中）

连着血管的结缔组织块是盆筋膜腱弓的坐骨棘附着部，这不是小林所说的神经部。请注意，这个断端基本就是盆腔内脏器全切除术的断端。

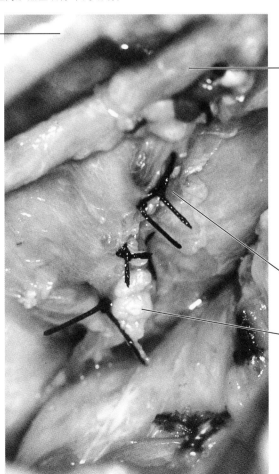

髂外静脉
external iliac vein

输尿管
ureter

supporting systern vascular part ——支撑系统的血管部分

盆筋膜腱弓断端
medial stump oftendinous arc of pelvic fascia

（Am J Obstet Gynecol 1991;164:7-14）

图78b 在所谓骨盆底（骶骨面）行主韧带切除的矛盾

将主韧带（颈横韧带+侧方韧带）一同钳夹、切断的时候（钳子侧），要将子宫和直肠完全分离，需要额外切断宫骶韧带（箭头A），此外必须要切断直肠侧韧带的直肠附着部（箭头B）。

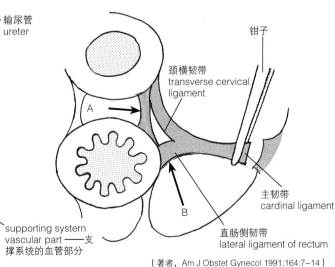

钳子

颈横韧带
transverse cervical ligament

主韧带
cardinal ligament

直肠侧韧带
lateral ligament of rectum

（著者，Am J Obstet Gynecol 1991;164:7-14）

3.2 骨盆底的矛盾

在Te Linde手术学中写着"主韧带的分离，要将膀胱侧间隙和直肠侧腔打开直到骨盆底"（Te Linde's Operative Gynecology，**图28 ~ 图49**，1465页）。可是，按照之前论述可知直肠侧腔头端室是一个一端封闭的袋子。为了解决这个问题，Latzko将肛提肌上筋膜切开使得头端室和尾室在主韧带底部相交通（**图10**）。之后的著作中讲的骨盆底所指的就变成为夹着主韧带的梨状肌筋膜/尾骨肌筋膜以及肛提肌坐骨部髂骨尾骨肌、坐骨尾骨肌（iliococcygeus）的附近（**图76**）。解剖学的骨盆底指的是膀胱侧间隙的尾侧的阴部裂孔周边的提肌裂隙（levator cleft），也即肛提肌耻骨部（pubic part），耻骨尾骨肌（pubococcygeus）。所以说骨盆底有两种。

3.3 直肠侧腔的见解

直肠侧腔是沿着直肠的侧面人工做成的腔隙。小林的自主神经保留手术发表以后的主韧带切除，实施的比较表浅了些（在血管部和神经部之间=子宫深静脉水平），尽量使直肠侧腔发掘到腹下神经水平就可以进行手术。在此就不是真的直肠侧腔了。现在将直肠侧腔当做浆膜下发掘出的颈横韧带后方的腔隙（卵巢前窝preovarian fossa, Waldeyer）来记载的手术书也不时可以看到。另外，有必要认识到直肠侧腔始终是一个人工侧腔。

图79 神经和错看的结缔组织（新鲜尸体解剖）

图58的前阶段处理：从壁侧筋膜开始向脏侧筋膜移行的结缔组织很厚并且富有弹性，可以适应操作延展成各种形态（见※）。也可以看到S3，S4，左侧差不多是脏侧筋膜。

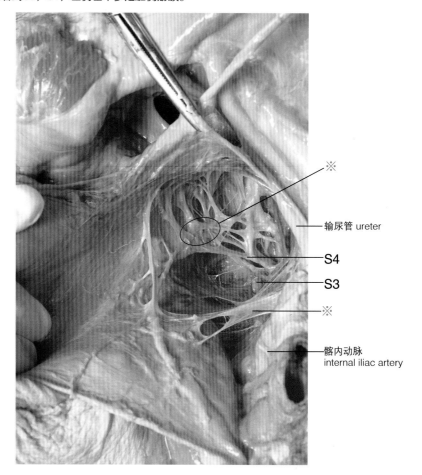

※

输尿管 ureter

S4

S3

※

髂内动脉 internal iliac artery

3.4　韧带筋膜的见解

Latzko及冈林手术中对于筋膜的处理并没有明确的记载，也许是沿袭了Mackenrodt时代以来的传统吧。

Pernkopf的图册中，有描绘神经血管索是由两片筋膜覆盖的盆腔侧方韧带的图片（**图7**）。在没有意识到筋膜而全凭经验的手术中，主要采取联合结扎的方法（Massenligatur（德语）），由此产生了关于出血以及根治性的问题。

小林及真柄他们们为了避免联合结扎而将主韧带中的血管一根一根地分离、结扎的方法，使得现代子宫颈癌手术的安全性有了飞跃的进步，这是众所周知的事情（**图77，图78a**）。但却没有关于筋膜的特别记载。主韧带筋膜正如其"带状凝结（bandlike condensation）"的称谓，确实是很厚，并且柔软具有黏着性，可以对它进行人为整形（**图79**）。反过来，广泛全摘除术中显露盆腔内脏神经是一项极其难的技术（**图63b**）。

3.5　阴道旁结缔组织的矛盾

Mackenrodt的短纤维束（short fibrous bundle），Fothergill的阴道旁组织（paracolpos）（《盆腔内脏的支持》（The supports of the pelvic viscera，1907）），Peham-Amreich的水平盆腔结缔组织基束，很明确就是肛提肌上筋膜。但是记载阴道旁结缔组织（paracolpium）是肛提肌上筋膜的手术书却没有，究其原因，颈横韧带和阴道旁结缔组织一起被人认为只是简单的筋膜连接体。因此，Latzko的阴道旁结缔组织切除，当然就类似于扩大盆腔内切除术（extended endopelvic resection），成为切除过大的手术。而且因为要切除肛提肌上筋膜，所以在考虑麻醉肛提肌（S4）可能性时，就不得不明确区分出颈横韧带和阴道旁结缔组织。

3.6　和其他学科的关系

膀胱、子宫/阴道、直肠各自的侧方韧带相互之间平行没有相交的传统的解剖学概念，并没有认识到要与各科术式相交融的必要性。外科学理论是：直肠癌手术的侧方淋巴结清扫对于预后没有影响，因此可以不做。理由不过是不关心直肠侧韧带和颈横韧带的解剖以及淋巴回流而已，对于妇科解剖学中认为的直肠侧韧带是"主韧带的一部分"的思考连提都没有提及。

因此根据盆腔内脏外科学所见而做的临床解剖学，总体来说不够成熟，存在很多矛盾。对盆腔内脏器和盆腔结缔组织的关系的理解，对于确立并发展盆腔外科这一新领域来说是最重要的。19世纪开始的欧洲的盆腔韧带的解剖学囫囵吞枣地应用到临床手术中是很危险的。以新的观点出发探讨临床解剖学，是构筑新的手术必要的共同意识。

第3章　手术相关事项

1 术式的种类

宫颈癌的手术分为超广泛全子宫切除术、广泛全子宫切除术、次广泛子宫切除术以及单纯子宫切除术（**图80**）。

笔者在髂内静脉及其脏侧分支的切断水平上将各术式做以下整理：

①单纯子宫全切术：子宫动静脉上行支水平处行切断。

②次广泛子宫切除术：子宫深静脉的切断在膀胱上静脉的合流内侧处进行或者相当于Wertheim手术不涉及子宫深静脉（Peham-Amreich：Gynäkologische Operationslehre，P83，Abb.222）。颈横韧带切断深度到子宫动脉水平为止。

③广泛全子宫切除术：子宫深静脉回流入髂内静脉前行切断。

④超广泛全子宫切除术：切除臀下阴部内共同管（髂内血管）。髂内血管的摘除范围在子宫深静脉向髂内静脉回流的下游处进行。

与前面所述内容有重复，主韧带（笔者注释：主韧带=颈横韧带+直肠侧韧带）的切断，Latzko在骨盆底，冈林手术在骶骨面附近，Meigs、真柄、小林在子宫深静脉水平进行。三林的超广泛全子宫切除术，因为是依据膀胱、子宫/阴道以及直肠的侧方韧带是相互独立存在的这一欧洲传统解剖学观念构筑而成的，故完全没有考虑臀下阴部内共同管处分支/合流的膀胱、直肠血管。Latzko及冈林手术也同样是在认为主韧带是包含着直肠侧韧带的一个结缔组织束的观念下创造出的术式（**图78a**）。笔者是在子宫/阴道、膀胱以及直肠侧韧带形成一个盘状复合体这一观点下来构筑广泛全子宫切除术的，更是一开始就意味着要以保留神经来考虑手术方法的。

图80 各宫颈癌手术术式的切除范围：按静脉基准来分类

A. 单纯子宫全切术，子宫动脉上行支水平切断。

B. 准广泛全子宫切除术，膀胱上静脉回流进入子宫深静脉处附近靠子宫侧切断。

C. 广泛全子宫切除术，在子宫深静脉即将回流进入髂内静脉前切断。

D. 超广泛全子宫切除术，在臀上静脉分支以下和臀下阴部内血管分支以上之间将髂内动静脉切断。

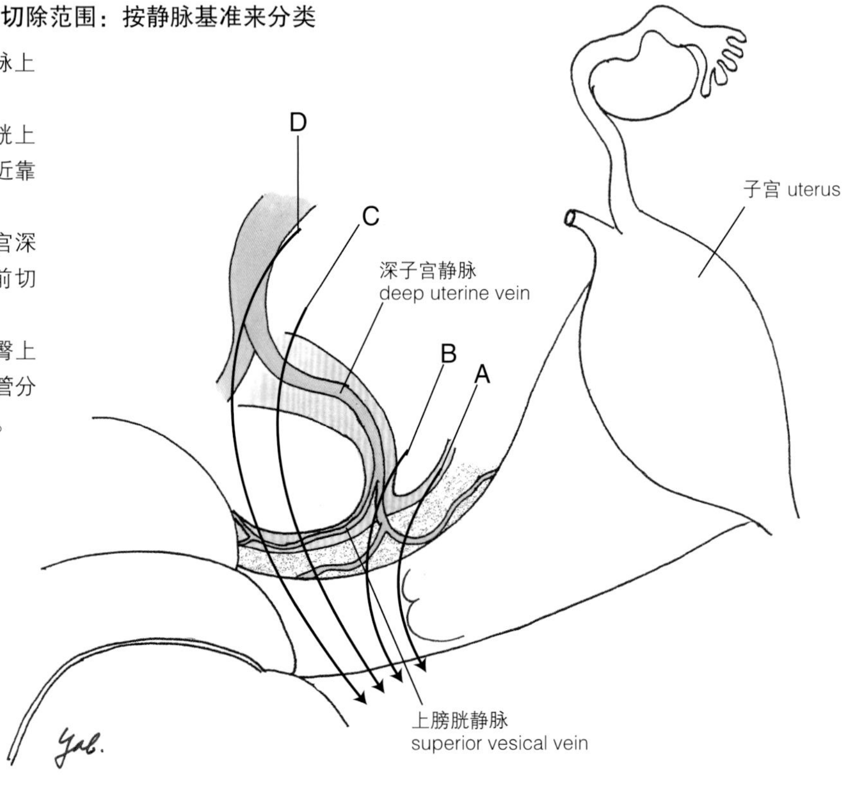

子宫 uterus

深子宫静脉 deep uterine vein

上膀胱静脉 superior vesical vein

2 广泛全子宫切除术的相关准备事项

2.1 术前准备

笔者按以下方式行开腹手术前准备。术前1天早晨开始无渣饮食，晚餐后禁食。如果预计可能会切除直肠，术前3天开始无渣饮食，术前1天禁食。术前1天服用镁制剂以及蓖麻油，手术当日早晨再口服300mL行高位灌肠。没有感染症状的患者术中给予抗生素，怀疑病灶有感染时提前2天开始给予抗生素。

手术当日留置尿管，因为导尿管需留置2～5天，所以膀胱侧充球囊固定，球囊在术后7～10天拔除，拔尿管前无须进行膀胱训练。

2.2 使用器械

清扫淋巴用的剪刀应当用细长（18～20cm）弯形剪刀。牵拉分离后的髂外动静脉时用输尿管钩，用Allis钳把持尿管比较方便。展开膀胱侧间隙及直肠侧腔时用直肠钩，可以用远藤推荐的直肠钩（**图81**）。接触脏器的使用表面凹凸并且宽2.4cm、深15.5cm的拉钩。去除脂肪，发掘血管、淋巴结时，用金属吸引管头（suction tube）按照藤原吸引法轻松、有效。彻底清扫淋巴结以及分离主韧带的血管时，用超声刀也叫超声手术吸引器（Ultrasonic Surgical Aspirator）。使用时振动输出功率30%～50%/300μ，吸引压力为200mmHg，冲洗流量为30～50mL/min。电灼当然要用到，同时要准备将双极、百科剪组装成为双极电凝剪（Bipolar scissor），产生高频电流的LigaSure也要准备好。细血管止血用止血钳（Haemostatic clips）最佳。

图81 远藤幸三博士推荐用直肠钩

钩内侧面刻有网状沟槽是其特征，长度有20cm、15.5cm两种。因为不需要展开到骨盆底，笔者认为使用小号的后一种更方便，而且因为有沟槽不易损伤盆腔组织。

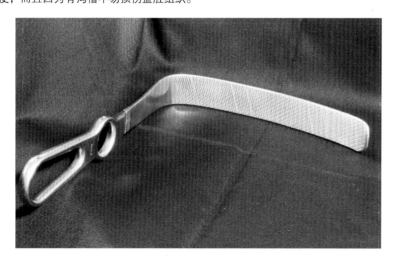

3 笔者保留神经广泛全子宫切除术的目标

①目的是使全部手术操作都拥有解剖学意义。将主韧带定义为颈横韧带和直肠侧韧带的复合体。

②冈林的直肠侧腔、阴道侧间隙、膀胱侧间隙和Latzko的直肠侧腔（头端室）及膀胱阴道间隙、直肠阴道间隙这6个腔隙都展开，在腔隙与腔隙之间出现膀胱子宫韧带前层、膀胱子宫韧带后层、颈横韧带、宫骶韧带、直肠子宫/阴道韧带，将各韧带分离并各自独立切断（**图19**）。

③将子宫在宫旁结缔组织范围内切除，因此主韧带底部（直肠侧韧带范围）就不是切除对象，也就是说，在颈横韧带和直肠侧韧带之间，宫骶韧带和直肠子宫/阴道韧带是直肠和子宫/阴道间切断的界线（**图82**）。

④颈横韧带的切断要避免整体钳夹切断（Massenligature），要尽可能将它分离为筋膜和脉管部。首先将筋膜切断，然后将血管一根一根地分离并切断，这种情况下可根据部位选用超声刀（**图77**）。另外，在手术中要意识到筋膜其实是牵引脏器及组织用的疏松结缔组织（areolar connective tissue），是人为将其看成束状。

⑤设计盆腔自主神经保留手术的重点放在解剖学上（**图13**，**图34**，**图36**），也就是说，任务是保留盆腔神经丛及其膀胱支。

⑥冈林术式和笔者的方法下的切除物如**图83a，b，c**所示，按照**图83a**根据老办法在骨盆底将主韧带一并钳夹、切断的话，就可能在盆腔侧壁遗留下很大的断端（**图78a**）。**图83b**，将切除进行到子宫深静脉处为止。**图83c**是直肠下部中分化腺癌，经腹会阴联合直肠切除术中同时行广泛全子宫切除术的例子。右侧的直肠侧韧带附着于直肠，左侧和颈横韧带一同切除了。

图82 颈横韧带和宫骶韧带/直肠阴道韧带的切除模拟图

将颈横韧带在其与直肠侧韧带边界处切断。在颈横韧带和直肠侧韧带的边界同一水平面上将宫骶韧带/直肠阴道韧带切断，也即在子宫/阴道和直肠之间行切断（如箭头所示）。在没有展开直肠侧腔的情况下，宫骶韧带和颈横韧带看上去是融合在一起的组织（图11）。Wertheim手术中，把宫骶韧带的切断作为重点来考虑是可以理解的。

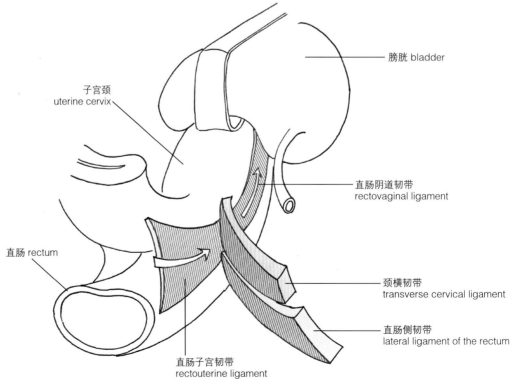

膀胱 bladder

子宫颈 uterine cervix

直肠阴道韧带 rectovaginal ligament

直肠 rectum

颈横韧带 transverse cervical ligament

直肠侧韧带 lateral ligament of the rectum

直肠子宫韧带 rectouterine ligament

图83a，b，c 冈林术式和笔者方法结合切除直肠的标本图

a：冈林术式中主韧带（颈横韧带+直肠侧韧带）是从起始部被切断的，因此在起始部留有很大的残端。子宫颈腺癌Ⅰ期，10个月后复发，死亡。

b：根据笔者的方法切除颈横韧带，先分离子宫动脉和子宫深静脉，各自将其在髂内动静脉分支处离断，起始部使用超声刀进行彻底清扫。子宫颈扁平上皮癌Ⅱb期，合并使用新的辅助化疗方案（neoadjuvant chemotherapy），5年内未复发。

c：本例是同时行直肠切除和广泛全子宫切除术，直肠已经切离。

右侧主韧带（颈横韧带和直肠侧韧带）可见成串转移的淋巴结。此所见是颈横韧带和直肠侧韧带连接着并且包含有血管、淋巴管。照片是从子宫后面拍摄的。左侧转移的淋巴结，已由外科医生连同直肠侧韧带一并切除并未附着于此标本上。此图还显示直肠侧方淋巴回流通过支撑系统的情况。患者38岁，直肠下部中分化腺癌，经腹会阴联合直肠切除术中并用广泛全子宫切除术R3病例。

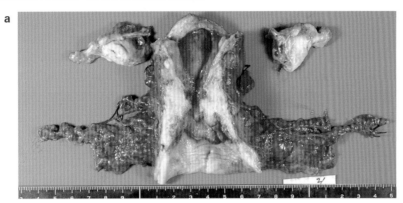

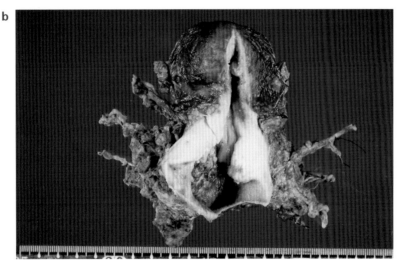

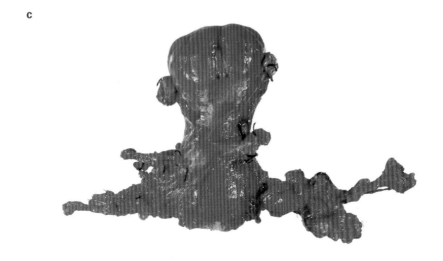

4 手术顺序

①开腹。

②切断子宫圆韧带。

③切开髂窝腹膜。

④开放膀胱侧间隙。

⑤尝试发掘卵巢前窝。

⑥清扫盆腔淋巴结。

⑦清扫腹主动脉旁淋巴结和髂总淋巴结：根据必要性施行。

⑧开放Latzko直肠侧腔。

⑨打开膀胱窝腹膜。

⑩分离并切断子宫动脉。

⑪开放冈林的直肠侧腔，剥离输尿管后部（下部），试着打开发掘输尿管隧道。

⑫分离、结扎子宫深静脉。

⑬分离、切断骨盆漏斗韧带。

⑭切开道格拉斯腹膜，分离直肠阴道隔。

⑮分离、切断宫骶韧带和直肠子宫韧带。

⑯剥离膀胱。

⑰打开阴道侧间隙。

⑱暴露并打开输尿管隧道。

⑲分离、切断膀胱子宫韧带前层（输尿管隧道顶）。

⑳游离输尿管段前部（上部）。

㉑分离、切断膀胱子宫韧带后层。

㉒分离、切断子宫深静脉。

㉓切断直肠阴道韧带。

㉔切断阴道旁组织。

㉕切断并缝合阴道。

㉖放置引流管。

㉗关腹。

第4章　保留神经广泛全子宫切除术的手术方法

1 开腹和固定子宫

术者站立于患者的左侧，从耻骨联合正上方开始沿着中线向上切开腹壁，经过肚脐的左侧直到脐上2横指。如果创口切得过大容易使肠脱出，反而不易进行操作。选择在肚脐的左侧切开一是为了避免损伤肝圆韧带，同时也是习惯性原因。

观察腹腔内癌症的进展度、粘连情况、输尿管的走行（**图84**）情况等之后，放置牵开器。用大纱布将肠管向上排压。

关于子宫的牵拉，用双钩夹持子宫底部，沿着输卵管角将圆韧带和附件一同用直Kocher钳钳夹。如果Kocher钳前端损伤到子宫静脉上行支则会引起出血，此处的出血很麻烦，而且出血量很大。

图84 子宫后面和卵巢窝腹膜

在子宫静脉上行支的外侧将子宫两边用直Kocher钳钳夹并向耻骨侧牵拉。透过腹膜可以看到输尿管的走行。

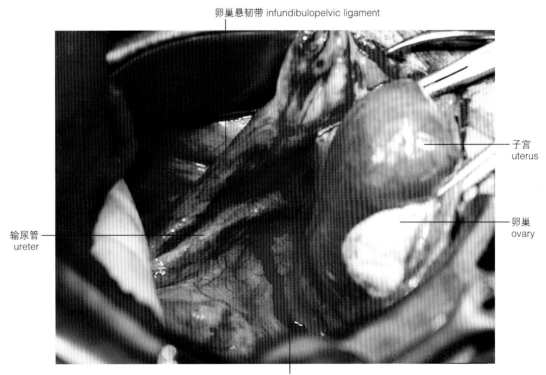

卵巢悬韧带 infundibulopelvic ligament

子宫 uterus

卵巢 ovary

输尿管 ureter

直肠子宫陷凹（道格拉斯陷凹） cul-de-sac of Douglas

2 离断子宫圆韧带

　　将圆韧带向上提拉，尽可能地靠近骨盆底进行钳夹、离断、结扎（**图85**）。分离切断骨盆漏斗韧带最好靠后进行（比如可以将后面的步骤提前）。这样肠管妨碍术野的可能性小，而且也保护了输尿管。

3 切开和剥离髂窝腹膜

　　髂窝腹膜（pelvic peritoneum of the iliac fossa）的切开是沿着离断的子宫圆韧带的头侧缘向骨盆壁方向，然后沿着髂腰肌向头侧切开直到髂总动脉和输尿管的交叉处附近（**图85**）。然后在髂外动脉的上方伸入两手食指并向左右扩展，剥离盆腔腹膜下筋膜和髂血管–髂腰肌之间的疏松结缔组织。按照这样的操作就可以显露出被血管鞘被覆的髂外动脉和髂腰肌（**图86**）。

图85 圆韧带的切断和髂窝腹膜切开线的展示模拟图

尽可能靠外侧离断圆韧带，将外侧结扎线向上提，手指从切开部插入并在与髂腰肌之间行剥离，然后沿着腹膜的切口向头侧方向延长切口，就出现了三角形的卵巢前窝（preovarian fossa Waldeyer）。

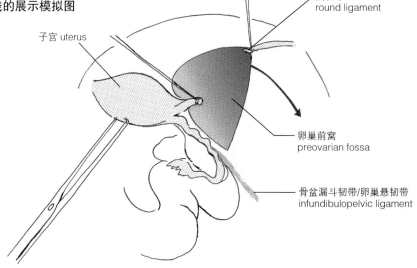

图86 暴露骨盆壁血管和展开膀胱侧间隙

可从盆腔侧壁和脐侧韧带之间打开膀胱侧间隙，在它的外侧可见到覆盖着疏松结缔组织的髂外动静脉，用点线表示髂腰肌和髂外动静脉血管鞘的分离点。

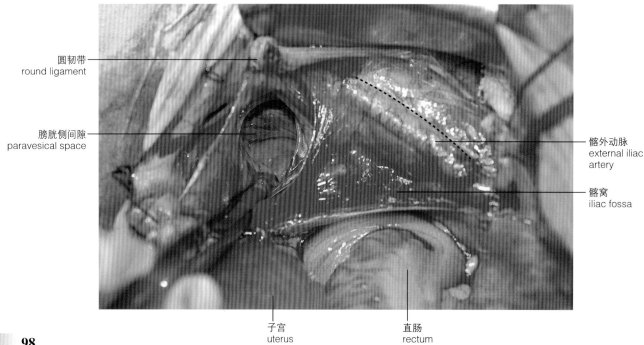

图87 膀胱侧间隙和卵巢前窝

左侧盆腔，2个腔隙夹着颈横韧带可作对比。照片拍摄的是穿破卵巢前窝的筋膜进入直肠侧腔的情况。左侧是头侧。

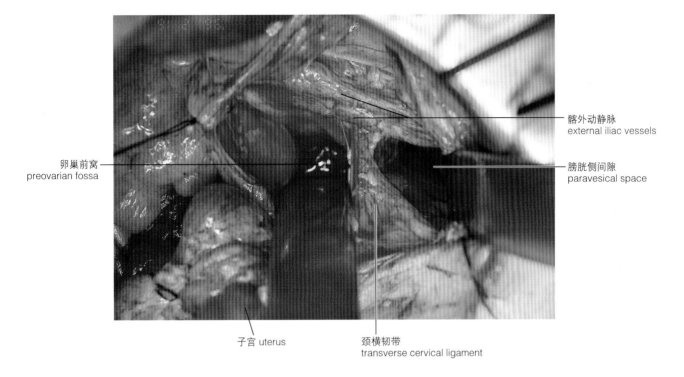

卵巢前窝
preovarian fossa

髂外动静脉
external iliac vessels

膀胱侧间隙
paravesical space

子宫 uterus

颈横韧带
transverse cervical ligament

图88 髂外血管及其血管鞘

显露出被血管鞘覆盖的髂外动静脉，与髂腰肌之间要完全剥离。尝试发掘卵巢前窝后可以看到髂内动脉。髂内血管鞘和颈横韧带后筋膜从本体剥离可进入直肠侧腔（Latzko）。右侧是头侧。

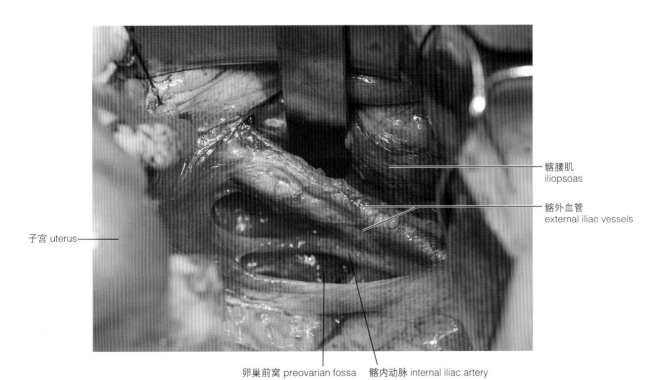

子宫 uterus

髂腰肌
iliopsoas

髂外血管
external iliac vessels

卵巢前窝 preovarian fossa

髂内动脉 internal iliac artery

4 开放膀胱侧间隙

膀胱侧间隙（paravesical space）的入口是在髂外血管的内侧，膀胱的背外侧，阻力很小的疏松结缔组织处（**图86**）。在此处放入食指、中指，前后揉搓会有丝绵的触感，好似嵌入到耻骨下方，就可以开始进入。途中有的地方稍微致密一些，与坐骨棘高度一致。根据需要再往深处进行发掘，老的方法是开放膀胱侧间隙必须要见到肛提肌（正确的应该是肛提肌上筋膜）。而有时候膀胱侧间隙中有横向走行的静脉（**图12**），所以要时不时地用手指拨动，一边确认一边向内发掘。最后用拉钩向耻骨方向拉并将露出的腔隙内外侧的脂肪轻轻除去，腔隙就扩大了。并且可以经常看到脐侧韧带及闭孔神经，这时候千万注意不要损伤闭孔神经。膀胱侧间隙的开放中很多术者都使用Cooper钳，这不过是习惯性问题。

5 尝试发掘卵巢前窝

乍一看觉得是直肠侧腔，其实是浆膜下腔或者说卵巢前窝（preovarian fossa（Waldeyer））。这个阶段发掘腔隙的目的是在淋巴结清扫之前把握膀胱侧间隙、颈横韧带、髂内外动脉之间的关系（**图87，图88**）。试行发掘，将之前沿着髂腰肌切开的髂窝腹膜向内侧剥离，展开颈横韧带后筋膜及覆盖它的腹膜之间的间隙。常规地进入直肠侧腔（**图40**）是在行淋巴结清扫之后。尝试发掘的意思就是这一部也可以省略。

6 盆腔淋巴结清扫

6.1 淋巴结清扫的基本想法

淋巴系统是在围绕血管的血管鞘（perivascular sheath（**图88**））的表层发育而成的，淋巴结清扫需要将血管鞘从血管上剥离，整块（en bloc）切除技法是最基本的（**图89**）。

血管鞘属于盆腔脏侧筋膜（visceral endopelvic fascia），并且具有对血管、盆腔内脏器官填塞和支撑的功能，也称作筋膜胶囊（fascial capsule），结构上是疏松结缔脂肪组织（areoral tissue）。

血管鞘的剥离操作要沿着血管的长轴切开，并用钳子固定血管鞘，在剪断之间的疏松结缔组织的同时向与血管垂直的方向剥离。沿着长轴方向行血管鞘剥离的方法，拔出壁侧静脉支，有发生撕裂主血管的危险性。

剥离血管鞘的时候，如果表面的营养血管附着于血管则尽可能不要损伤它们（参照**图102**）。血管的小创口渗血（oozing）是很麻烦的，最终会有很大的出血量。

即使是那些固定于血管鞘上的转移淋巴结也很少浸润到血管，只要从周围开始将其同血管鞘一同小心剥离，就可以很容易地切除下来，没必要过早放弃。而且使用超声刀将淋巴结周围组织破碎分离，可以更安全地达到根治性目标。这个时候，当然也要注意超声波对血管的损伤。

淋巴结清扫最重要的是如何应付血管损伤引起的意外出血的周全准备。为此首先要了解盆腔内血管的立体分布，熟悉髂内血管系的走行和变异是特

图89 淋巴结切除方法

图片显示髂外动静脉开始剥离血管鞘的方法。

A. 切开动脉的血管鞘（如箭头所示）进入。

B. 动脉全周剥离完后继续切开静脉的血管鞘（如箭头所示）进入。

C. 连着动脉血管鞘一起剥离静脉全周的血管鞘。

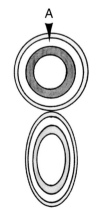
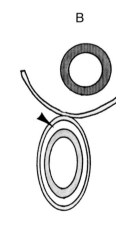
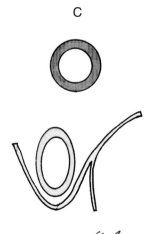

A B C

别重要的（**图90**，**图91**）。要考虑将血管损伤的情况，在手术进展过程中始终意识到要为修复操作预留足够的空间，这也是非常重要的。

因此，①显露血管的操作要在同等深度下进行，要在视野非常好的状况下才进行手术。②血管

鞘的剥离无须固定于从一头开始，可从容易的方向开始随机应变是关键。但不建议不断改变方向。③损伤处的缝合有必要先充分剥离周围的血管鞘并显露出损伤血管之后再进行。

图90 主韧带起始部和子宫深静脉的关系（真柄等）

回流进入髂内静脉系统的子宫深静脉可分为3型：Ⅰ型（回流进入臀下静脉–阴部内静脉共同管的类型）占75%；Ⅱ型（回流进入阴部内静脉的类型）占18.8%；Ⅲ型（回流进入臀下静脉的类型）占6.3%。图中用虚线围起来的部分就是主韧带起始部。

以笔者的经验来说，子宫深静脉和闭孔静脉在相同位置回流入髂内静脉的情况很常见。

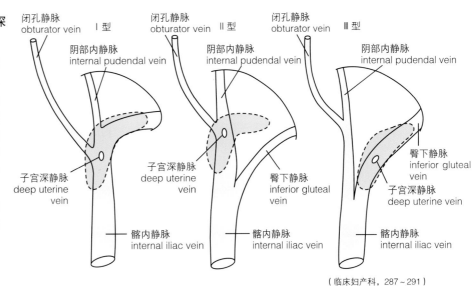

（临床妇产科，287～291）

图91 裸露（denudate）出的盆腔内血管

此图表示的主要是右侧盆腔的血管。图片右侧是头侧。

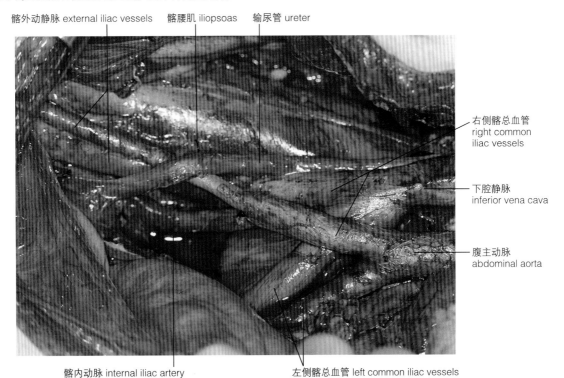

6.2 淋巴结清扫顺序

说到淋巴结（**图50**）清扫的顺序，不如说是动静脉血管鞘的剥离顺序来的恰当，具体如下：

①剥离髂外动脉血管鞘，清扫浅部髂外淋巴结。

②清扫腹股沟淋巴结。

③剥离髂外静脉血管鞘，清扫深部髂外淋巴结。

④清扫腹股沟内淋巴结。

⑤清扫闭孔淋巴结。

⑥清扫髂内淋巴结。

⑦清扫颈横韧带淋巴结。

⑧清扫骶骨淋巴结。

⑨清扫腹主动脉旁淋巴结。

⑩清扫髂总淋巴结。

关于淋巴结的名称请参照小林的子宫颈癌手术。此手术操作的记载，术者还是站在患者的左侧行左侧盆腔内淋巴结清扫。

6.3 淋巴结清扫的手术技巧

6.3.1 从髂腰肌开始分离髂外动静脉

用Langenbeck肌肉拉钩在腹股沟处，子宫翻转钩在髂内外动脉分支处放好，并向头尾侧方向牵拉，露出有血管鞘覆盖的髂外动脉全长。然后，用指尖在髂外动脉和髂腰肌（psoas muscle）之间摸索以确定两者分离的边界。接着在血管鞘和髂腰肌筋膜之间的疏松结缔组织上做一个很小的切口，沿着血管向头尾两端延长切口（**图88**）。

从**图92**的箭头方向开始向深部进行髂腰肌和髂外动静脉血管鞘的分离。用单手手指将血管向前拉，凭借这种感觉，用Cooper剪刀或者电凝将髂腰肌和髂外动静脉之间的疏松结缔组织逐步离断直到露出闭孔神经为止（**图93**，**图94**）。接近腹股沟处连着的结缔组织稍微致密一些，总体而言，组织比较疏松分离还算容易。对于个别组织比较致密分离有危险的地方，利用镊子开合时的弹力来分离，既有效又安全。

图92 | 表示从髂腰肌开始对髂外动静脉的分离方向的模拟图

在髂腰肌和血管鞘之间按照箭头方向剥离直到闭孔神经。

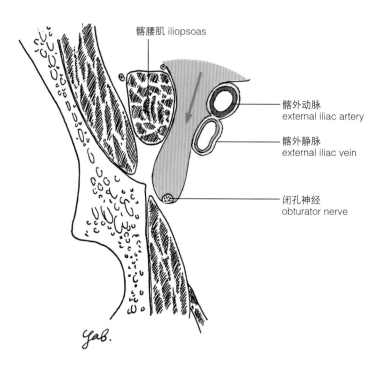

髂腰肌 iliopsoas

髂外动脉 external iliac artery

髂外静脉 external iliac vein

闭孔神经 obturator nerve

图93 分离髂腰肌和髂外动静脉的示意模拟图

展开髂外动静脉和髂腰肌之间的间隙，去除脂肪后露出与闭孔神经并行的闭孔动静脉。必须要注意从髂内静脉及闭孔静脉分出的壁侧贯通支。

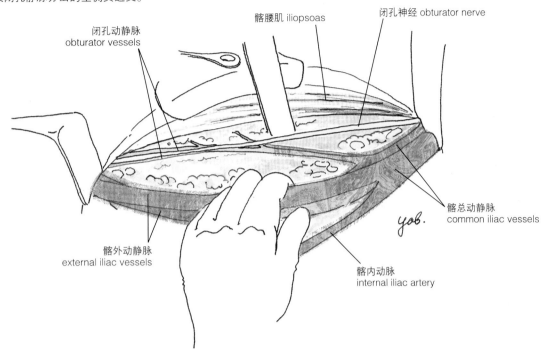

图94 髂腰肌和髂外动静脉之间的分离

牵拉从髂腰肌分离开的髂外动静脉，用宽2~3cm的髂骨拉钩将髂腰肌向侧方排压。从头尾双向开始往深部进行髂外动脉和髂腰肌的分离。照片中的闭孔神经还埋在脂肪中。用钳子夹住球形Tupple前后擦动去除脂肪组织后就可看到闭孔神经。如果看不到闭孔神经，那么很有可能是发掘方向有点太靠近骨盆壁了。内侧可以看到展开了的比较大的膀胱侧间隙。

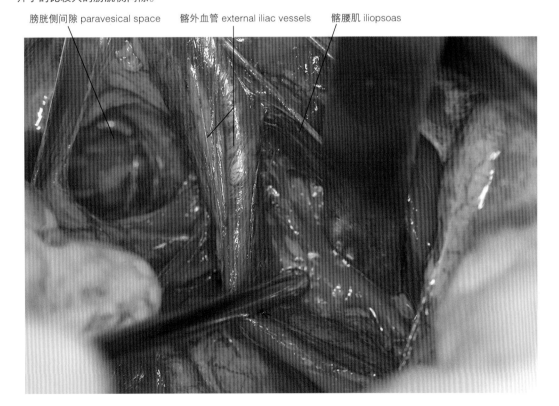

手术要点是，确保有良好的视野，让血管全长都在同一个深度水平来行分离，只要有一个地方是需要向深处挖掘分离的，就没有把握好方向性，有时候损伤血管也是由于不易获得良好的视野引起的。

髂腰肌和动静脉支（R.iliolumbaris）常在两个地方汇合，一个地方是髂外血管发出分支处再稍微偏尾部，埋于脂肪中；另外一个地方多见于距离腹股沟2~3cm的头侧。如果不先对血管鞘和髂腰肌进行分离，而直接剥离血管鞘，有将壁侧静脉从血管壁上撕脱的危险，所以分离血管鞘与髂腰肌的步骤是不可省略的。

在超过这些壁侧支（R.iliolumbaris）的更深处直到闭孔神经之间，就没有其他壁侧血管分支了，所以用球形Tupple（德语）（Surgical Cauze Ball，外科手术中一种用来剥离组织的纱布球，卷得很硬不会掉纱线）将脂肪向头尾两侧挤擦以剥离两者间隙向下深入达到闭孔神经。若不能发现闭孔神经，则应退回一些，通常这样的情况是将发掘方向太靠近骨盆壁所致。

腹股沟附近因为髂外静脉向外侧突出，所以对它和骨盆壁的剥离有些犹豫（不一定做），但是如果做这一步，再清扫髂外深部淋巴结就容易多了。髂总动静脉和髂腰肌头侧的分离，无须往深处探查

就可以看到淋巴结是否肿大，就可以进行清扫。

6.3.2 剥离髂外动脉血管鞘：切除髂外浅部淋巴结

将拉钩向头尾方向拉开露出髂外动脉，髂总动脉分支部，将髂外动脉血管鞘捏住并上提、切开，用很细的剪刀逐渐剪开直到股环（**图95，图96**）。要注意跨越髂外动脉进入静脉的旋髂深静脉（deep iliac circumflex vein），要将它裸露出来。接下来向末梢部的操作需让助手在腹股沟处用Langenbeck肌肉拉钩和扩创钩拉开，充分暴露出髂外动脉下段。这样的状态下用Sweden镊子和细剪刀将血管鞘做全周锐性剥离。说是剥离，其实感觉就是将血管和血管鞘之间的疏松结缔组织拉紧、切断。可以先在髂外动脉的中部位置做全周血管鞘剥离，然后用输尿管拉钩拉起，再做全长的剥离操作就比较方便了。

在这样的操作下，附有淋巴结的髂外动脉血管鞘就和髂外静脉的血管鞘连在一起了（**图89**）。

髂外动脉分支处内面剥离时，损伤静脉的风险很高。必要时从两头向分支处逐渐靠近，将髂外动脉和髂总动脉进行剥离不失为一个好办法。这一部分的剥离很适宜在气腹环境下进行腹腔镜操作。在髂外动脉向心端处将血管鞘环状切断。

图95 分离髂外动脉血管鞘的模拟图

此图为血管鞘已沿着长轴切开，用剪刀从血管上剥离下来的画面。此操作要越过旋髂深静脉并进行到腹股沟部位。

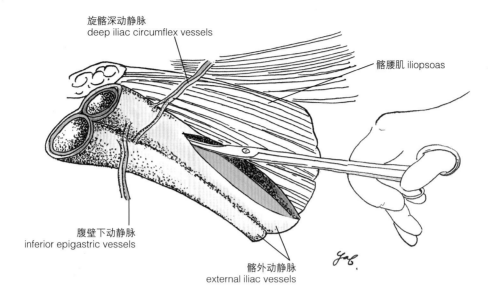

旋髂深动静脉
deep iliac circumflex vessels

髂腰肌 iliopsoas

腹壁下动静脉
inferior epigastric vessels

髂外动静脉
external iliac vessels

图96 剥离髂外动脉血管鞘

助手拉住切开的血管鞘的一边，然后重复切开、剥离、切开的操作。若营养血管损伤，则将引起渗血，很麻烦。对于剥离，术者主要使用弯形剪刀，由助手电灼切开。如果使用双极剪刀（Bipolar scissors）会很方便。图片右侧是头侧。

髂外动静脉 external iliac vessels   血管鞘 vascular sheath

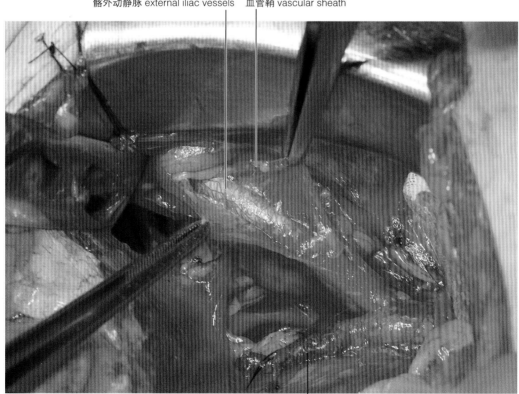

髂内动脉 internal iliac artery

6.3.3　切除腹股沟浅淋巴结

　　用拉钩将腹壁一同向上提起，用Langenbeck肌肉拉钩在腹股沟处附近钩住圆韧带，助手用力拉向脚外侧方向，就可以露出被很多脂肪包裹的腹股沟

浅淋巴结（**图97**，**图98**）。用黏膜（淋巴）钳夹持住之前分离的髂外动脉血管鞘和这些脂肪块向近身牵拉，用另外一只手持剪刀将它们从周围盆壁组织上剥离下来。这时候可将黏膜钳握于左手掌中，用第1、第3个手指轻轻把持钳的同时，用第2个手指

图97 腹股沟浅淋巴结的清除模拟图

将已剥离的血管鞘连同淋巴脂肪块一同用钳子夹住，食指伸入钳子下方以保护血管，同时用剪刀将淋巴脂肪块从腹股沟深环周围的筋膜上剥离并切断。

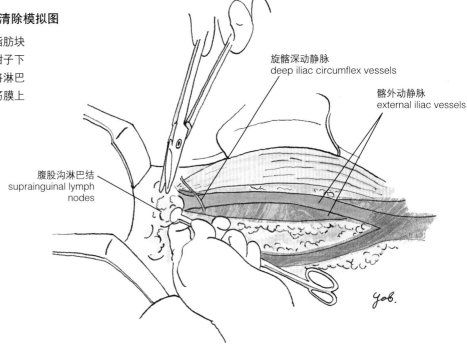

旋髂深动静脉
deep iliac circumflex vessels

髂外动静脉
external iliac vessels

腹股沟淋巴结
suprainguinal lymph nodes

图98 腹股沟浅淋巴结的切除

用Langenbeck肌肉拉钩用力向腹侧提拉，充分暴露要清扫的部位，髂外动脉和髂腰肌之间充分分离直到腹股沟处，露出旋髂深静脉，髂外动脉血管鞘全周剥离就容易多了。用钳子钳夹淋巴结和脂肪块，将其从髂腰肌上剥离下来。

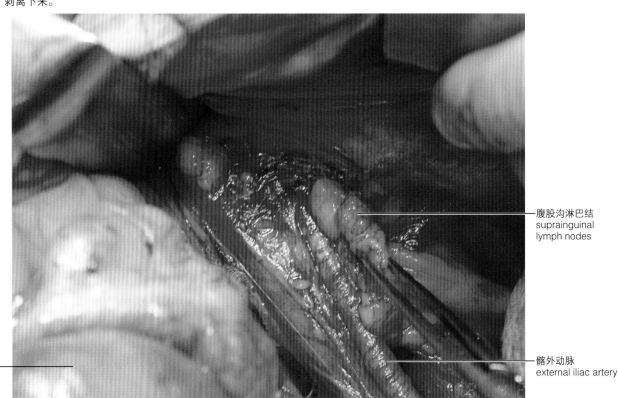

子宫
uterus

腹股沟淋巴结
suprainguinal lymph nodes

髂外动脉
external iliac artery

在附着脂肪淋巴结块的血管鞘的下方滑行着进入，操作进展的要领是要保护血管（**图97，图98**）。切除后会有来自小血管的出血，用纱布压上再用Langenbeck肌肉拉钩压迫止血即可。

为了将淋巴结连同深部的髂外静脉鞘一同切除，最好要深入淋巴结和髂腰肌间的间隙。关于淋巴结断端不能切断就算了，大家都认为如果结扎，可以预防淋巴囊肿的形成。

6.3.4　剥离髂外静脉血管鞘：切除髂外深部淋巴结

用输尿管钩将裸露的髂外动脉从手术视野中提吊起来。髂外静脉血管鞘的切开从距离髂内静脉分支部1~2cm（尾部）处开始，并延伸到腹股沟处为止（**图99**）。

首先从剥离静脉的内侧鞘开始，夹持切开的血管鞘的内侧缘，用细剪刀把血管向外侧推压以此来分离血管和血管鞘。要注意副闭孔静脉的分支。另外在鞘与血管结合紧密的地方可以利用镊子开合时的弹力来剥离（**图100**）。助手夹持鞘的外侧缘，术者用剪刀的凹面将血管向内侧推压，这样就把血管从外侧鞘上剥离下来。内外侧血管鞘都剥离完之后，使得血管和血管鞘的间隙落在血管的里面，用输尿管钩将静脉上提，向两头进行剥离。头侧的剥离进行到血管分支处之前，尾侧要将副闭孔静脉之前的血管做全周剥离。

图99 髂外静脉血管鞘的剥离模拟图

之前剥离的髂外动脉血管鞘还附着在静脉血管鞘上（图89-B），把静脉血管鞘靠近内侧处切开，然后反复行剥离、切开操作，向头尾两端延伸。静脉和其血管鞘间的结缔组织较动脉和其血管鞘间结缔组织更加疏松也更易剥离。剥离操作，头侧进行到血管三角部之前，尾侧的全周剥离则要进行到闭孔附近。用输尿管钩向外侧拉住髂外动脉使得操作更容易进行。

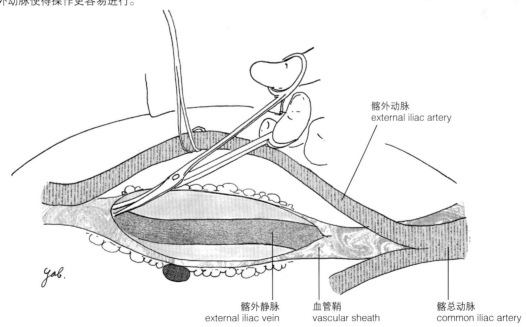

髂外动脉
external iliac artery

髂外静脉
external iliac vein

血管鞘
vascular sheath

髂总动脉
common iliac artery

比起髂外淋巴结的操作，有些时候先进行腹股沟淋巴结的操作反而更方便，可以根据实际情况随机应变。另外，虽然静脉和血管鞘的结合要比动脉和血管鞘的结合更加疏松更加容易剥离，但是静脉壁比较薄，所以剥离静脉血管鞘时反而要更加小心。弄破营养血管会形成血肿，或者过薄的血管壁形成隆起的情况也是常有的（**图100**）。

要考虑到髂内外血管分支部位的静脉血管的损伤不容易止血，所以剥离困难的时候不要急于往深处伸入，要将后面的情况做全方位的了解之后再做操作。

6.3.5 切除腹股沟深淋巴结

腹股沟内深淋巴结与腹股沟浅淋巴结夹着血管并对称分布于其两边，腹股沟深淋巴结和髂外静脉的联系在手术中是很紧密的（**图97**）。

用输尿管钩将髂外动脉向上提，用淋巴结钳钳夹含有腹股沟深淋巴结的脂肪块并向近身处牵拉，全周剥离髂外静脉的血管鞘，一起在腹股沟处离断（**图101**）。牵拉已剥离的血管鞘，将其切断的时候，经常可以见到血管裂孔内的淋巴结以及脂肪也跟着一块下来。

切除的腹股沟浅淋巴结，原本覆盖着副闭孔静脉一直连续到闭孔。副闭孔静脉是从闭孔出来回流入髂外静脉的静脉分支，分布于骨盆壁（**图102**）。

图100 裸露着的髂外静脉

助手夹住一侧血管鞘，用Gary钳向头尾双向分离，用剪刀剪开。静脉的剥离动作要遵循从外向内的方向，从夹住的血管鞘开始用剪刀头将血管向剪刀的前方转压，有时也可以利用镊子开合的弹力来操作。如果损伤了营养血管，变薄的外膜上会形成血肿。静脉的里侧以及股环移行部的剥离要格外小心。

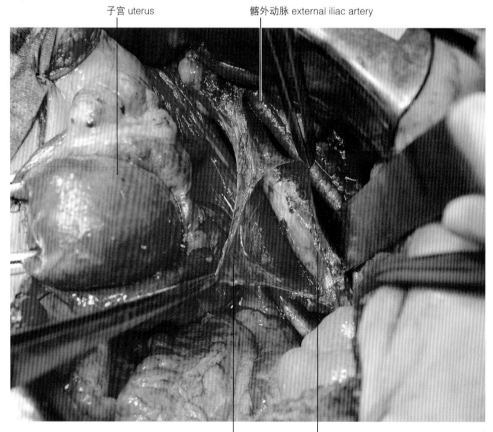

子宫 uterus　　　　　髂外动脉 external iliac artery

血管鞘
vascular sheath　　　　髂外静脉
external iliac vein

图101 切除腹股沟内淋巴结的模拟图

用尿管钩将剥离好的髂外动脉向上拉，静脉内面血管鞘的剥离要进行到腹股沟处。静脉周围剥离的淋巴脂肪块用黏膜钳夹住，尽量从腹股沟管内拉出并切除。图中也合并描述了髂内动脉血管鞘的切开（箭头所示）。髂外静脉和髂内动脉差不多在同一高度，要注意这两根血管的血管鞘的连续性（如★所示）。

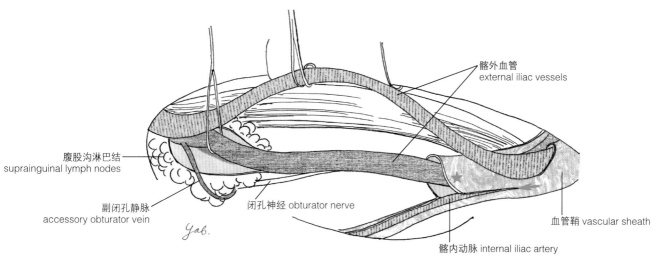

图102 切除腹股沟深淋巴结

图片显示腹股沟深淋巴结的清扫即将完成，副闭孔静脉（箭头所示）、旋髂深静脉已显现出来。腹股沟浅淋巴结清扫还没有进行。静脉的营养血管要尽可能保留。

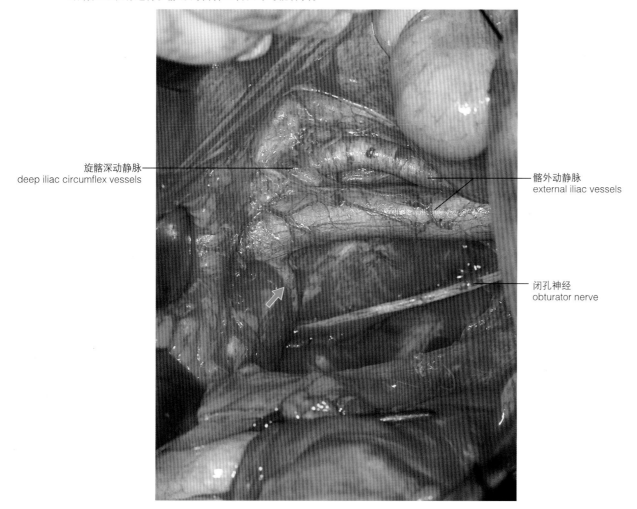

淋巴脂肪块藏在副闭孔静脉下方（对于藏在下面的事不必过于担心），它和先前清扫的腹股沟浅淋巴结及髂外淋巴结一同集中在闭孔附近。这种情况下，走行在闭孔神经外侧的闭孔动静脉因为包裹在脂肪中所以很容易受到意外损伤，所以要先暴露好闭孔神经，以它的走行来作为其他操作的参考就可大大增加安全性。

凝固切断腹股沟浅淋巴结的离心端，如果断端行结扎会减少形成淋巴囊肿的可能性。另外对于直接附着于耻骨坐骨支骨膜上的脂肪及淋巴结，因为结合相当疏松，所以剥离非常容易，然而为了清扫彻底而将骨膜露出的越多就越容易形成淋巴囊肿，这是一个进退两难的问题。为了预防淋巴囊肿以及下肢水肿，可以不缝合腹膜，但这只是一种临时的处置办法，不能根本性地解决问题。最后在髂窝处集中切除髂外动静脉鞘连同闭孔淋巴结（**图103**）。

6.3.6 切除闭孔淋巴结

闭孔窝内以闭孔神经为中心，外侧是闭孔内肌，内侧是膀胱侧间隙，尾侧是闭孔，头侧是连着韧带起始部也是髂内外血管分支部（血管三角部）的稍微凹陷的部位。闭孔窝内有血管、淋巴系统、神经通过，并有丰富的脂肪组织，是手术中对注意力集中和精力要求相当高的地方（**图103，图104**）。

将髂外动静脉向内侧牵拉，助手用细的（约3cm）压肠板轻轻向外方排压，展开髂外血管和髂腰肌之间的间隙。在这个间隙中把附着于坐骨骨膜和闭孔内肌筋膜上的脂肪/疏松结缔组织、淋巴结用细身的剪刀剥离并靠向内侧。要领是，用Sweden镊子夹持含有淋巴结的脂肪组织，用稍微打开一点的剪刀从外侧向内侧方向拨动式剥离。尽量不做头尾方

图103 切除闭孔窝淋巴

髂外淋巴结、腹股沟内外淋巴结、闭孔淋巴结、髂内淋巴结整个地汇集到了脐侧韧带的根部。闭孔动静脉及壁侧血管隐于闭孔神经的内面。

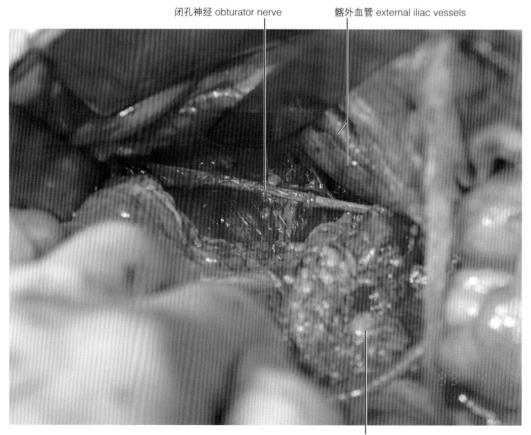

闭孔神经 obturator nerve　　　　髂外血管 external iliac vessels

整块的淋巴脂肪组织
en bloc lymph–adipose tissue

向的剥离动作，这是为了预防损伤从髂内静脉及闭孔动静脉发出的壁侧贯通支。如果必须要离断壁侧支，使用Hemoclip、LigaSure™血管闭合切割系统会比较方便。

然后靠着闭孔神经内侧行淋巴结清扫。用尿管钩把髂外静脉向外上方拉起，充分暴露闭孔窝，把在闭孔窝内的闭孔神经从脂肪中全部发掘出来。闭孔神经的外侧有闭孔动静脉连着髂内动静脉，沿着它们的走行方向有包裹于丰富脂肪组织中的小淋巴结。将闭孔淋巴结同刚才汇集在闭孔附近的脂肪、淋巴结一起从闭孔动静脉上分离下来，连同藏于闭孔神经下面的髂外血管鞘一起汇集到主韧带

起始部。

闭孔动脉从髂内动脉分出的情况最常见，但从臀上动脉或者共同管发出等的情况也有。闭孔静脉原则上是与动脉并排走行的，但常回流入髂内静脉。在此附近也常见子宫深静脉回流的情况。某种程度上闭孔静脉可以是探索子宫深静脉的标记，但是变异情况很多，直接连着主韧带内的静脉或者连着臀下阴部内共同管静脉的时候也可见到（**图78，图92，图104，图119**）。另外，此处附近还有从壁侧发出的回流静脉，所以要小心注意。

闭孔窝内血管之间缠绕的淋巴管和小淋巴结在切除颈横韧带的时候用超声刀同时切除即可。

图104 清扫闭孔窝后

画面中央横着的是闭孔神经和闭孔动静脉，闭孔动脉从髂内动脉分出，回流入髂内静脉的是闭锁静脉和子宫深静脉。髂内外静脉之间可见腰骶神经。此乃清扫深度达到的特征。脐侧韧带从根部离断。

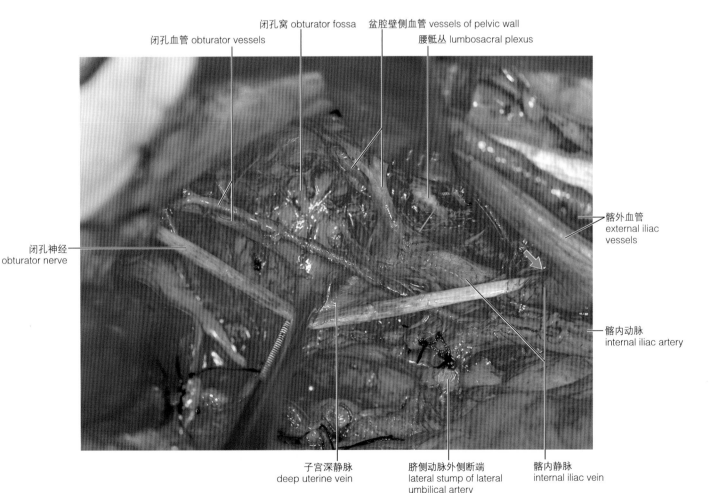

闭孔窝 obturator fossa
盆腔壁侧血管 vessels of pelvic wall
闭孔血管 obturator vessels
腰骶丛 lumbosacral plexus
髂外血管 external iliac vessels
闭孔神经 obturator nerve
髂内动脉 internal iliac artery
子宫深静脉 deep uterine vein
脐侧动脉外侧断端 lateral stump of lateral umbilical artery
髂内静脉 internal iliac vein

6.3.7 切除髂内淋巴结

称为血管三角部的是髂外动静脉和髂内动静脉分支处，可以想象，如果此处的静脉损伤修复起来将是异常的困难，这也是清扫时需要提及神经的地方。

首先用细的压肠板将髂腰肌压向外侧，用手指将髂外动静脉压向内侧，将动脉和髂腰肌之间的剥离向头侧跟进。当看到髂内静脉及其分支部时要小心地将其周围的脂肪和淋巴结去除（**图105**）。但因为像臀上静脉这些血管是固定在骨盆壁上的，所以三角区静脉里面（背面）想从盆壁上完全剥离下来是极其困难的。然而淋巴结转移到这个部位的概率很小，所以通常就用超声刀将周围仔细清扫来代替了。

此时，髂外动脉到髂总动脉的血管鞘已经剥离并切断了，但三角区的髂外静脉鞘的分离还没有完成。如**图106**所示在三角区髂外静脉和髂内静脉基本在同一高度，它们的血管鞘由结缔组织紧密地连接在一起，因此三角区的清扫要联合髂外静脉鞘和髂内动脉鞘的剥离操作（**图101**，**图107**）。

髂内动静脉鞘的剥离，已经说过是在切断颈横韧带之前，展开Latzko直肠侧腔的时候进行（**图101**）。大致是，发出分支之后紧挨着切开血管鞘并将切口向末梢延长（鞘很薄但是结合很紧密，所以不好剥离的情况也很常见），夹持外侧血管鞘将它从血管上剥离下来，与之前剥离的髂外静脉血管鞘相连。这时，在三角部会有从髂内动脉分出的通向脂肪中的细小分支，如果粗暴操作会引起出血，另外这里还常有输尿管分支。

追踪髂内动脉血管鞘的末梢就可以到达脐侧韧带。然后将这个有脏侧筋膜的血管鞘向内侧翻转使之与颈横韧带后筋膜相连接。另外，膀胱腹下筋膜非常薄常不容易被发现。这些注意事项是分离颈横韧带时的要点（**图49**）。

髂内淋巴结与闭孔淋巴结一同汇聚到脐侧韧带根部，然后将整块（en bloc）切除（**图103**）。

图105 髂外静脉和髂腰肌的分离

髂内动静脉分支部附近和髂腰肌之间不仅有许多脂肪而且还有壁侧支贯通其中。深部用超声刀将脂肪、疏松纤维组织粉碎，然后分离出淋巴结是安全的。照片右侧是头侧。

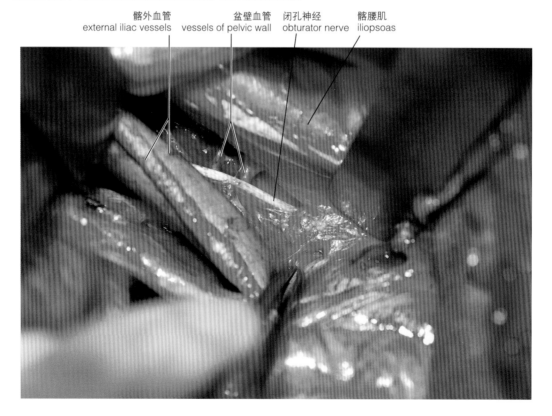

髂外血管
external iliac vessels　盆壁血管
vessels of pelvic wall　闭孔神经
obturator nerve　髂腰肌
iliopsoas

图106 展示髂外动静脉和髂内动脉的血管鞘之间关系的模拟图

髂外静脉和髂内动脉几乎处于同一高度，图片显示2个血管鞘由结缔组织连接成为一个整体（参照图101）。髂外动脉血管鞘已经全部切除了。

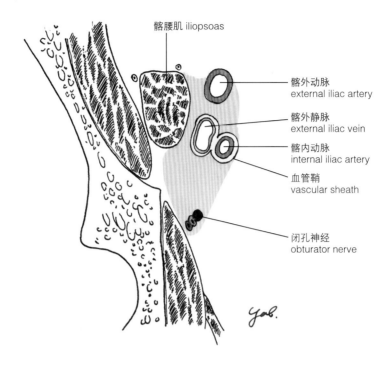

图107 血管三角部

图片显示可以判定髂内外静脉的合流部，髂内动脉周围的结缔组织和髂外静脉基本在同一高度。照片中，闭孔动脉分支部下方附近隐藏有子宫深静脉的回流支（请同时参照图104）。

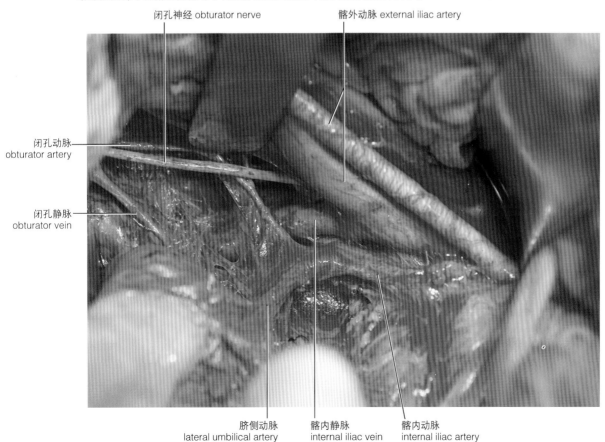

7 切除腹主动脉旁淋巴结和髂总淋巴结

腹主动脉旁淋巴结和髂总淋巴结的切除，若行开腹手术，从扩大创口以及术后肠梗阻的发生率来说远不如腹腔镜手术合适。特别是在完成腹膜外腹主动脉和髂总淋巴结清扫时的低侵袭性、高质量性上，腹腔镜手术和开腹手术比起来简直是一个天一个地。因为笔者在近几年没有做过腹腔镜下手术，所以拜托日本仓敷医疗中心的安藤正明博士作为主要负责人来执笔这一部分。

7.1 腹主动脉旁淋巴结清扫的意义

宫颈癌最主要的转移途径是通过淋巴系统转移，所以广泛性子宫全切术中后腹膜淋巴结的清扫是手术的核心技术指标之一，也是肿瘤外科分期（surgical staging）最正确的指标。淋巴结进展程度在对肿瘤的治疗中有一定的作用。通常而言，腹主动脉周围的淋巴结转移是先由盆内淋巴结转移而来的，进展度自不用说，但根据肿瘤的大小、组织类型，会在肿瘤内外形成了新的淋巴管通道。例如可经由尿管板（mesoureter）、卵巢动静脉而来的。因此，没有涉及盆腔淋巴结，而一开始就转移到腹主动脉旁淋巴结的情况也是必须要考虑到的。像这样的高风险病例，腹主动脉旁淋巴结的评价对于治疗方案的决定就有重大意义。但是，依靠CT、MRI、PET等的图像来诊断还有很多假阴性（false negative），不能期待有100%的诊断正确率。

20世纪80年代，美国为了决定是否开始进行癌症的局部放射治疗，开腹手术时多数要进行腹主动脉旁淋巴结活检。但是肠管的放射线损害较多发，致命性并发症也有报道。小肠本来就是容易引起放射线损害的脏器，正常情况下小肠会运动，照射部位不断地变动使得照射量分散的情况下，伤害减小。但开腹手术的情况下，手术创口处肠管粘连固定很常见，每一次都是同一部位接受照射，因此就引起严重的肠管并发症。笔者（安藤）等人也遇到了开腹手术后合并放疗病例发生难治性肠管阻塞、腹膜炎等痛苦经验，所以非常想探索新的治疗入路。

7.2 体腔镜的好处

体腔镜（celioscopy）：是腹腔镜和后腹膜镜的统称。

a. 侵袭性低，恢复快。

b. 麻痹性、闭塞性肠梗阻的发生率显著减少。

c. 可以到达深部并且画面可放大，使得更加细致地完全清扫成为可能。

d. 腹内气压有止血效果，压迫渗血处使术野变得干燥，可以预期出血量会减少。

7.3 体腔镜的入路方法

利用体腔镜进行后腹膜淋巴结清扫可有两种入路法：经腹膜入路（腹腔镜下）和腹膜外入路（后腹膜镜下）。

经腹膜入路，最早于1991年初由法国的Querleu和美国的Nezhat所报道。

腹膜外入路，最早报道于1996年，Vasilev从左腹部进行了腹膜外入路操作，在有限的范围内（只是大动脉的左侧）进行了腹主动脉周围的活检。1997年法国的Dargent开始进行从左肾动静脉到髂总动静脉的后腹膜淋巴结清扫操作。笔者等人认为，Dargent的这种方法发生肠管并发症的概率最小。之后，运用新的5mm可视套管（visual access cannula）(Endotip®：Karl Storz, Tutlingen, Germany)这一更低侵袭性的腹膜外入路方法得到了认可，并且已经发展成为可从肾动静脉开始直到旋髂静脉为止，两侧主动脉旁和盆腔的所有腹膜后淋巴结清扫都可以进行。

7.4 使用后腹膜镜的入路方法（与腹膜外入路方法相同）

体位不需要采取盆高位，因为一点也碰不到肠管，对于肠管的侵袭性低。另外，腹膜自身可以成为天然的拉钩使手术可以获得良好的视野。以下将手术做一概述。

7.4.1 器具类

①冲洗吸引管、双极钳、剪钳、肠钳、血管夹、回收袋。

②应对出血的设备（腹腔镜用血管钳、10mm吸引管、压迫或牵拉用细长纱布）。

7.4.2　术前准备（图108；图109A，B，C）

（1）患者体位和术者位置

患者取水平仰卧位，术者、助手、洗手护士站于患者左侧。

（2）腹腔内观察

首先在脐下切开皮肤进入腹腔，用5mm以及10mm的摄像头观察腹腔内，在腹腔内观察下开始腹膜外途径。

（3）后腹膜袋的形成

在左髂前上棘内侧4cm处插入5mm 内端套管（Endo Tip cannula，Storz公司），这个器具头像螺丝样刻有螺纹，旋转时可以刺入组织中。刺破腹肌筋膜后此套管头在腹腔内继续进入直到可以隐约看到腹膜下为止。然后在套管针（Trocar）内插入钳子剥离腹膜，形成后腹膜袋。

（4）后腹膜气腹（pneumoretroperitoneum）

利用内端套管向后腹膜袋内注入二氧化碳气体，从腹腔抽出二氧化碳气体的腹腔镜暂时关闭。然后用5mm纤维光缆从内端套管插入后腹膜内，用摄像头观察的同时用此（摄像头）前端扩大后腹膜袋。

（5）套管针的设置

在左侧肋弓下10mm处刺入套管针之后，将摄像头向此肋弓下移动，然后向尾侧方向观察，将钳子插入最初的内端套管中慢慢剥离尾方（腹股沟部位方向）。在腹股沟部稍微上方再刺一个12mm的套管针，从这个腹股沟入路放入12mm纤维光缆成为摄像头入口。再让助手将5mm辅助口设置在肋弓下和髂骨口之间。

（6）后腹膜腔的展开（确保术野）

后腹膜腔的筋膜有腹横肌筋膜、覆盖于腰大肌内侧的深筋膜（deep fascia）、浆膜（腹膜）下筋膜（subserous fascia）构成。深筋膜和腹膜下筋膜之间器械可以很顺滑地活动，在解剖学上也是可以分离的。但是部分地方由于脂肪蓄积而形成了不规则层，从壁侧筋膜发出的向覆盖内脏的脏侧筋膜移行的构造也很复杂，所以很容易弄错分离方向。如果出错的话就到达不了腹主动脉，所以要展开正确的层是很重要的。

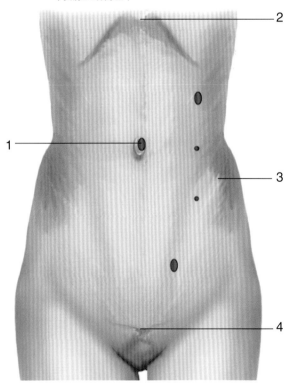

图108 后腹膜镜下PAND入口位置
（安藤正明博士）

1. 脐；2. 剑突xiphoid process；3. 髂前上棘 anterior superior iliac spine；4. 耻骨结节 pubic tubercle
PAND: 腹主动脉旁淋巴结清扫术（paraaortic lymph-node dissection）

7.4.3　清扫淋巴（图110A，B，C，D）

清扫基本上是用右手持冲洗吸引管，左手持肠钳来进行。助手用左手保持好摄像头，右手用肠钳将腹膜上举展开视野并维持。术者用冲洗吸引管对淋巴组织或者血管周边的疏松结缔组织断断续续地采取吸引和压迫重复操作，血管、淋巴管、神经等慢慢浮现出来。然后将血管用夹子（Clipping）或者单极剪切断，这样的步骤需要反复操作。以下按顺序描述。

（1）左侧腹主动脉淋巴结的清扫

首先将左侧的淋巴侧链从髂腰肌上分离（**图110A**），接着，将主动脉左前方的血管鞘用单极钩纵向切开，将腹主动脉前淋巴和左淋巴侧链分割开。然后，左侧淋巴结的清扫从左髂总动脉开始剥离，并向头侧推进。到达左肾静脉后将侧链头侧端用剪刀分几次切断。此处会有第1腰静脉，有时也可

能是副肾动脉，注意不要损伤这些血管。

（2）腹主动脉前方的清扫

在肠系膜下动脉的上下分开切除，并且必须要注意不要损伤到血管。肠系膜下动脉开始向头侧2cm的两侧斜前方有卵巢动脉分支，用双极剪将其凝固切断。

（3）骶前淋巴结的清扫

将髂总动脉前面切开的血管鞘的一端往上拉，从动脉上剥离下来。左右髂总动脉之间有很粗的右髂总静脉，因此处发出一些贯穿于淋巴组织的分支，所以注意不能撕扯。另外，还要注意预防骶正中动静脉的损伤。

（4）下腔静脉前面的清扫

一定要注意不要扯伤从下腔静脉分出来的在淋巴组织内贯通的分支，不然会引起麻烦的出血。若淋巴组织看着是浮于上方的时候，应引起注意，这些贯通支，特别在肠系膜下动脉水平附近分布于尾

图109 后腹膜展开方法（安藤正明博士）

A. 采用内端套管从后腹膜进入

B. 腹腔镜观察下形成后腹膜袋

C. 腹腔镜观察下展开后腹膜

D. 放置于腹股沟处的摄像头（后腹膜镜）观察下行腹主动脉旁区域清扫

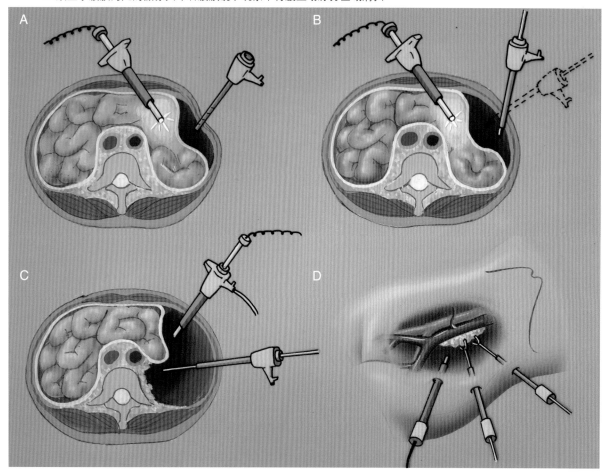

侧很多见，通常会有2~3根。如果有小的损伤，可用切下的淋巴组织或者纱布压迫一会来止血。

（5）腹主动脉和下腔静脉之间的清扫

这是很难到达的部位。0°的纤维光缆会产生死角，所以改用30°的。要注意不要损伤腰静脉。将腹主动脉和下腔静脉之间的淋巴脂肪组织夹住上举，用单极剪或者双极剪凝固切断（**图110B**）。

（6）下腔静脉右侧开始到右髂总淋巴结的清扫

凭着30°的纤维光缆，下腔静脉右侧的清扫也可以进行。

（7）大血管背面的清扫

将腹主动脉或者下腔静脉用血管带上拉，就可以将大血管背面做清扫，使得血管全周的清扫成为可能。但步骤（6）操作完成之后残留的淋巴脂肪组织就很少了（**图110C，D**）。

（8）盆腔淋巴结清扫

将摄像头移动到肋弓下入口旁，用原来的入口来清扫盆腔淋巴结，后腹膜镜下可以做全后腹膜淋巴结清扫。

7.4.4　血管损伤和止血

因为操作是连着大血管而进行的，所以，存在损伤血管的风险。出血少可用单极或者双极剪止血，如果损伤大到一定程度就必须如前面所说的那样首先用纱布或者淋巴组织将其压住压迫止血。如果3分钟内仍然不能止血的情况下就有必要进行缝合止血。此时，就需要用到腹腔镜用血管钳以及血管带等物品，缝合要用锦纶线。小的孔Z形缝合一遍即可止血。缝合的时候针一定要细心，注意不要将针带到别的地方，不要撕裂血管壁（安藤正明）。

图110 清扫腹主动脉旁淋巴结（安藤正明博士）

A. 从腹主动脉旁淋巴结链左侧部开始切除

B. 腹主动脉和下腔静脉之间清扫完毕

C. 腹主动脉左侧和后方清扫后：腰动脉被分离，左卵巢动脉凝固、切断

D. 用带子穿过下腔静脉并提起的状态

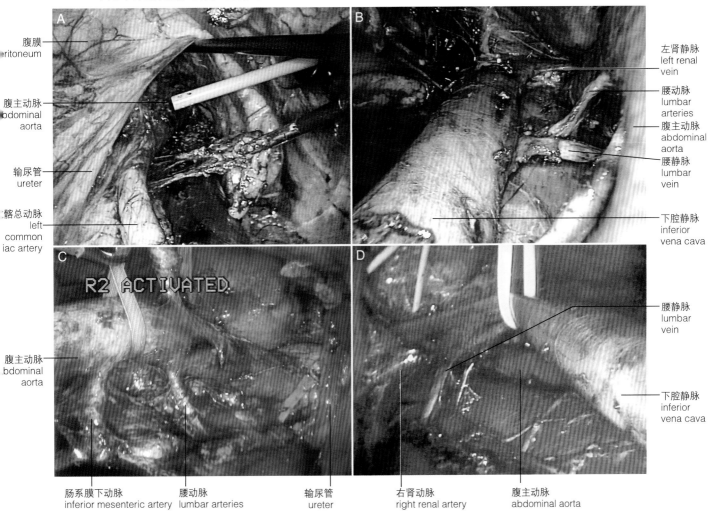

8 使用超声刀辅助清扫

此操作作为盆腔淋巴结清扫的最后一步与颈横韧带的分离同时进行（**图111**）。

超声刀可以将脂肪、疏松结缔组织成为乳液状，使得血管、淋巴结浮现出来。超声刀的操作基本原理是让手持器的前端振子做前后、左右运动，要避免在某一个地方集中使用上下运动。另外超声刀还兼具吸引功能，合并使用外科吸引装置可使术野变得很清楚。不用超声刀而只使用吸引器的藤原法很简便，特别适合应用在神经周围的操作上。

首先用压板将髂腰肌向外侧排压，将髂外动静脉向内侧牵引，用超声刀将髂总动静脉、髂内动静脉和盆腔侧壁间的脂肪/淋巴结破碎、吸除。然后将闭孔动静脉周围残留的脂肪组织也破碎、吸除，露出壁侧贯通支。脂肪组织去除之后就显露出在髂内静脉外侧走行的腰骶干，正好以此来作为操作深度合适的标记。小心地除去出现小的淋巴结。

接着，用镊子夹住分离好的那部分闭孔动静脉并提起，用超声刀做全长游离。虽然大部分情况下髂内动静脉是并行的，但是变异方式有很多。要注意将髂内静脉分支处的脂肪组织破碎、吸除得更深一些。

将闭孔动静脉游离，并且用超声刀向内侧继续破碎并吸除之后，就显露出子宫深静脉与髂内静脉回流的部分，也就是颈横韧带起始部（**图111**）。直到明确看到合流部才能说壁侧淋巴结清扫完成。

图111 用超声刀清扫盆腔侧方

展开闭孔髂窝，露出血管，使用超声刀比较容易游离出闭孔静脉和子宫深静脉汇入髂内静脉的部位。进而切断通向坐骨切迹方向的血管，剥离薄结缔组织膜后就露出骶神经丛和部分梨状肌（图104）。

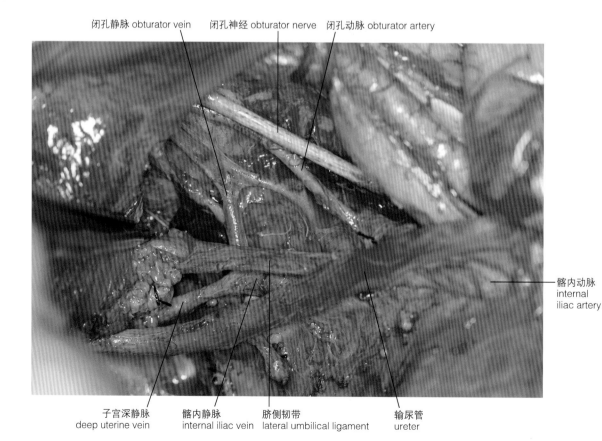

闭孔静脉 obturator vein　闭孔神经 obturator nerve　闭孔动脉 obturator artery

髂内动脉 internal iliac artery

子宫深静脉 deep uterine vein　髂内静脉 internal iliac vein　脐侧韧带 lateral umbilical ligament　输尿管 ureter

9 切除转移淋巴结

转移淋巴结附着于血管壁，特别是黏附于静脉壁的情况下，分离、切除的难度很大。不过癌症浸润到静脉壁的情况很少，所以主要是耐心的问题（**图112，图113**）。Satinsky血管钳、血管带及缝合血管的准备是不可缺少的。

首先，尝试分离髂外动静脉和髂腰肌之间，如果分离不成功，或者转移淋巴结已经侵及血管三角部的背面，那么就考验术者的技术了，这种情况下不得不放弃也是很常见的。

完成与髂腰肌之间的分离后，先把没有转移的那部分血管的血管鞘剥离下来，用带子扎住肿瘤的上游和下游。在附有肿瘤（转移淋巴结）的血管鞘和血管的狭小间隙中，使用细身的剪刀及超声刀以30%的输出功率将结缔组织逐渐切断。不要拘泥于一个地方，而要寻找那些结合弱的部分，从那里开始进行操作才是成功的关键。

关于附着于闭孔陷凹处的转移淋巴结的切除，肿瘤和骨膜及筋膜之间必然存在分离的间隙，所以要找到这部分并开始切离。闭孔动静脉、闭孔神经即使切除也没问题，所以比起髂外血管附着的淋巴结的剥离来讲就简单得多了。

用超声刀破碎、吸除肿瘤和盆壁之间的结缔组织，露出的壁侧支用单极剪（或凝固）处理、切断，这样反复操作。操作也是寻找结合弱的地方入手，从各个方向开始尝试向中心（肿瘤）方向靠近。以腰骶干L5为剥离的进度标志，避免过于深入壁侧肌肉层。要注意的是有时候会有从膀胱发出的静脉横穿闭孔陷凹。

使用超声刀专心致志地操作就能够达到目标，进行手术的同时也必须要将实施三林式的想法一直都放在脑海中。也请参照**图175～图180**。

图112 使用超声刀清扫侧方淋巴结

新辅助化疗（neoadjuvant chemctherapy）之后肿瘤消失，起始部附近残留有纤维性附着的病例（同图83b同一病症）。脐侧韧带已被切除，露出髂内动脉，子宫深静脉已被切断，并用血管夹夹闭。髂内静脉周边的清扫还没有全部完成。

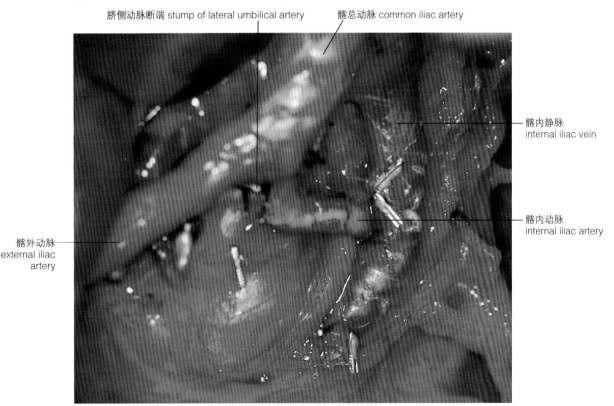

脐侧动脉断端 stump of lateral umbilical artery　　髂总动脉 common iliac artery

髂内静脉 internal iliac vein

髂内动脉 internal iliac artery

髂外动脉 external iliac artery

图113 切除转移淋巴结

右闭孔淋巴结转移的病例，用超声刀和细剪刀锐性或者钝性地从周围组织旁一点点分离出来。尚无浸润到静脉壁的经验。

a：髂外静脉和附着的转移性闭孔淋巴结。

b：用超声刀将淋巴结从髂外静脉上分离下来，用指尖保护静脉的同时将其和淋巴结之间的结缔组织小心地一点点破碎、分离。

c：将转移性淋巴结从髂外静脉剥离的操作基本完成。

d：将髂外动静脉一同向内侧牵拉，露出闭孔陷凹的转移性淋巴结。

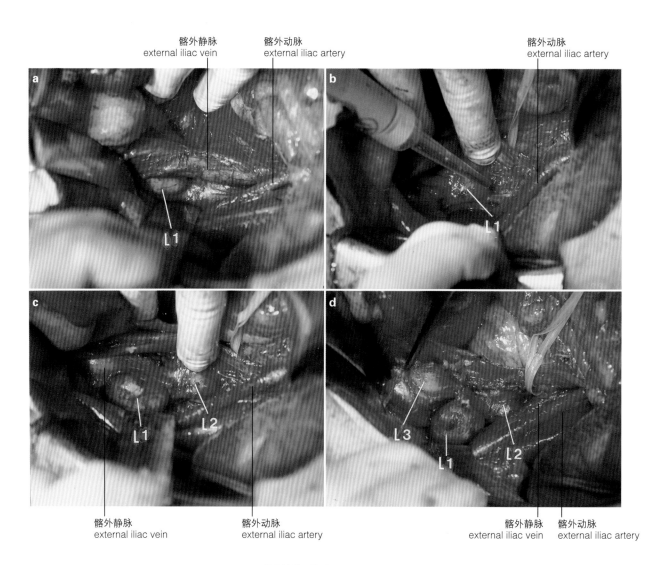

L1、L2、L3：转移性淋巴结（metastatic lymph-nodes）

10　颈横韧带的处理

——————　概述　——————

盆腔结缔组织分为悬吊系统和支撑系统两类，主韧带定义为颈横韧带和直肠侧韧带的复合体。因此再次指出子宫侧韧带（lateral parametrium）就是Mackenrodt的颈横韧带（transverse cervical ligament）。

构成支撑系统的颈横韧带的形状有点像小鸟张开翅膀覆盖于悬吊系统的外侧（**图34**）。颈横韧带的切除是分为鸟的身体即干部，鸟头即核心部和翅膀即折返部（reflection）来设计的。

从临床解剖学来看，颈横韧带有一个特征是干部（stem）的筋膜向头尾折返，所以在核心部（core）缺少明确的筋膜覆盖（**图29a，c，图34**），因此理论上来说颈横韧带和子宫颈之间没有结合的筋膜，如**图34，图38，图47**所示，只有靠血管、淋巴管、神经以及包裹它们的疏松结缔组织来联系的。颈横韧带筋膜如比喻为翅膀的样子，在输尿管的外侧伴随着一部分血管、神经而折返，被覆在宫骶韧带和膀胱子宫韧带的外侧并具有支撑

功能结构。前面已经重复过，筋膜是由脂肪纤维组织和薄胶原纤维构成，并没有绝对明确的边界。然而，考虑筋膜的存在才能设计更加合理的术式（**图77**）。

现在因为有了超声刀颈横韧带起始部及干部（stem）血管的分离操作变得容易多了，要说难的倒是进入核心部（core）的方法。在这附近，输尿管像三明治样被夹着，子宫动脉和子宫深静脉相交叉（**图114**），还有输尿管隧道入口。子宫深静脉和来自膀胱、阴道、输尿管以及直肠的静脉一起组成了一个大静脉网络（**图51，图61，图114**）。而且这些静脉支与输尿管的自主神经并行（**图13，图46，图56**），从这个动静脉/神经网将输尿管游离出来是颈横韧带切离操作中的重中之重。概括来说颈横韧带脏侧端是膀胱子宫韧带切离的前方操作和尿管板分离的后方操作相重叠的部位，所以防止子宫深静脉系统的损伤出血、避免输尿管损伤、保留神经的窍门，都是重要的课题。

在了解宫旁结缔组织解剖的基础上，颈横韧带干部切离技巧已经叙述过了。关于核心部和折返部（尿管板和膀胱子宫韧带后层）的切除，前方及后方操作将另外做归纳记录。

图114 输尿管和子宫动静脉的关系示意模拟图

像三明治样，输尿管被夹在子宫动脉和子宫深静脉之间。有时子宫深静脉会缺如，子宫浅静脉就会和子宫动脉一起跨过输尿管走行。到达子宫的动静脉是子宫上行支和下行支，分别分布于子宫体部和阴道。下行支介入折返部，与子宫动脉、子宫深静脉、膀胱等之间有复杂的吻合。子宫下行支和膀胱上静脉呈立体交叉。

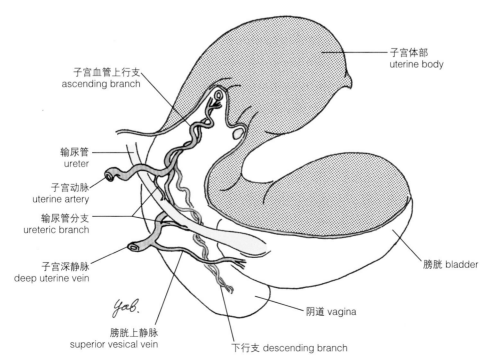

子宫血管上行支
ascending branch

子宫体部
uterine body

输尿管
ureter

子宫动脉
uterine artery

输尿管分支
ureteric branch

子宫深静脉
deep uterine vein

膀胱 bladder

膀胱上静脉
superior vesical vein

阴道 vagina

下行支 descending branch

10.1　颈横韧带起始部的分离和廓清

对于宫颈癌Ⅱ期手术，欧美的观点是在癌症组织中切离韧带的风险无法避免，所以认为这种情况是不适合手术的。为了使Ⅱ期宫颈癌患者也能接受手术治疗，就必须在术式中给出可以完全摘除颈横韧带的方法。

对于颈横韧带的手术操作分为：分离、切断韧带筋膜和露出疏松结缔组织中的血管并切断这两个步骤（**图77**）。这样做的目的是为了可以一根一根地露出颈横韧带中的血管分支部，并行分离、切断，要避免联合结扎（Massenligatur）。具体来说，是去除筋膜及脂肪组织，露出起始部的结构，在可以直视髂内血管脏侧支尤其是子宫静脉网络的情况下进行操作。

在这个阶段，已经展开膀胱侧间隙并尝试发掘所谓直肠侧腔（卵巢前窝），盆腔淋巴结清扫也已经完成，下面论述的是接下来的操作。

露出颈横韧带起始部是进入Latzko直肠侧腔的开始，要注意的是，真的直肠侧腔始终是指直肠侧方的间隙。

10.1.1　发掘Latzko直肠侧腔和分离颈横韧带后筋膜

颈横韧带后筋膜是髂内动静脉血管鞘延长并且覆盖在韧带后面的脏侧筋膜。将髂内动静脉血管鞘和颈横韧带后筋膜从本体上分离下来就可以进入Latzko直肠侧腔（**图23；图115；图116a，b**）。

在做髂内淋巴结清扫的时候就已经开始髂内动脉血管鞘的剥离了。在动脉鞘的上面（腹侧）做一个切口，对血管的剥离向末梢推进，到达脐侧韧带分支部（**图101**）。然后进行深部的髂内静脉鞘的剥离。结果是输尿管附着在剥离下的血管鞘（脏侧筋膜）上，向内侧（子宫阔韧带方向）移动（**图115**）。髂内动脉的血管鞘薄并且和血管的结合紧密不容易剥离，静脉的血管鞘厚也容易剥离。剥离下来的血管鞘中含有输尿管和从髂内血管分出的输尿

图115 发掘Latzko直肠侧腔

术中照片，髂内动脉血管鞘已剥离并发掘出了Latzko直肠侧腔（箭头所示）。用钳子牵拉阔韧带后叶、脐侧韧带、输尿管和剥离下的血管鞘一起附着于阔韧带后叶的里面。

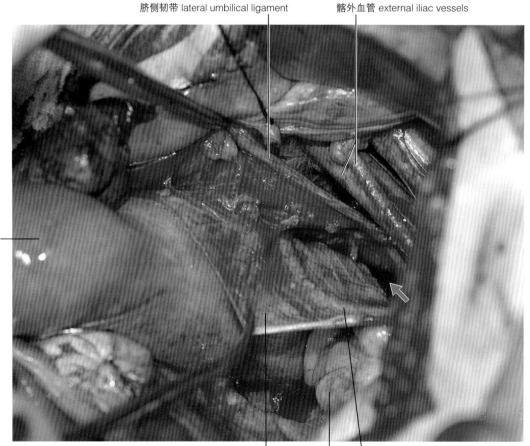

脐侧韧带 lateral umbilical ligament　　　髂外血管 external iliac vessels

子宫
uterus

阔韧带后叶　　　　　　直肠　　输尿管
posterior leaf of broad ligament　rectum　ureter

图116a，b Latzko直肠侧腔和脏侧筋膜

术中照片。a. 髂内动脉血管鞘及颈横韧带后筋膜的剥离：剥离下的筋膜用Kelly钳向内上方牵拉。（A）Latzko直肠侧腔（Latzko's pararectal space）；（B）表示属于浆膜下间隙的卵巢前窝（preovarian fossa），可以看到分离后的子宫动脉。

b. 裸露颈横韧带后面，形成Latzko直肠侧腔：将从颈横韧带后面剥离下的筋膜向近身牵拉，露出子宫动脉和韧带。A间隙是Latzko直肠侧腔。这也相当于是所谓的小林的主韧带血管神经三角部（宫颈癌手术，181页，图94）。

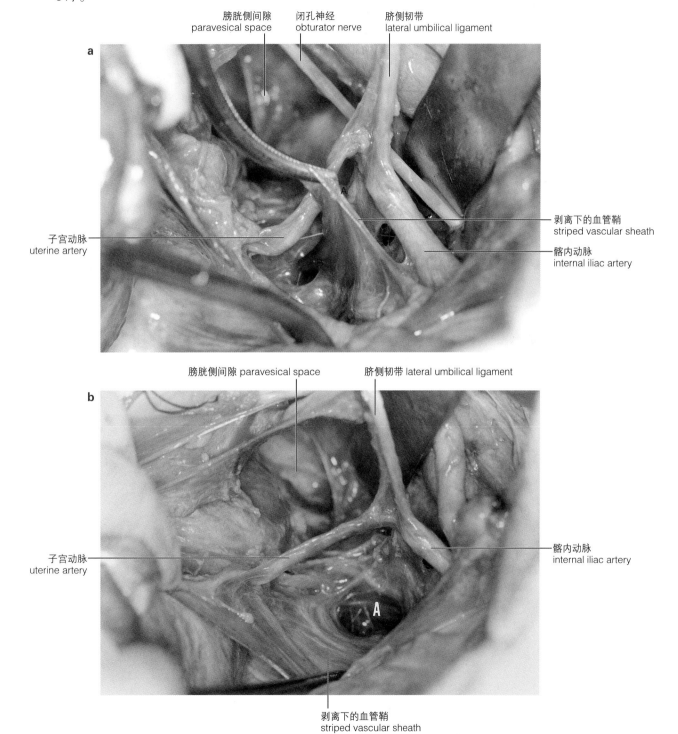

膀胱侧间隙 paravesical space
闭孔神经 obturator nerve
脐侧韧带 lateral umbilical ligament
子宫动脉 uterine artery
剥离下的血管鞘 striped vascular sheath
髂内动脉 internal iliac artery

膀胱侧间隙 paravesical space
脐侧韧带 lateral umbilical ligament
子宫动脉 uterine artery
髂内动脉 internal iliac artery
剥离下的血管鞘 striped vascular sheath

管分支，切断会引起出血，尽可能保留，若不行，可作凝固、切断。一系列的操作都推荐使用双极剪（Bipolar scissors）。

脐侧韧带分支部的前后子宫动脉也发出分支（**图116a，b**），以这里为界，髂内血管鞘向颈横韧带后筋膜方向移行（**图49**）。沿着子宫动脉走行剥离颈横韧带后筋膜直到接近输尿管交叉部，剥离下的血管鞘和后筋膜的深部是延续到梨状肌筋膜的脏侧筋膜，相当于Peham-Amreich的直肠矢状脚（**图40**）。另外，剥离的筋膜形成Latzko直肠侧腔的内侧面（即尿管板mesoureter的外侧膜）。

小林的主韧带血管神经三角部相当于此脏侧筋膜和裸露出的髂内血管及颈横韧带本体所构成的三角的空间（**图116b**）。

考虑到主韧带是"颈横韧带和直肠侧韧带"的复合体，在广泛全子宫切除术中发掘Latzko直肠侧腔的深度，按照Latzko及冈林手术中那样完全暴露直到骶骨面是没有必要的，深度达到比子宫深静脉稍微深一些水平就可以了（不能说是真的发掘出直肠侧腔）。因此前述的主韧带切离时的矛盾及意外等就迎刃而解了。当然，盆腔内脏神经出现的部分，臀下血管/阴部内血管分支部之前的血管都没有显露（**图63b**）。即使在这种情况下，直肠侧腔的发掘也不能直接发掘到子宫深静脉的深度，而要根据手术的进展情况逐渐进行，同时预防意外出血。分离下的血管鞘-后筋膜形成尿管板之后做部分切除。

图117 膀胱腹下筋膜（脐动脉索板lamina ligamenti umbilicalis）

术中照片。展开Latzko直肠侧腔，用钳子钳夹脐侧韧带上提，从内侧方向看膀胱腹下筋膜。可以透视到子宫动脉，图片显示膀胱腹下筋膜和颈横韧带是连接体。

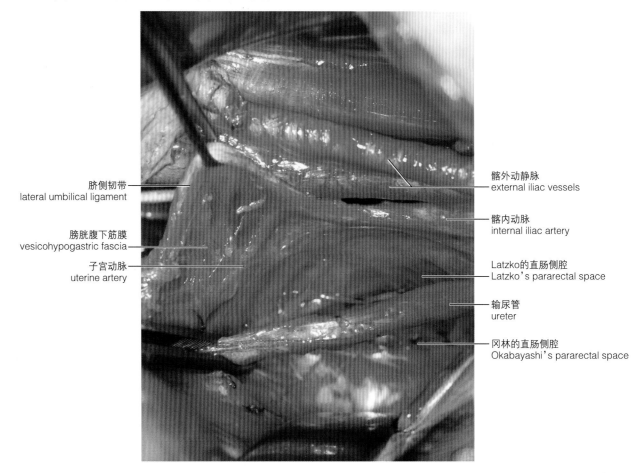

脐侧韧带
lateral umbilical ligament

膀胱腹下筋膜
vesicohypogastric fascia

子宫动脉
uterine artery

髂外动静脉
external iliac vessels

髂内动脉
internal iliac artery

Latzko的直肠侧腔
Latzko's pararectal space

输尿管
ureter

冈林的直肠侧腔
Okabayashi's pararectal space

10.1.2　子宫动脉的分离和颈横韧带前筋膜的处理

在Latzko直肠侧腔已经看到子宫动脉分支部（**图116a，b**）。子宫动脉是膀胱腹下筋膜［脐动脉索板（lamina ligamenti umbilicalis）］和颈横韧带的分界，走行过程中通常会向输尿管隧道顶（ureteric roof）发出膀胱分支，有时候这个分支就成为膀胱上动脉，子宫动脉的剥离和分离到输尿管交叉部之前决不能疏忽。另外，沿着子宫动脉的淋巴回流是重要的淋巴转移路线，因此，必须对它周围的组织行彻底清扫。

首先，用Pean氏止血钳钳夹脐侧韧带并上举，展开脐侧韧带和膀胱之间层叠着的膀胱腹下筋膜。韧带的两面由极薄的筋膜构成，有时可以透过它看到子宫动脉（**图117**）。通常可以在脐侧动脉分支部前后发现子宫动脉。若向末梢方向跟踪脐侧动脉，即可看到分出的膀胱上动脉（**图13**）。

颈横韧带前筋膜是壁侧筋膜向脏侧折返被覆于颈横韧带前面的部分，在深部联系着肛提肌上筋膜（short fibrous bundle）。因此比起脏侧筋膜性质上更像是壁侧筋膜（**图3**）。首先，离断前筋膜和子宫动脉之间的疏松结缔组织或者用超声刀CUSA破碎、分离之后切断筋膜。有时，从Latzko直肠侧腔出来后更换CUSA的芯片，将颈横韧带内的血管间的脂肪及疏松结缔组织破碎、吸除。由此显露出的血管轻轻地拉向身边，将其与前筋膜之间做破碎、切断操作并向深部推进，重复这样的操作直到可以看到子宫深静脉为止。接着，夹持主筋膜向内侧方向剥离，前筋膜剥离到向前方（膀胱侧）折返附近时，就显露出子宫动脉膀胱支，进展顺利的话，还可以看到膀胱上静脉等（参照**图120**）。**图77**中，显示了切断了的颈横韧带前筋膜的断端和露出的血管（主要是静脉）。膀胱腹下筋膜的前后筋膜非常薄，不可能剥离。为了明确膀胱腹下筋膜和颈横韧带之间的边界，将膀胱上动脉和子宫动脉之间的洞展开到可以放下Langenbeck肌肉拉钩的大小，并分离子宫动脉。

裸露出的子宫动脉在髂内动脉分支部处离断、结扎之后，将内侧断端结扎线留得长一些并上提，若有分支血管，即烧灼、切断，将下部组织一直分离到输尿管交叉部之前（**图116a，b；图118a**）。

也可以采用子宫动脉从子宫侧方开始逆行分离的方法（参照**图146a，b**）。

10.1.3　颈横韧带起始部的廓清和分离、结扎子宫深静脉

分离子宫动脉之后，对颈横韧带起始部方向的蜂窝组织（areoral tissue，即疏松结缔组织）反复行破碎操作，到达子宫深静脉（deep uterine vein）汇入髂内静脉的部分（起始部）（**图118b，图119**）。此部分在清扫盆腔淋巴结的时候一般都已经和闭孔静脉一起裸露出来（**图111**）。关于起始部的子宫深静脉的回流点，在头脑中要想到如真柄的分类（**图90**）中所说的存在很多的变异情况，要对髂内静脉、闭孔动静脉、壁侧静脉支一一确认之后行彻底的清扫，决不能偷懒（**图119**）。清扫过程中CUSA使用30%的低输出功率即可，注意不要损伤静脉壁。

完成起始部的清扫之后，改变进路，向颈横韧带的深部（背侧）对蜂窝组织（areoral tissue）进行破碎，必要时分离出膀胱中静脉，直到露出侧韧带的表层（**图118b**）。膀胱静脉丛主要形成于膀胱筋膜的下方，所以颈横韧带内的操作可以比较大胆地进行。不过，过于深入的话会损伤尾端折返部内的膀胱上静脉（**图54**）。虽然还是重复操作，Latzko直肠侧腔和膀胱侧间隙并不是从最开始一直开放到底部，而是要将血管分离出来，所以只需要进行必要的发掘和切离操作。子宫深静脉的更深处有膀胱静脉、直肠中静脉，它们之间的交通支以及它们发出到脏器的分支错综复杂，只需要把对手术构成妨碍的血管切断就可以了，之后用超声刀将周围做清扫就能达到根治的目标了。另外，直肠中静脉缺如的情况很常见，甚至在高位（向心侧、上游）就分出，然后斜着在主韧带内通过的情况也有，只是绝对不要忘记直肠中静脉的存在。

若将子宫深静脉追踪到与膀胱上静脉合流部位，那么后面的操作就变得容易了（**图120**）。如果可以的话，追踪子宫深静脉直到它潜藏到输尿管的下方之前（**图121**），那么前方的操作将会变得非常容易。另外，因为子宫深静脉吸收来自膀胱、输尿管、阴道、子宫的血液回流，所以对于出血等情况要求做好随机应变的准备。

如果可以显露出子宫深静脉，用Kelly钳将它从直肠侧韧带上分离下来并结扎（**图120**）。不过，此处的切断，要在最后明确了颈横韧带和前后折返部（尿管板mesoureter和膀胱子宫韧带后层）的立体关系的基础上，才能进行膀胱子宫韧带后层的切断。尽管为了避免静脉淤血，有些地方不打算结扎，但是考虑到操作中癌细胞可能流出，所以必须结扎。

游离出子宫深静脉为止就完成了颈横韧带处理的第一阶段（**图122**）。另外，笔者认为没有必要露出图中所示的盆腔内脏神经。

至此，子宫动脉切离、子宫深静脉的分离、韧带的廓清即完成。

125

a. 子宫动脉的分离：切断并用Pean氏止血钳上提子宫动脉，子宫动脉在与输尿管交叉之后移行进入子宫。用拉钩将颈横韧带排压向膀胱方向，向外侧用力牵拉输尿管，尝试发掘隧道入口。

b. 子宫深静脉的分离：从左侧盆腔内侧看盆腔侧壁的照片。子宫深静脉和直肠中静脉的外形初步显露，然后用超声刀进行起始部的清扫。

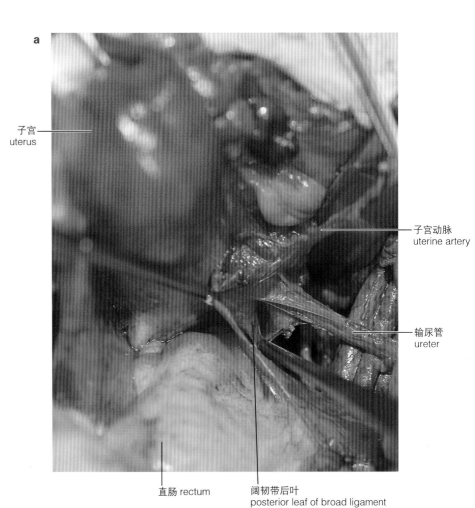

子宫
uterus

子宫动脉
uterine artery

输尿管
ureter

直肠 rectum

阔韧带后叶
posterior leaf of broad ligament

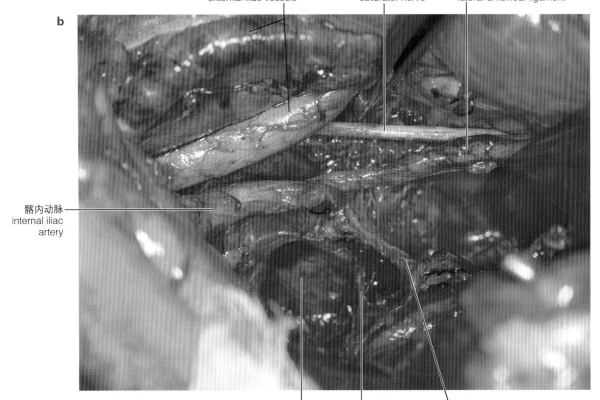

髂外血管
external iliac vessels

闭孔神经
obturator nerve

脐侧韧带
lateral umbilical ligament

髂内动脉
internal iliac
artery

直肠侧腔
pararectal space

直肠中静脉
middle rectal vein

子宫深静脉
deep uterine vein

图119 裸露颈横韧带起始部和髂内血管脏侧支

从内侧看右侧骨盆腔的照片。髂内动脉分出臀下阴部内共同管和闭孔动脉。脐侧动脉已经切断。子宫深静脉、闭孔静脉、壁侧支汇合为一支反流入髂内静脉。术中照片。

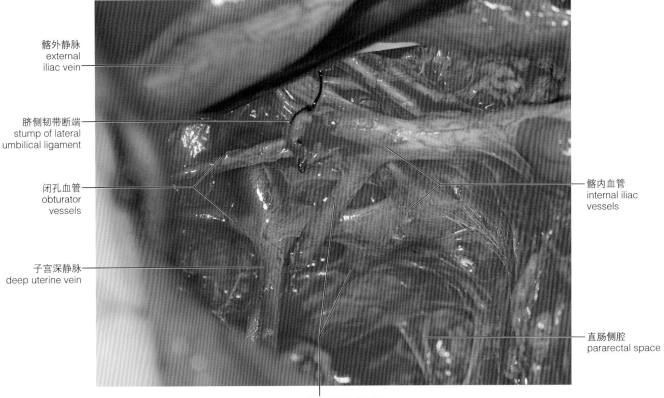

髂外静脉
external
iliac vein

脐侧韧带断端
stump of lateral
umbilical ligament

闭孔血管
obturator
vessels

子宫深静脉
deep uterine vein

髂内血管
internal iliac
vessels

直肠侧腔
pararectal space

臀下阴部内共同管
common trunk of internal pudendal and inferior gluteal arter

图120 子宫深静脉的分离

从外侧拍摄的右侧骨盆腔的照片。正在用Kelly钳将子宫深静脉从直肠侧韧带上分离出来。右上方是膀胱上静脉从膀胱发出回流进入子宫深静脉。图片左侧是头侧。

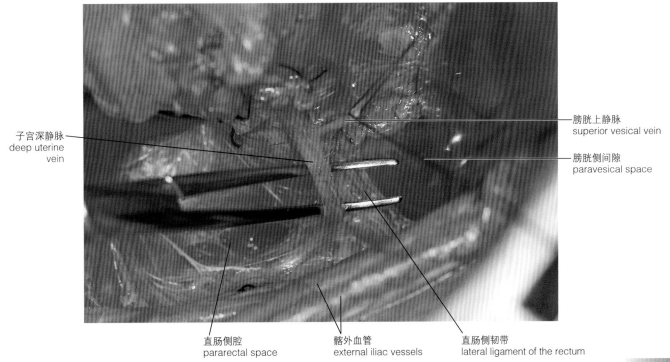

子宫深静脉
deep uterine
vein

膀胱上静脉
superior vesical vein

膀胱侧间隙
paravesical space

直肠侧腔
pararectal space

髂外血管
external iliac vessels

直肠侧韧带
lateral ligament of the rectum

图121 分离下的子宫深静脉

越过脐侧韧带右侧看子宫深静脉和输尿管的照片。可以清楚地看到子宫深静脉在输尿管的下方移行进入子宫。
输尿管下部还没有分离出来，可以理解输尿管和子宫颈部及子宫深静脉的关系。

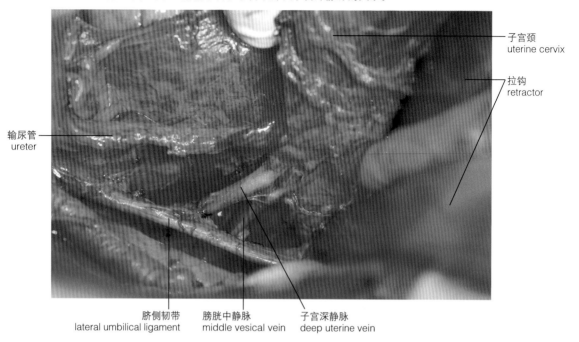

子宫颈
uterine cervix

拉钩
retractor

输尿管
ureter

脐侧韧带
lateral umbilical ligament

膀胱中静脉
middle vesical vein

子宫深静脉
deep uterine vein

图122 分离出的子宫深静脉和子宫颈

右侧。输尿管的游离，宫骶韧带（A断端），膀胱子宫韧带前层（B断端）的切离已经完成。两根静脉向着宫颈
方向上行。子宫深静脉的背侧还存在很多血管。

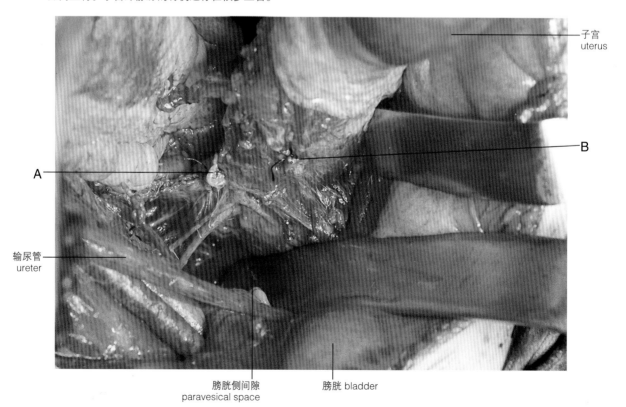

子宫
uterus

B

A

输尿管
ureter

膀胱侧间隙
paravesical space

膀胱 bladder

128

11　后方操作

后方操作（posterior maneuver）的设想是在发掘出Latzko直肠侧腔、冈林直肠侧腔、直肠阴道间隙（膈）这3个腔隙的基础上进行的，分离宫骶韧带/直肠阴道韧带和颈横韧带头侧折返部（尿管板mesoureter），然后将它们各自独立处理（**图123**）。

关于Latzko直肠侧腔的发掘前面已经叙述过了，接下来要叙述的是冈林直肠侧腔，它是从子宫阔韧带后叶上将作为内衬的脏侧筋膜（浆膜下筋膜）剥离下来之后形成的腔隙（**图23**）。Latzko直肠侧腔和冈林直肠侧腔之间出现的是尿管板（mesoureter）。就如接下来还要叙述的那样，结果两片脏侧筋膜融合，形成中间有输尿管和腹下神经走行的间膜（meso）样疏松结缔组织。手术中要在这个尿管板的一处开个洞使得两个直肠侧腔相连。

再次重复，引入Latzko手术是为了发掘出Latzko直肠侧腔和膀胱侧间隙，充分露出颈横韧带起始部，使得此处的清扫进行得更为彻底。另一方面，导入冈林手术是为了在发掘冈林直肠侧腔的基础上更容易发掘出输尿管隧道，使得颈横韧带的脏侧操作更加系统完整。

小林在他的书中为了保留自主神经而对要展开的腔隙的入口是这样记载的："髂内动脉阔韧带后叶三角部"（宫颈癌手术，169页），对于进入直肠侧腔的目的是这样论述的："在（阔韧带）后叶旁剥离输尿管直到隧道部为止，选择正下方的裂隙进入（现代妇产科学概论8E，子宫颈癌，233页）。"后者就是冈林直肠侧腔的入路。

笔者在同时发掘出Latzko直肠侧腔和冈林直肠侧腔的基础上，使得后方的操作进行得更加合理和系统。而且一般不用直肠子宫韧带、膀胱阴道韧带这些用语，它们通常已经包含在直肠阴道韧带、膀胱子宫韧带之中了。

图123　冈林直肠侧腔和尿管板的关系展示模拟图

在发掘冈林直肠侧腔的基础上，从内侧开始分成直肠阴道间隙、直肠子宫韧带、冈林直肠侧腔、尿管板及Latzko直肠侧腔。要切除直肠子宫韧带就必须发掘冈林直肠侧腔。此模拟图将膀胱子宫韧带、直肠子宫韧带稍微夸张地描绘出来。阴道侧间隙还在更尾端处夹着颈横韧带。

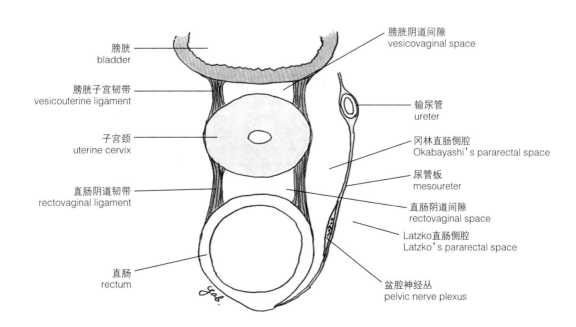

11.1 展开冈林直肠侧腔

首先用钳子将阔韧带后叶钳夹住，在附着于输尿管的部位切开如内衬一般的浆膜下筋膜（脏侧筋膜），就成了阔韧带和浆膜之间的进入口（**图115，图124**）。用Allis钳向外方牵拉游离出的输尿管，同时将夹持阔韧带后叶的钳子向内方牵拉，边切开它们之间的疏松结缔组织边向深部（背侧）扩大这一腔隙。这样的结果是从阔韧带后叶剥离下的筋膜和做成Latzko直肠侧腔时分离出的血管鞘结合在一起形成了尿管板（mesoureter），并在2个直肠侧腔之间垂直向下（**图28，图125，图126**）。

将腔隙进一步向深部发掘的话，此腔隙经过直肠子宫韧带以及直肠固有筋膜的外侧，然后到达真正的直肠侧间隙（**图123**）。此时腹下神经从直肠子宫韧带/直肠固有筋膜上剥离下并且附着于尿管板侧面（参照**图28，图127，图165**）。

广泛全子宫切除术中并没有将直肠侧腔全部展开的必要，因此出现腹下神经就是此腔隙发掘终点的坐标。再向深部的侵入连接左右侧真正的直肠侧腔并没有意义，而且常常会诱发骶前静脉丛的损伤，因此，对于不必要的发掘一定要谨慎行之。

在尿管板内沿着输尿管走行的有淋巴管和来自髂内动静脉的输尿管分支。在宫颈癌中，一般经由盆腔淋巴结而向主动脉周围淋巴结转移，但根据肿瘤的大小、组织类型也有可能形成经由尿管板等而直接转移到腹主动脉旁淋巴结的通道。因此，淋巴系统的切除和输尿管血管分支的保留这两者的关系是矛盾的，它们的切除范围必须要根据病例的实际情况来做判断。

图124 冈林直肠侧腔展开的模拟图

在输尿管附着于阔韧带后叶的腹侧切开，然后进入阔韧带后叶和它的内衬浆膜下筋膜之间，将两者剥离，形成的就是冈林直肠侧腔。

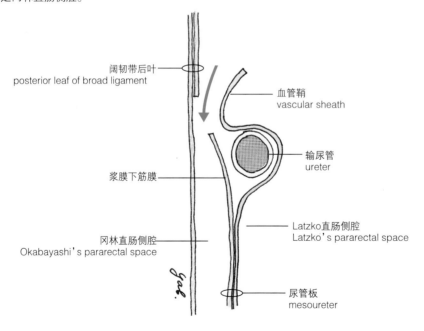

阔韧带后叶
posterior leaf of broad ligament

血管鞘
vascular sheath

浆膜下筋膜

输尿管
ureter

Latzko直肠侧腔
Latzko's pararectal space

冈林直肠侧腔
Okabayashi's pararectal space

尿管板
mesoureter

图125 冈林直肠侧腔的发掘和尿管板的形成

从内侧向外看右侧盆腔的照片，图片右侧是头侧。拉住阔韧带后叶，用Allis钳钳夹输尿管的同时，剥离尿管板和阔韧带后叶之间。经过头侧后不仅膜很薄而且结合很强韧不易剥离，很容易戳出洞来。冈林直肠侧腔用"＊"表示（Gynecol Oncol 1996;62;370-378）。

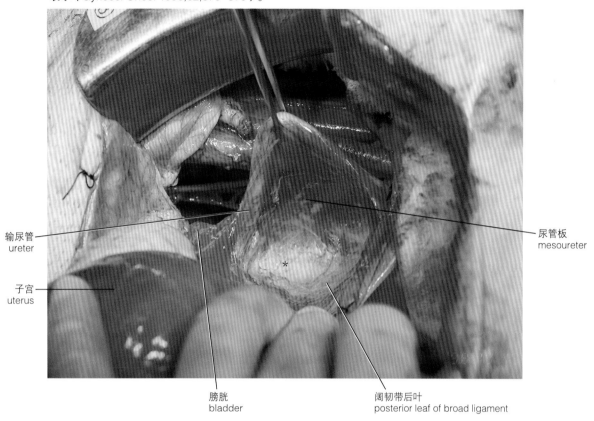

输尿管
ureter

子宫
uterus

膀胱
bladder

阔韧带后叶
posterior leaf of broad ligament

尿管板
mesoureter

图126 冈林直肠侧腔和Latzko直肠侧腔

从正上方看右侧盆腔的照片，图片右侧是头侧。夹着输尿管的冈林直肠侧腔和Latzko直肠侧腔已经被展开。两个腔隙之间是输尿管下垂着窗帘样子的尿管板（mesoureter）所形成的间壁。

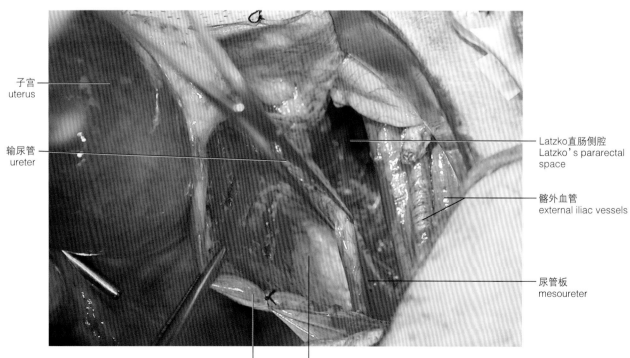

子宫
uterus

输尿管
ureter

Latzko直肠侧腔
Latzko's pararectal
space

髂外血管
external iliac vessels

尿管板
mesoureter

骨盆漏斗韧带=卵巢悬韧带
infundibulopelvic ligament

冈林直肠侧腔
Okabayashi's pararectal space

131

图127 分离后的腹下神经

由外侧向内看右侧盆腔的照片，图片左侧是头侧。进入冈林直肠侧腔向深部发掘这一腔隙可以看到在直肠旁走行的腹下神经。图片中离断的直肠子宫韧带用Kelly钳钳夹着，注意韧带断端和神经的关系以及神经位于直肠侧韧带中的部分（盆丛）（左侧为头侧）（也请参照图165）。

直肠 rectum

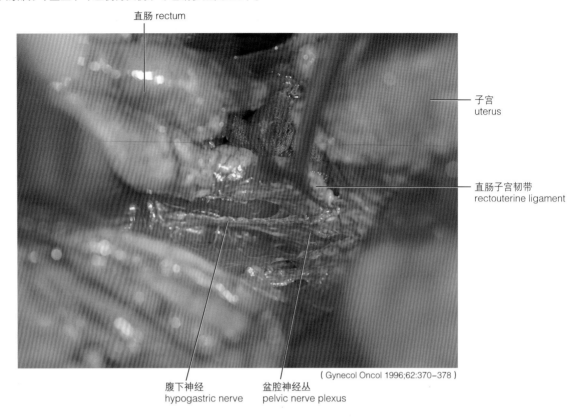

子宫
uterus

直肠子宫韧带
rectouterine ligament

（Gynecol Oncol 1996;62:370-378）

腹下神经
hypogastric nerve

盆腔神经丛
pelvic nerve plexus

11.2 尝试发掘输尿管隧道入口部和切离尿管板

输尿管隧道（ureteral tunnel）是以切离冈林的膀胱子宫韧带前层或输尿管隧道顶（ureteric roof）为目的而在输尿管和宫颈之间形成的腔隙（**图29b，c**）。在输尿管隧道顶中间，有子宫动脉及其膀胱支，有回流入子宫浅静脉的膀胱–输尿管支，有连接宫颈部和膀胱的静脉和淋巴管等通过。

输尿管隧道的进入口（尝试发掘口）因术者不同而各异。笔者认为此入口就是冈林直肠侧腔的向上延伸，在输尿管和子宫动脉交叉处的背内侧（输尿管和子宫颈部之间）（**图28，图118a，图128**）。这里几乎没有血管（**图29c**）。

操作技巧是，用Allis钳夹住输尿管向外侧牵拉，将游离出的子宫动脉向上拉并保持住，从冈林直肠侧腔那里用细身的剪刀插入输尿管和子宫之间，同时将输尿管中部向背外侧方向压（**图118a，图129**）。在输尿管的背侧因为有子宫深静脉的子宫

支及阴道支走行，所以不要深到那种程度。

然后用Allis钳向上提起输尿管，在尿管板的入口部附近，从冈林直肠侧腔向Latzko直肠侧腔开一个洞（窗），通过这个操作所开的窗可以观察到子宫深静脉（**图128，图130**）。看到子宫深静脉时，要利用这个机会追踪子宫静脉爬上直肠阴道韧带到达子宫为止，用超声刀将这一路的周围组织破碎（**图131**）。有时会出现子宫深静脉和直肠之间的连接血管，需要将它们结扎、切断。这样处理之后，颈横韧带脏侧端的结构就清楚了，还可以观察到输尿管被夹在子宫动脉和子宫深静脉之间，犹如三明治一样，输尿管和直肠子宫/阴道韧带的立体关系也可把握了（**图131，参照图132**）。

尿管板的切除范围，在没有盆腔淋巴结转移的时候可以考虑尽可能地减小或不切除。输尿管被膜（**如图16B-2**）有很多细小血管，所以操作过程中必须要保护。如果在开窗时损伤了髂内动脉的输尿管分支，可能会引起输尿管血运障碍，那么就应该选择插入导尿管。

图128 尿管板和输尿管隧道入口

颈横韧带后筋膜和阔韧带浆膜下筋膜一起形成尿管板（mesoureter），冈林直肠侧腔向尾侧逐渐发掘就出现输尿管隧道入口（箭头所示）。将在尿管板上开的窗口扩大，输尿管和尿管板之间切离（点线所示）。

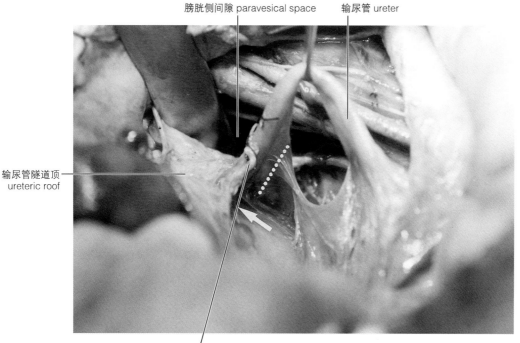

膀胱侧间隙 paravesical space　　　输尿管 ureter

输尿管隧道顶
ureteric roof

子宫动脉 uterine artery

图129 输尿管隧道的发掘

向头侧牵拉子宫，子宫动脉上举，输尿管拉向外侧，在输尿管和子宫颈部之间插入细身剪刀，并将输尿管向背外侧方向排压的同时就做成了隧道。与前面操作有部分重叠。图片右侧是头侧。

子宫 uterus　　　　　膀胱侧间隙 paravesical space

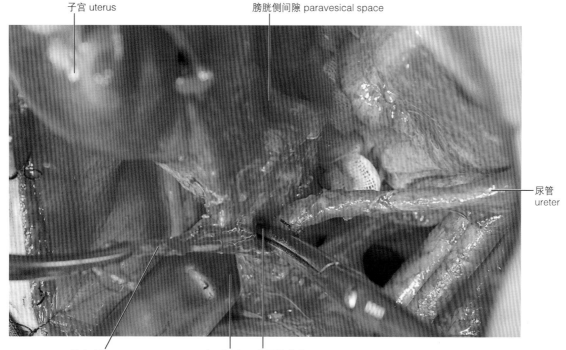

尿管
ureter

子宫动脉　　　　　　直肠侧腔　　　输尿管隧道入口
uterine artery　　　pararectal space　　entrance of ureteric tunnel

133

图130 尿管板上开窗口

从内侧看右侧盆腔的照片，图片右侧是头侧。通过尿管板（mesoureter）上开的窗口观察子宫深静脉往上走通向子宫。借扩大尿管板窗口之际颈横韧带后筋膜基本就被切除了。

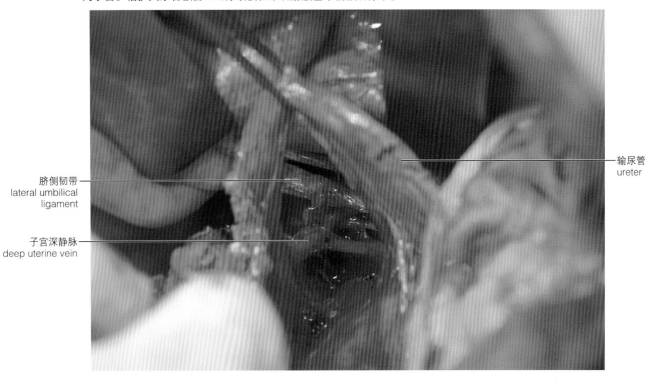

脐侧韧带
lateral umbilical
ligament

子宫深静脉
deep uterine vein

输尿管
ureter

图131 直肠子宫韧带和子宫深静脉

从头侧观察右侧直肠子宫韧带。将直肠子宫韧带和来自颈横韧带的尿管板行分离、切离操作，是后面操作成功的关键。道格拉斯陷凹腹膜和宫骶韧带已经处理完毕。牵拉子宫，分离出子宫深静脉，可以看到其从直肠子宫韧带进入子宫的样子。此图为图11的再现。

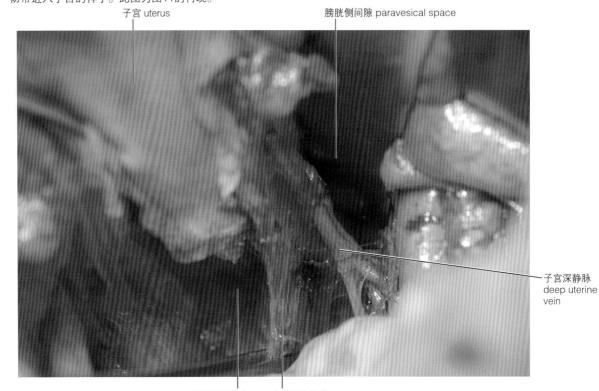

子宫 uterus

膀胱侧间隙 paravesical space

子宫深静脉
deep uterine
vein

直肠阴道间隙
rectovaginal space

直肠子宫韧带
rectouterine ligament

11.3 切离骨盆漏斗韧带

在卵巢窝腹膜上用钳子开一个口并用手指扩大，将含有卵巢动静脉的骨盆漏斗韧带（infundibulopelvic ligament）尽可能向头侧钳夹，然后切断、结扎。在这个时候行此韧带切离的理由是它妨碍进入直肠的术野，同时也是为了保持尿管板的立体结构。术中担心有癌细胞流出时，可先行只对韧带做结扎处理即可。将骨盆漏斗韧带稍绕向后面点也不会妨碍手术。

11.4 切开道格拉斯陷凹腹膜，分离直肠阴道隔

直肠阴道隔（rectovaginal septum）指的是直肠固有筋膜和子宫颈部筋膜的结合体。将这两个筋膜分离，与两侧的直肠子宫/阴道韧带围起来的腔隙就是直肠阴道间隙（**图34，图35，图131**）。子宫/阴道并不像直肠那样拥有固有筋膜，这里的脂肪组织被结缔组织纤维聚集成小叶状（lobule），这些小叶进而聚集成块状成为外膜（adventitia）覆盖在子宫/阴道之外，前面也已经叙述过了。

首先将道格拉斯陷凹腹膜（cul-de-sac peritoneum）撑紧，用电灼横向切开，跨过覆盖宫骶韧带的浆膜将切口延长至阔韧带后叶（**图132**）。然后分离直肠固有筋膜和阴道外膜。将直肠向骶岬方向拉紧，将子宫向耻骨方向用力牵拉，两个筋膜之间的疏松结缔组织呈纤维状撑开，在不碰触到两侧筋膜的情况下用电灼将它们离断。本来用手指钝性剥离也是可以的，但是考虑到筋膜下方可能发生不可预料的出血，所以还是推荐电灼法（参照**图139a**）。然后将两手食指伸入切开部并上下左右扩大切口，将直肠子宫/阴道韧带伸展的很薄（**图133**）。这些操作之后，直肠阴道间隙、直肠子宫/阴道韧带、相连的冈林直肠侧腔和Latzko直肠侧腔呈纵向排列（**图123，图131**）。

图132 道格拉斯陷凹腹膜的切开模拟图

道格拉斯陷凹腹膜、宫骶韧带及阔韧带后叶的切开部位用点线表示。图的右侧，输尿管-尿管板是冈林直肠侧腔和Latzko直肠侧腔之间分隔的部位，后来在尿管板上开一窗口将两个腔隙连接起来。

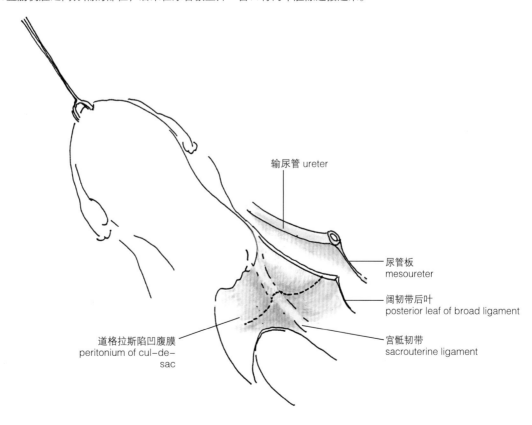

输尿管 ureter

尿管板 mesoureter

阔韧带后叶 posterior leaf of broad ligament

宫骶韧带 sacrouterine ligament

道格拉斯陷凹腹膜 peritonium of cul-de-sac

图133 直肠子宫韧带的裸露

宫骶韧带已经被切离，露出变薄的直肠子宫韧带。将子宫用力向左边头侧方向牵拉，可以看到游离的子宫深静脉经由直肠子宫韧带钻入输尿管下方。此图片是从头侧看右侧宫旁结缔组织的照片。

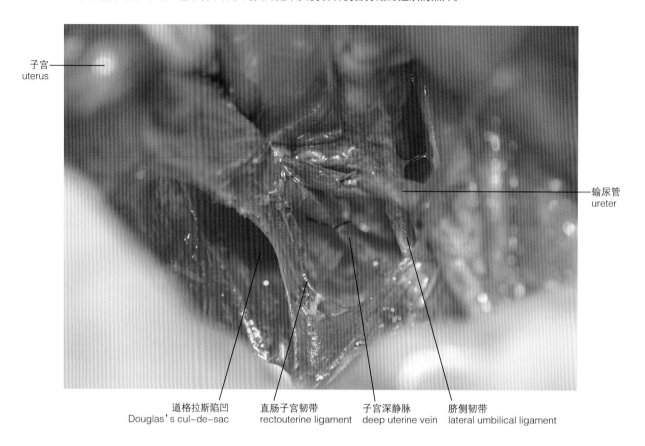

子宫
uterus

输尿管
ureter

道格拉斯陷凹
Douglas's cul-de-sac

直肠子宫韧带
rectouterine ligament

子宫深静脉
deep uterine vein

脐侧韧带
lateral umbilical ligament

图134 直肠子宫韧带的钳夹

避开腹下神经的走行，将子宫深静脉从韧带上完全剥离下来，在静脉的下方伸入Kelly钳的前端钳夹直肠子宫韧带。如果子宫深静脉没有完全分离开，切离就只能进行到子宫深静脉的前方为止，后面切离直肠阴道韧带的时候还可以处理。周围的尿管板及颈横韧带后筋膜必须完全去除。照片中直肠子宫韧带、子宫深静脉、输尿管的关系展现得很清楚。此图片是从头侧看右侧宫旁结缔组织的照片。

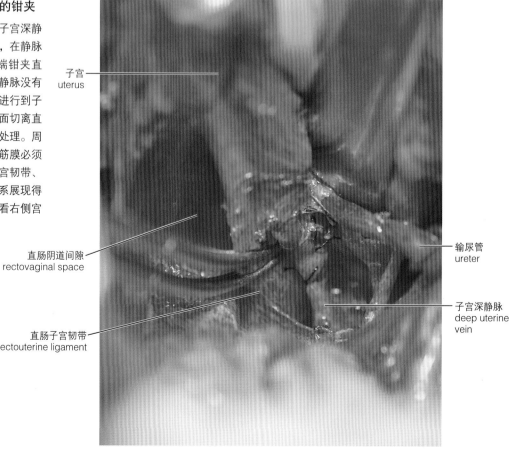

子宫
uterus

输尿管
ureter

直肠阴道间隙
rectovaginal space

子宫深静脉
deep uterine vein

直肠子宫韧带
rectouterine ligament

11.5　分离并切开宫骶韧带及直肠子宫韧带

　　图82是归纳整理的切离颈横韧带和骶骨/直肠子宫韧带的模拟图。图中直肠子宫韧带及主韧带（颈横韧带+直肠侧韧带）的切离并不在骶骨面，而显示是将它们在"直肠和子宫之间"以及"颈横韧带和直肠侧韧带之间"切离的。如果将骶骨/直肠子宫韧带及主韧带在骶骨面上切断，就是最早的盆腔内脏器摘除术。关于这一点也是Wertheim-冈林-Latzko和笔者观点中最大的不同处。

　　具体来介绍直肠子宫韧带的切离。直肠子宫韧带并不是一般的命名，而是因为有必要在术中与直肠阴道韧带做区别而引入的概念。而且宫骶韧带是直肠子宫韧带头侧段有腹膜被覆的部位。此宫骶韧带的切离，道格拉斯陷凹腹膜延长至阔韧带后叶之际用电灼基本切离。

　　再次将直肠阴道间隙向腹背方向扩大，伸展并将直肠子宫韧带菲薄化。具体来说是将两手食指伸入腔中，将韧带尽力上下（腹背）拉伸，使其从直肠筋膜和阴道外膜上剥离下来。如果尿管板还没有从直肠子宫韧带上完全剥离下来，那么就将它与韧带完全分离。由此直肠子宫韧带作为联系着子宫

和直肠的薄薄的肌性筋膜，在直肠阴道间隙和冈林直肠侧腔之间显露出来（**图133**）。这时通常可以观察到沿着直肠背外侧缘向下走行的腹下神经（**图127**），分离的时候要让它附着于尿管板上来做剥离操作。笔者的原则是不碰腹下神经，因为腹下神经和盆丛基本处于同一高度，仅仅剥离腹下神经笔者认为并无意义。

　　直肠子宫韧带的切离，以子宫深静脉移行到直肠阴道韧带的背侧处为目标地点，用2把Kelly钳钳夹，中间切断并结扎（**图134**）。这里没有明显的血管，所以只用电灼切除也是可以的（使用LigaSure更方便）。保留结扎线可以作为后面操作的标志。在切离直肠子宫韧带的时候，可以清晰地看到前方的子宫深静脉来进行手术是一个诀窍。直肠子宫韧带的切离操作需在子宫深静脉的背侧稍作停顿，先将子宫深静脉的最后处理完成之后再切离直肠阴道韧带。

　　直肠子宫韧带的切离范围在发掘的冈林直肠侧腔的更深处，深度是可以调节的（**图135**）。这时候必须将腹下神经剥离下来。上面这些操作对于合并直肠切除的患者来说很合适。另外，冈林把直肠子宫韧带称为"宫骶韧带浅层"，因此，就把直肠阴道韧带称为"宫骶韧带深层"。

图135　直肠子宫韧带的切离部位

图片左侧的直肠子宫韧带连着宫颈一起被切除下来。右侧的阔韧带尽可能地从直肠剥离下来并切离。这种情况下也可以把腹下神经分离出来并保留。不过若要保留盆丛，那么子宫深静脉的下缘就是切离的界限。怀疑阴道的远端有转移，所以进行了阴道的追加切除。子宫从后面切开，右侧阔韧带张开并固定。左边子宫深静脉被隐藏着。

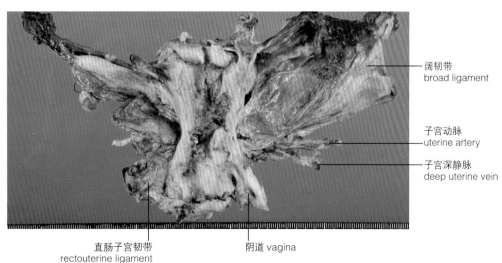

阔韧带
broad ligament

子宫动脉
uterine artery

子宫深静脉
deep uterine vein

直肠子宫韧带
rectouterine ligament

阴道 vagina

12 前方操作

—————— 概述 ——————

前方操作（anterior manuever）在冈林术式中是最独特而且完善的操作技法。冈林将膀胱子宫韧带分为前层和后层来分别切断，而在欧美没有这样的观点，关于膀胱子宫韧带的处理冈林术式可以说无人能及。

另一方面，这个技法也是手术中最精细微妙，需要细心领悟的部分，操作中常会有静脉的破裂性出血，保留膀胱功能的最终效果确定不了，只能走一步算一步。冈林也没有对膀胱子宫韧带的结构（解剖）做明确的叙述，只是从字面上来看，冈林将膀胱子宫韧带分为前层（anterior leaf of vesicouterine ligament）和后层，难道认为它们在解剖学和组织学上都具有同样的特征？笔者理解冈林手术书中描述的膀胱子宫韧带后层（posterior leaf of vesicouterine ligament），与其说是膀胱和子宫的，倒不如说是联系颈横韧带和膀胱的结缔组织束（**图30a**，冈林：宫颈癌根治术，33页，图26）。

以膀胱子宫韧带的解剖学为中心的解释及其切离，晦涩难懂，所以不同的术者显示了各自独特的见解。日本的广泛全子宫切除术的手术书中，选取

3种有代表性的来做介绍，与冈林的原**图30a**作一比较。

小林（1961）的膀胱子宫韧带前层和后层，被描述为覆盖着输尿管，就如民宅的屋顶。因此对膀胱子宫韧带的处置就是先进行前屋檐，然后再做后屋檐的去除（**图136a，b**）。真柄（1964）等人认为膀胱子宫韧带的前层和后层，如三明治样夹着输尿管，并且平行附着于子宫颈/阴道的外侧缘（**图137a，b**）。小仓·仲野（1983）忠实地按照冈林术式的方法进行操作，只是将后层称作膀胱阴道韧带（vesicovaginal ligament），并认为它由发达的静脉丛和结缔组织形成，更清楚地显示了后层的特征（**图138a，b**）。

笔者个人的理解是，按照**图30**的冈林术式以及**图137**的小仓·仲野手术中的描述，膀胱子宫韧带后层基本垂直于子宫颈部。通俗地解释，就是膀胱子宫韧带后层、子宫颈部外侧缘、膀胱外侧缘三者形成一个三角柱形。当然中空部就是八木所说的三角。与此相对，按照小林和真柄的手术书中的描述，膀胱子宫韧带前层和后层平行于子宫颈部，是二维平面的，缺乏立体性（**图136，图137**）。小林和真柄的此方式，是对推倒欧洲的宫旁结缔组织和子宫/阴道外缘平行的观点强有力的暗示。特别是小林的观点很独特，但也只不过是为了使输尿管可以游离出来而已（**图136b**）。

图136a，b 小林的膀胱子宫韧带前层、后层的解剖和切离

a. 膀胱子宫韧带前层从阴道前壁发出，包裹输尿管，折返之后并入后层并附着于阴道后壁。

b. 膀胱子宫韧带前层切断之后，从三角凹陷部伸入Cooper剪刀贯通膀胱侧间隙并分离后层，然后将后层钳夹、切断。

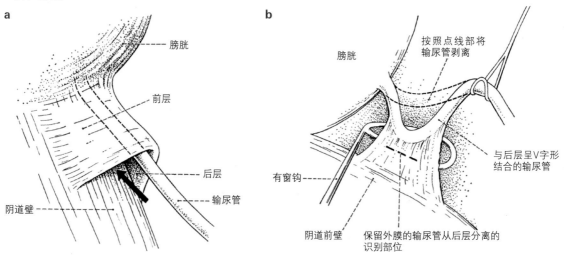

（小林隆；现代妇产科学8E，子宫颈癌（1970），图177，图185，引自244，248页）

图137 a，b 真柄等人的膀胱子宫韧带后层的解剖和切离

a.膀胱子宫韧带前层可以解释为是覆盖着输尿管并沿着子宫颈部和阴道的外侧缘分布的连接主韧带和膀胱的韧带。发掘输尿管隧道，分离并离断前层。

b.前层切断后，用Cooper剪刀的前端将输尿管从膀胱子宫韧带后层上"滚着"剥离下来。然后将从膀胱侧间隙伸入的食指着八木的三角方向穿通，分离开后层。

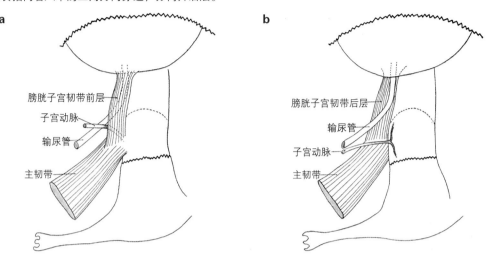

（真柄正直，岩谷宏，千田智勇；子宫颈癌手术图解（1964），图92，图94，引自140，142页）

图138 a，b 小仓·仲野的膀胱子宫韧带前层和后层的切离

a. 将子宫动脉内侧断端向腹侧方向上提，输尿管用拉钩拉紧并保持住，将Cooper剪刀伸入输尿管进入部位，沿着输尿管的走行形成输尿管隧道。将分离出的前层分为2~3段切离（如点线所示）。

b. 先将主韧带向头侧、输尿管向外侧牵拉，膀胱和阴道侧缘的疏松结缔组织用直Pean止血钳向两侧拨开分离，然后将膀胱子宫韧带后层（膀胱阴道韧带）钳夹、切断、结扎。标志物是膀胱阴道韧带内侧出现的膀胱壁、输尿管、阴道侧缘三者围成的凹陷部。

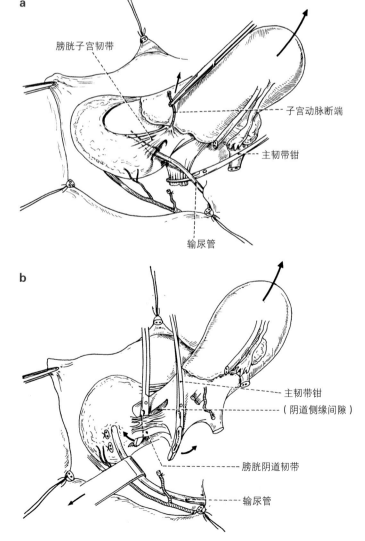

（小仓知治、仲野良介：冈林式子宫颈癌手术（1983），图26、图28；P91、P93）

139

笔者对于膀胱子宫韧带解剖的观点在此再重复一下（**图16**；**图36a，b**）。膀胱子宫韧带是联系膀胱筋膜（外膜）和子宫颈筋膜（外膜）的疏松结缔组织，它将膀胱和子宫/阴道向腹背方向（前后）牵拉，并且为盆腔自主神经的通过提供通道，是所谓的纵韧带（longitudinal ligament）（**图16B**；**图36a，b**）。所以膀胱子宫韧带就分成了膀胱子宫韧带浅层（superficial layer of the vesicouterine ligament）和膀胱子宫韧带深层（deep layer of vesicouterine ligament）（Am J Obstet Gynecol 1991）。冈林手术中被切离的膀胱子宫韧带后层指的就是这个深层和之前说过的颈横韧带尾端折返部（vesicocervical reflection）（膀胱宫颈韧带vesicocervical ligament）的复合体，也就是说，膀胱子宫韧带后层=膀胱子宫韧带深层+膀胱宫颈韧带。所以冈林后层中的膀胱宫颈韧带就形成了膀胱和颈横韧带的神经血管束（neurovascular bundle）（Gynecol Oncol 1996）。据此，膀胱宫颈韧带就分为血管部和神经部，并设计出了只切断血管部的保留神经手术方案（nerve-sparing radical hysterectomy）（Gynecol Oncol 1996）。

修正：在2002年出版的此书第1版发行的时候，笔者对于膀胱子宫韧带的考虑还没有成熟，不能形成自己的观点，所以就引用了1991年出版的Am J Obstet Gynecol中的膀胱子宫韧带深层这一名称来表示膀胱宫颈韧带。此处叙述的膀胱子宫韧带以及膀胱宫颈韧带的观点才算是笔者最终的结论。

12.1 剥离膀胱

膀胱子宫陷凹腹膜附着于宫颈部位，用有钩镊夹住前面，上提并横向切开，将此切口延长直到子宫圆韧带的外侧断端处。然后，用腹膜钳将膀胱侧的腹膜断端夹持并上提，使得膀胱筋膜（外膜）和子宫颈筋膜（外膜）的移行部如弹力棉样的疏松结缔组织撑紧，用电灼（当然剪刀也可以）离断（**图139a**）。此剥离操作进行到子宫阴道移行部的脚侧约3cm处为止，后面根据需要还可以追加剥离。宫颈向阴道移行的部位叫做阴道上膈（supravaginal septum），结合紧密，剥离时要小心，但是还必须要分离出来。如果中间还有怒张的静脉，一般是膀胱的分支，那么就用双极剪（bipolar scissor）等紧靠着膀胱筋膜剥离。如果此处严格剥离会伤及筋膜下以及外膜的血管丛，引起麻烦的出血，妨碍手术，所以还是推荐使用锐性剥离。无论如何要如**图139b**所示那样去做，只要对纤维脂肪组织层稍微偏

过一点点就会碰触到血管。在时钟1点到2点位置和10点到11点位置方向的阴道周围组织（perivaginal tissue）内有以子宫下行支为中心的静脉怒张着，所以将膀胱筋膜（外膜）和阴道筋膜（外膜）之间形成的少量的疏松结缔组织层进行彻底分离就好，绝对不要侵入到静脉丛内，这很重要。进而在剥离的阴道中部用Langenbeck肌肉拉钩将膀胱向脚方向排压，使子宫下行支及其外侧的膀胱子宫韧带前层（浅层）拉紧，然后将膀胱阴道筋膜（膈）之间的疏松结缔组织逐渐离断直到输尿管的内侧（**图140**）。有时在疏松结缔组织下方可以隐约看到插着导管的输尿管。如此这般，在剥离膀胱的同时，作为阴道侧间隙上盖着的膀胱子宫韧带前层的一部分就显露出来。不论怎样，膀胱筋膜及阴道筋膜在手术中被牵拉紧，以筋膜样结缔组织的形式出现为目标，膀胱阴道间隙也可以被发掘出来。

12.2 发掘阴道侧腔

在此之前，冈林直肠侧腔的发掘以及后续输尿管隧道的尝试性发掘都已经完成，子宫动脉也已经在分支部离断，输尿管也已经从下方的组织内分离出来（**图128，图129**）。

发掘阴道侧间隙（paravaginal space）的目的是要裸露出膀胱子宫韧带后层（**图39**）。冈林手术（**图30，图136～图138**）中的操作是以这样的顺序进行的：发掘输尿管隧道→切离膀胱子宫韧带前层→发掘阴道侧间隙→切离后层。笔者的阴道侧间隙，不仅要使它对露出膀胱子宫韧带后层有用，而且要应用于对前层（浅层、输尿管隧道顶）的切离，叙述如下。

图141是引用Peham-Amreich手术书（**图203**）中切断输尿管隧道顶部的情况，箭头所指是输尿管隧道顶的断端。从阴道的外侧缘—膀胱—输尿管围成的疏松结缔组织的凹陷处进入就能够发掘出冈林的阴道侧间隙以及被称为八木三角（triangular space）的腔隙。阴道侧间隙是将阴道周围组织的纤维向腹背方向发掘，进而形成的一个完全人工的腔隙。根据**图36a**的组织图像，垂直方向发掘出的是阴道侧间隙（E），相当于输尿管隧道顶的部分是A。**图36**解剖尸体的膀胱及输尿管周围的静脉丛相当发达，不过手术中将子宫向头侧牵拉韧带就变成了直线状，血管也伸展开，所以基本看不到静脉淤血，因此也就比较容易进入组织间了。

图139a，b，c 膀胱剥离和膀胱子宫膈的组织图像

图139a，将膀胱子宫腹膜切开并用钳子钳夹拉紧，电灼切断膀胱筋膜和子宫颈筋膜之间如弹力棉样的疏松结缔组织的图示。图139b，是膀胱子宫膈的疏松结缔组织的组织图像，Azan染色。c是b中四角形的放大图像。胶原纤维（collagen fiber）因Azan染色呈现青色。血管在筋膜下呈横向走行。患者为42岁经产妇。

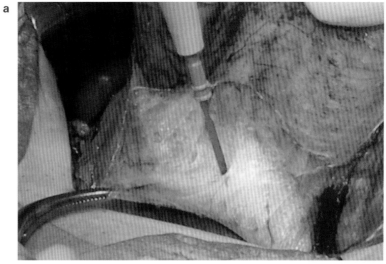

烧灼影响 cautery effect

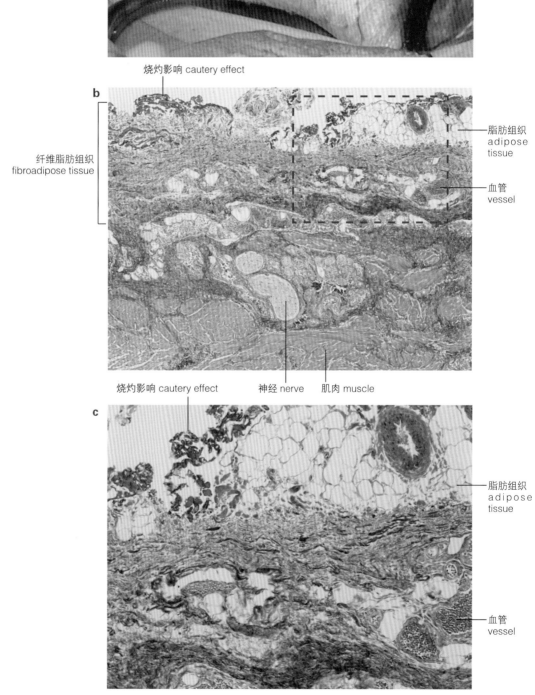

纤维脂肪组织 fibroadipose tissue

脂肪组织 adipose tissue

血管 vessel

烧灼影响 cautery effect　　神经 nerve　　肌肉 muscle

脂肪组织 adipose tissue

血管 vessel

图140 剥离膀胱

分离膀胱阴道膈的疏松结缔组织，将膀胱从子宫颈/阴道处剥离下来，并向耻骨方向压。子宫颈两侧子宫降支和膀胱子宫韧带前层（浅层）紧张。子宫深静脉已经切断。

子宫降支 uterine descending branch　　膀胱侧间隙 paravesical space

膀胱
bladder

膀胱子宫韧带前层
superficial layer of the
vesicouterine ligament

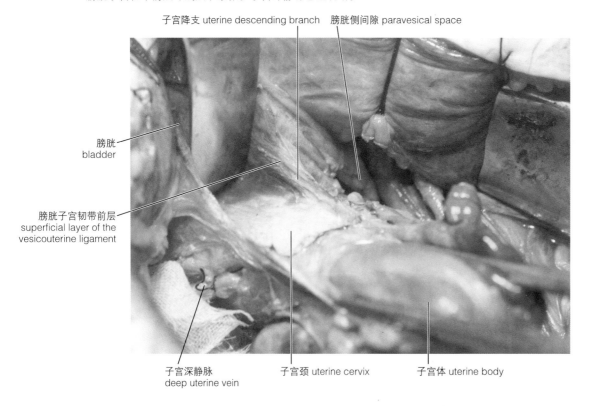

子宫深静脉
deep uterine vein

子宫颈 uterine cervix

子宫体 uterine body

图141 Peham-Amreich手术书中的输尿管隧道顶断端

手术书中对于技法并没有很清楚的记载，输尿管隧道顶的内侧和外侧的断端如箭头所示。

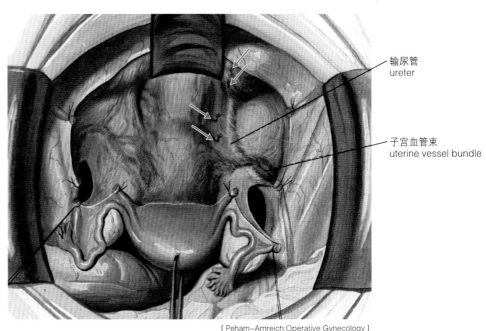

输尿管
ureter

子宫血管束
uterine vessel bundle

（Peham-Amreich;Operative Gynecology）

　　笔者发掘阴道侧间隙是不切离膀胱子宫韧带前层直接进行的。这个可以从**图141**来判断它的可行性。发掘阴道侧间隙的部位是在子宫下行静脉的外侧、输尿管的内侧。有时候这部分会有联系宫颈和膀胱的静脉，但不至于到让人谨小慎微的程度。操作的顺序是：发掘阴道侧间隙→发掘隧道→切离前层（浅层、输尿管隧道顶）（**解剖图29b**，**模拟图142**）。

　　操作技法是，向头侧牵拉子宫颈，用Langenbeck肌肉拉钩把膀胱向耻骨方向排压，绷紧的膀胱子宫韧带前层突出于子宫颈部静脉丛（子宫降支）的外侧（**图140**）。以不损伤此静脉丛的方式对它和膀

胱筋膜（外膜）之间进行分离之后，用Allis钳夹持（**图143**，**图144**）。接着用手指确认它和插了导管的输尿管之间的阻抗小的组织（阴道侧间隙的上盖）。然后，将子宫向对侧头方用力牵拉住，从输尿管移行进入膀胱的内侧部位，把Kelly钳的前端挨着膀胱子宫韧带前层几乎垂直的方向，以轻轻开合的方法来发掘。向正下方的纤维性疏松结缔组织方向，将它们分开后，再进一步发掘就不难了（**图143~图145**）。如果进到宫颈/阴道静脉丛（下行静脉支）内，会引起令人头痛的出血，所以要一点一点地展开。如果发掘向头侧偏斜，有损伤子宫深静脉子宫支的危险。发掘的深度应超过输尿管。

图142 阴道侧间隙和输尿管隧道关系的示意模拟图

先发掘阴道侧间隙，然后逆向性形成输尿管隧道（ureteric tunnel）。输尿管隧道顶（膀胱子宫韧带前层）既是联系宫颈和膀胱之间的结缔组织，也是膀胱腹下筋膜和颈横韧带的移行部，解剖结构并不简单。实际上它的人工因素很多，也没法给予特别明确的定义。隔着颈横韧带形成的头尾方向的阴道侧间隙和冈林支撑侧腔的构造，类似性很高。从子宫动脉发出到输尿管的膀胱输尿管分支很常见，藤原主张保留这个分支。

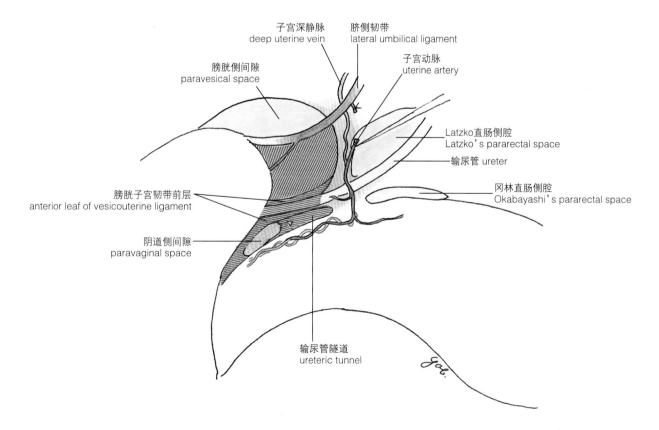

图143 发掘阴道侧间隙

用Allis钳钳夹宫颈周围组织（pericervical tissue）并上提，Kelly钳的前端与输尿管和宫颈部之间的组织（膀胱子宫韧带前层）形成直角，轻轻开合的同时发掘阴道侧间隙。可以看到联系子宫动脉和膀胱的子宫动脉膀胱支。

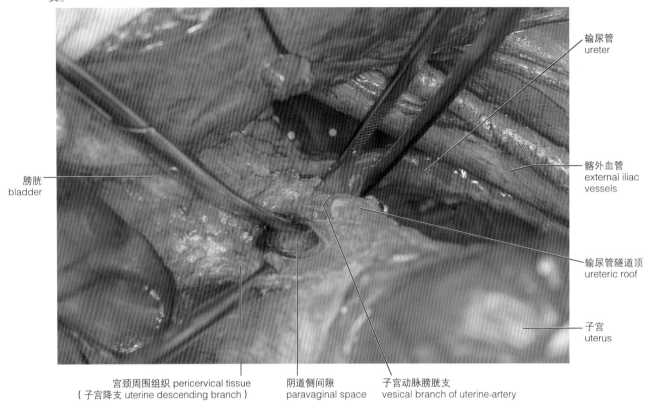

膀胱
bladder

输尿管
ureter

髂外血管
external iliac
vessels

输尿管隧道顶
ureteric roof

子宫
uterus

宫颈周围组织 pericervical tissue
（子宫降支 uterine descending branch）

阴道侧间隙
paravaginal space

子宫动脉膀胱支
vesical branch of uterine artery

图144 发掘阴道侧间隙

将阴道侧间隙向头尾方向扩张，露出输尿管的内侧面。用输尿管钩向外牵拉输尿管，用Allis钳向内侧牵拉宫颈周围组织（子宫降支的通路）。

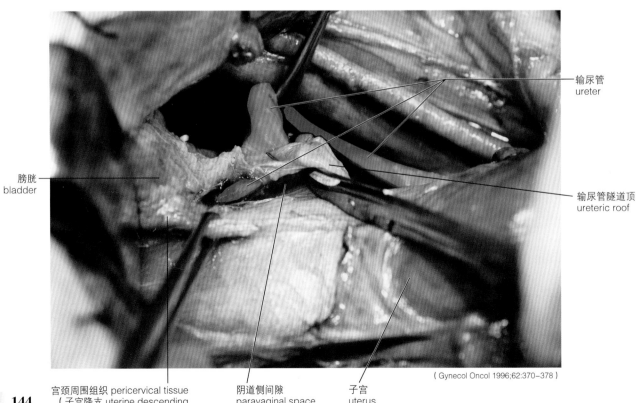

膀胱
bladder

输尿管
ureter

输尿管隧道顶
ureteric roof

（Gynecol Oncol 1996;62:370-378）

宫颈周围组织 pericervical tissue
（子宫降支 uterine descending
branch）

阴道侧间隙
paravaginal space

子宫
uterus

图145 显露阴道侧间隙和输尿管隧道顶

用Cooper剪刀及镊子张开的弹力仔细扩开阴道侧间隙，间隙和输尿管隧道入口的输尿管隧道顶凸显出来。

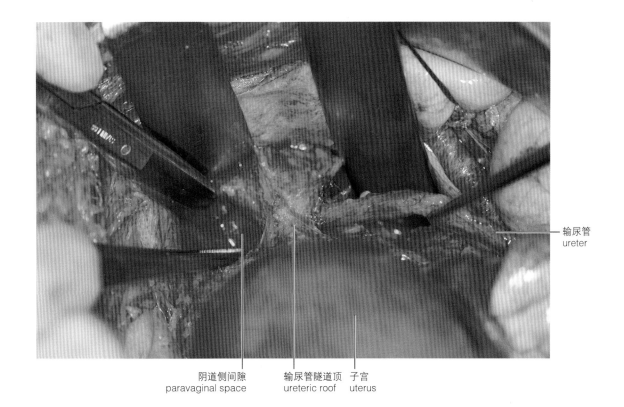

输尿管
ureter

阴道侧间隙　　输尿管隧道顶　子宫
paravaginal space　ureteric roof　uterus

12.3　分离子宫动脉

　　此操作在发掘阴道侧间隙之前做也可以。把子宫动脉的内侧断端向上拉住，用细身的剪刀或者双极剪（bipolar scissor）将动脉从包含着输尿管的下方组织中小心地剥离出来（**图118a**）。在这里从子宫动脉发出膀胱支及输尿管支的情况很常见（**图31，图143**）。逆向从颈横韧带的核心部打开，发现子宫动脉形成圆环的部位，可以朝着外侧分离动脉。此时可以同时展开输尿管隧道入口（**图146a，b**）。藤原虽然提出了保留输尿管支的手术，但因为担心有主韧带淋巴结转移，所以笔者不这么操作。

12.4　发掘输尿管隧道

　　输尿管隧道（ureteric tunnel）的发掘，将之前游离的后部（下部）输尿管用Allis钳向外侧牵拉出术野，然后，从试掘成功的隧道入口（**图128**）处开始，用细身的剪刀或者Kelly钳插入输尿管和宫颈部的间隙中，将输尿管向背外侧方向排压，同时以阴道侧间隙为目标深入发掘（**图129，图145**）。此部位中，几乎没有联系输尿管和宫颈部的静脉，除了输尿管的走行，损伤周围血管的可能性几乎没有（**图38**）。最后Kelly钳子的前端穿出阴道侧间隙的末端。

　　与此相反，当然也可以从阴道侧间隙开始将钳子伸出隧道入口。

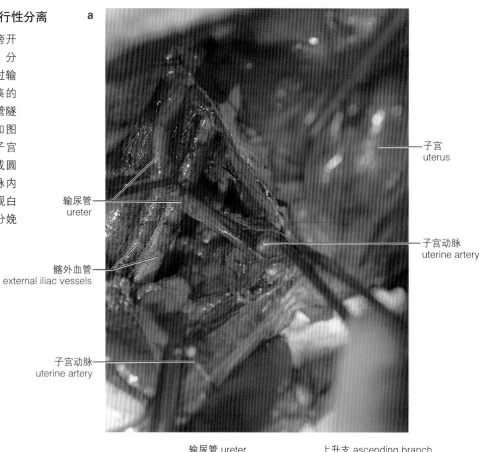

图146a，b 子宫动脉的逆行性分离

此处子宫动脉的分离是从子宫旁开始的。展开颈横韧带的核心部，分离子宫动脉。从此处开始到跨过输尿管，用镊子向动脉断端聚集的方向分离血管。同时展开输尿管隧道入口，输尿管向外侧牵拉如图（a）。如图（b）的样子，子宫动脉过了输尿管交叉之后形成圆环，并向子宫移行。子宫动脉内插入导管，输尿管在造影时呈现白色。这样的结构是为了能适应分娩时宫颈管开大。

a

子宫
uterus

输尿管
ureter

子宫动脉
uterine artery

髂外血管
external iliac vessels

子宫动脉
uterine artery

输尿管 ureter　　　　上升支 ascending branch

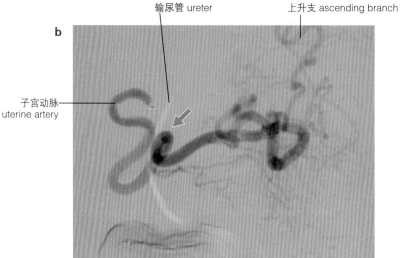

b

子宫动脉
uterine artery

12.5　离断膀胱子宫韧带前层

　　用直角钳代替拉钩，于隧道入口处将膀胱子宫韧带前层（浅层、输尿管隧道顶ureteric roof）向腹侧上拉，用剪刀将输尿管向背外侧排压的方式来扩张隧道。然后用2把Kelly钳（纵弯钳也很好用）插入，将膀胱子宫韧带前层分2～3次切断并结扎（**图147**）。凝固范围内

的切离，用小型的LigaSure（Vakkey lab）会相当方便。膀胱子宫韧带前层内如前所述有子宫动脉和联系膀胱的动脉，还有子宫下行静脉丛和联系膀胱的静脉，如遇到它们则需要凝固或者离断、结扎（**图31，图143**）。切离膀胱子宫韧带前层之后，就显露出阴道侧间隙外侧的尿管板和同样附着于输尿管的疏松结缔组织（**图148**），这个结缔组织就是膀胱子宫韧带深层（**图36a，b**）。

　　当然，按照冈林原来的方法，之前不先进行阴

图147 分离输尿管隧道顶（膀胱子宫韧带前层）（右侧）

从输尿管入口部开始，沿着输尿管在其与阴道侧间隙之间发掘隧道，Kelly钳的前端穿出。背部要注意不要损伤子宫深静脉。

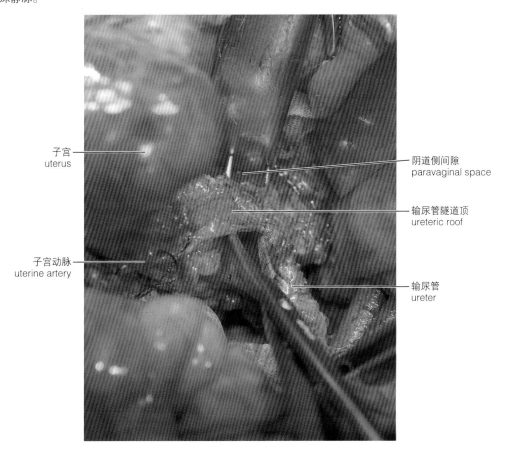

子宫
uterus

子宫动脉
uterine artery

阴道侧间隙
paravaginal space

输尿管隧道顶
ureteric roof

输尿管
ureter

图148 露出膀胱子宫韧带深层

切断输尿管隧道顶之后，用Kelly钳钳夹断端，分别向内外侧牵拉的状态。离断输尿管及其下方组织之间的结缔组织，准备进行输尿管的游离操作（翻转输尿管：图150a）。

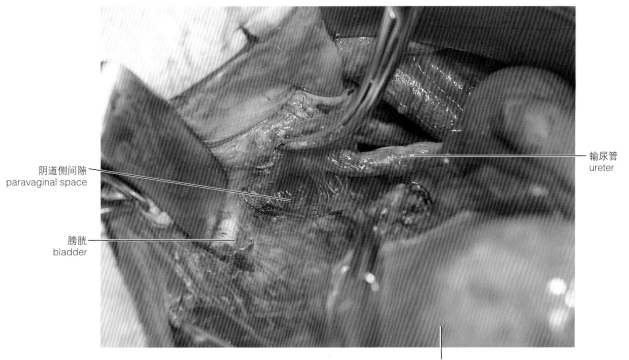

阴道侧间隙
paravaginal space

膀胱
bladder

输尿管
ureter

子宫 uterus

道侧间隙的发掘，而是直接从输尿管入口处开始顺向分离膀胱子宫韧带前层，分几次钳夹、切离、结扎，反复如此操作，最后用Kelly钳的前端避开子宫降支穿过去也可以（**图137**）。如果未插导尿管，就必须选择这种方法了。

12.6　切离膀胱子宫韧带后层

　　实施**图36**的理论，冈林手术中被切离的膀胱子宫韧带后层是膀胱子宫韧带深层和以膀胱上静脉为主体的颈横韧带尾端折返部（颈横韧带）的复合体。以**图36a**为例来简要说明膀胱子宫韧带后层D的切离：①发掘阴道侧间隙E。②游离输尿管。③将Kelly钳从阴道侧间隙插入，穿通膀胱子宫韧带深层B。④钳子的前端从膀胱上静脉C的下端穿出。

　　详细地说，此处的膀胱子宫韧带后层（深层＋膀胱宫颈韧带），如示意**图149**所示，它和尿管板一起从输尿管上如同窗帘般垂下来，此间隙内通过干部（stem）（图中只显示了血管）分离出的后层，以干部的血管为中心和尿管板差不多呈对称分布于两边。

　　在**图36a，b**中已经展示过，膀胱子宫韧带后层的膀胱宫颈韧带是膀胱神经支和膀胱上静脉一起形成的神经血管束（neurovascular bundle）。膀胱神经支在膀胱上静脉的背部从头内侧向尾外侧走行，没有与静脉连接（**图36b**），在手术中经常可以在膀胱上静脉的背外侧看到它（**图44**）。

　　对膀胱子宫韧带后层切离的方法设计成为如**图149**中四边形围成的部分，只对膀胱宫颈韧带的血管部分做离断，就可以保留神经支。操作顺序如下。

图149 输尿管、膀胱子宫韧带后层、尿管板的关系模拟图

除去支撑系统干部（stem）周围的结缔组织，图片中就显示出尾端折返部和头端折返部的关系。两者如窗帘般从输尿管上垂下，夹着支撑系统的血管几乎保持对称的形态。膀胱宫颈韧带（颈横韧带尾端折返部）要切除的范围是用红色点线围成的四边形。

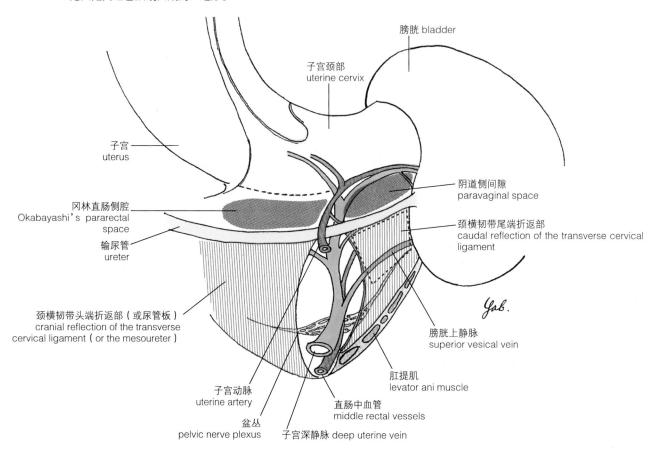

148

12.6.1 游离前部输尿管

　　首先将前部输尿管从膀胱子宫韧带上分离出来。将露出内侧面的输尿管（**图148**）用稍微张开一点的剪刀尽力向上方（腹侧）挑拨，将其从膀胱子宫韧带深层上剥离下来（**图150a,b**）。真柄及荷见称此为"翻卷输尿管（荷见：妇产科实践，1997）"。

　　然后在输尿管膀胱移行部（小林的三角陷凹部，**图135**）用Kelly钳从阴道侧间隙穿通到膀胱侧间隙（**图151**）。然后将把从输尿管处下垂的深层切离，游离输尿管（**图150a**点线，参考**图136b**）。这里面通行有回流入子宫深静脉的输尿管分支，所以必要的时候要做一下止血处理。同时要注意不要损伤到输尿管，操作过程中使用小型双极剪（bipolar scissor）会很方便。操作到此，从小林的三角陷凹部开始沿着输尿管下缘的膀胱子宫韧带深层就被切离掉了（**图149**，**图150a**）。

图150a，b 露出前部尿管

模拟图（a）是将输尿管极力拨向腹侧（箭头a），从膀胱子宫韧带后层上剥离下来的画面。接下来输尿管下缘要切离的部位用点线表示。图（b）表示输尿管膀胱移行部。箭头处是小林的三角陷凹部（图136b）。图151是图150b的延续。

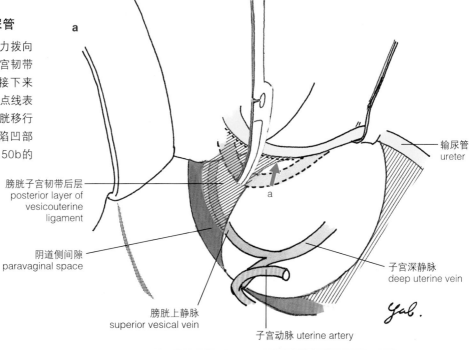

a

膀胱子宫韧带后层
posterior layer of
vesicouterine
ligament

阴道侧间隙
paravaginal space

膀胱上静脉
superior vesical vein

输尿管
ureter

子宫深静脉
deep uterine vein

子宫动脉 uterine artery

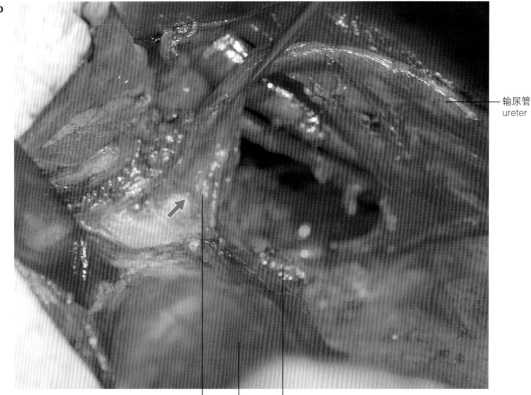

b

输尿管
ureter

膀胱子宫韧带后层
posterior layer of
vesicouterine ligament

子宫
uterus

子宫动脉
uterine artery

149

图151 游离输尿管（右侧）

从小林的三角陷凹部开始向膀胱侧间隙方向伸入Kelly钳，并使其贯通，输尿管就从膀胱子宫韧带后层上游离出来。只是，膀胱子宫韧带后层＝膀胱子宫韧带深层＋膀胱宫颈韧带。

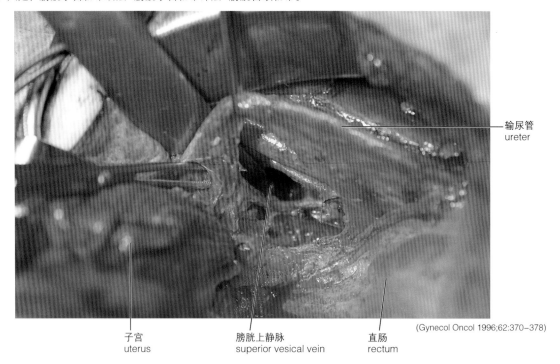

输尿管
ureter

(Gynecol Oncol 1996;62:370-378)

子宫
uterus

膀胱上静脉
superior vesical vein

直肠
rectum

图152 扩展阴道侧间隙

用Kelly钳将阴道侧间隙向更深处发掘、扩展。前端已经到达直肠侧面。此处附近是疏松结缔组织，头侧向冈林直肠侧腔延续，几乎没有血管。

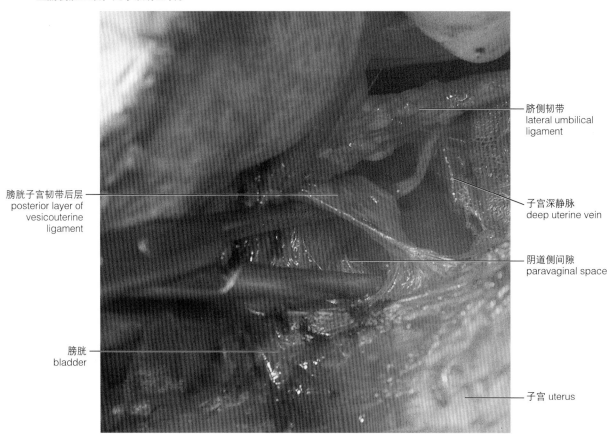

脐侧韧带
lateral umbilical
ligament

子宫深静脉
deep uterine vein

阴道侧间隙
paravaginal space

膀胱子宫韧带后层
posterior layer of
vesicouterine
ligament

膀胱
bladder

子宫 uterus

12.6.2　分离和切离膀胱子宫韧带后层

关于膀胱子宫韧带后层的处理，就是对深层和以膀胱上静脉为主体的膀胱宫颈韧带（尾端折返部）的切离。具体来说可以将两者一同分离、钳夹、切离，也可以对它们分别进行处理。此时必须要注意以下3点：①保留神经。②在尾端折返部只选择血管进行切离。③必须要注意打开并进入阴道的入口。

12.6.2.1　阴道侧间隙

阴道侧间隙向深部（即前背侧方向）扩展，此处占据腔隙的是纤维性疏松结缔组织，基本没有血

管（**图152**）。

12.6.2.2　暴露子宫深静脉和膀胱上静脉

将远藤直肠沟置于膀胱侧间隙处，向外侧排压游离的输尿管，用插于膀胱侧间隙的远藤直肠钩向外侧排压，可以看到完全分离出的子宫深静脉沿直肠阴道韧带走行（**图130，图133，图134，图153**）。周围的结缔组织用吸引装置松解之后就露出子宫深静脉和膀胱上静脉（**图154**）。有时候会出现如**图155a，b**所示那样的膀胱上静脉和膀胱神经并行的情况。膀胱附近的神经走行于膀胱上静脉外侧的情况更常见，不过，也有文献报道说，走行于内侧及背侧的情况也不少见。

图153 子宫深静脉的脏侧端

在子宫颈部向上走行的子宫深静脉，被子宫、膀胱周围的结缔组织所包裹。见后续图154。从外侧看右侧盆腔的照片，图片左边是头侧。

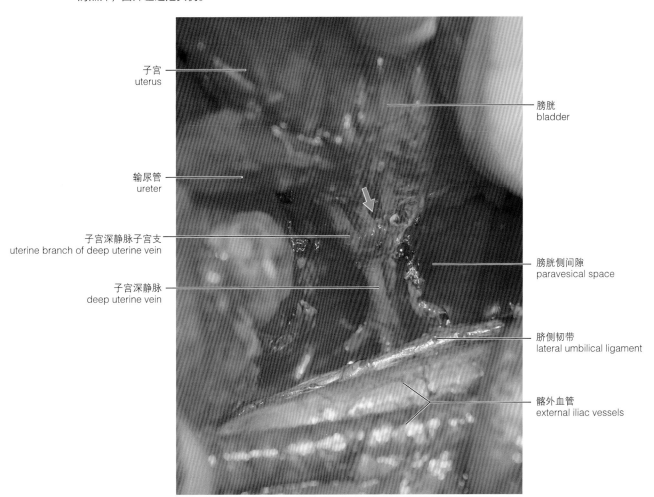

图154 膀胱上静脉

从子宫颈部开始下行的子宫深静脉会有膀胱上静脉汇入。常见只有1条静脉的类型。此处要先切断膀胱上静脉，然后切除膀胱子宫韧带后层。箭头所指方向可发掘阴道侧间隙。图片为从外侧看右侧盆腔的照片。同时请参照图120。

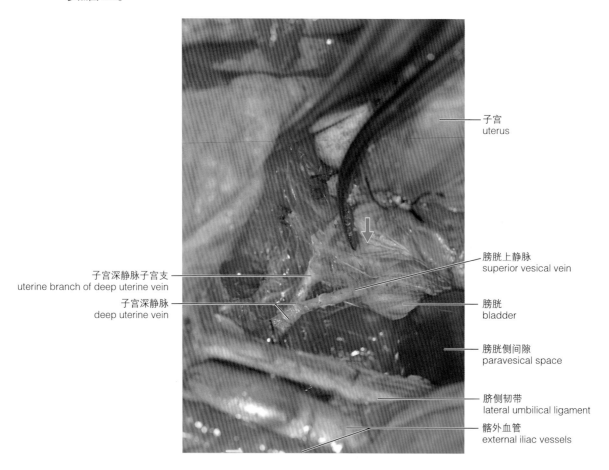

子宫
uterus

子宫深静脉子宫支
uterine branch of deep uterine vein

子宫深静脉
deep uterine vein

膀胱上静脉
superior vesical vein

膀胱
bladder

膀胱侧间隙
paravesical space

脐侧韧带
lateral umbilical ligament

髂外血管
external iliac vessels

12.6.2.3　处理膀胱子宫韧带后层血管群

在包含膀胱宫颈韧带的尾端折返部内走行的静脉只有膀胱上静脉（**图43a，图54**）。遇到2根以上膀胱静脉的情况也有（**图156**）。例如有时候在膀胱上静脉的深部会有膀胱中静脉走行，甚至在此深部可能还有从膀胱发出回流入直肠中静脉的膀胱下静脉（**图13，图43a，图54**）。切离膀胱中静脉的时候，解剖学上要注意因为静脉要回流入臀下阴部内共同管，所以在汇入之前有必要再次离断静脉（**图54**）。同样在切离膀胱下静脉（并非必须）的时候，也必须在它回流进入直肠中静脉之前再度离断。如不重视这一步操作，要切除到直肠侧韧带就很困难（**图78b**）。特别是在不知道有这些血管存在的情形下做切离，汹涌的静脉出血将令人措手不及。

图155a，b 与膀胱上静脉并行的膀胱神经支

将拉钩置于阴道侧间隙正上方，将膀胱向尾侧用力牵拉。子宫静脉支和膀胱上静脉汇合后向左侧子宫深静脉回流。膀胱上静脉的外侧有膀胱神经支伴行。阴道侧间隙已经发掘出来并用拉钩展开。膀胱上静脉与神经支分开之后，在靠近膀胱处分离并切断。简易图a中点线围成的四边形见照片。

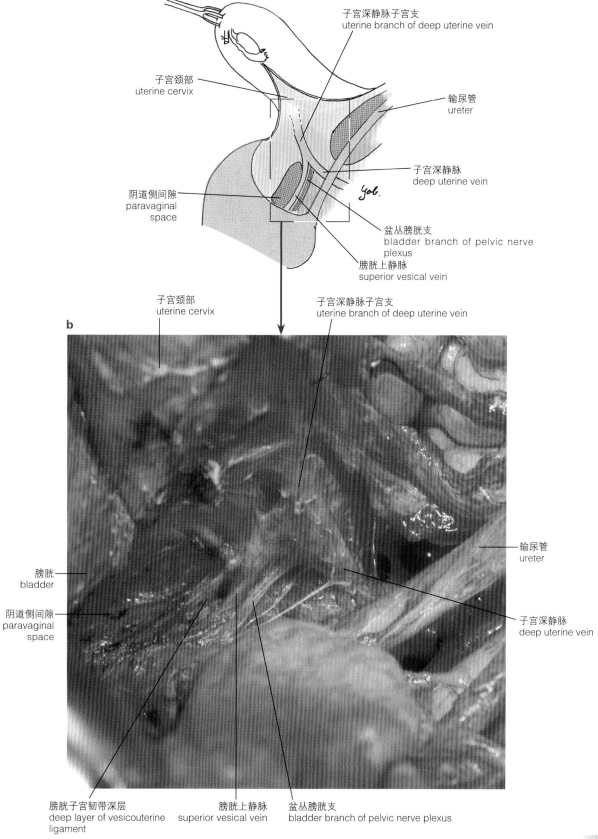

a

子宫深静脉子宫支
uterine branch of deep uterine vein

子宫颈部
uterine cervix

输尿管
ureter

子宫深静脉
deep uterine vein

阴道侧间隙
paravaginal
space

盆丛膀胱支
bladder branch of pelvic nerve
plexus

膀胱上静脉
superior vesical vein

b

子宫颈部
uterine cervix

子宫深静脉子宫支
uterine branch of deep uterine vein

输尿管
ureter

膀胱
bladder

阴道侧间隙
paravaginal
space

子宫深静脉
deep uterine vein

膀胱子宫韧带深层
deep layer of vesicouterine
ligament

膀胱上静脉
superior vesical vein

盆丛膀胱支
bladder branch of pelvic nerve plexus

153

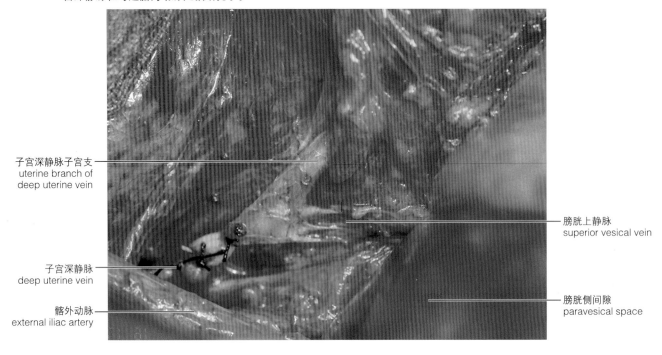

图156 2根以上的膀胱上静脉

3根静脉从膀胱发出汇入子宫深静脉。子宫深静脉子宫支潜藏于膀胱组织下方。照片右侧是膀胱，可以看到子宫深静脉在跨越髂内动脉处被结扎了。

子宫深静脉子宫支
uterine branch of
deep uterine vein

膀胱上静脉
superior vesical vein

子宫深静脉
deep uterine vein

髂外动脉
external iliac artery

膀胱侧间隙
paravesical space

12.6.2.4 切离膀胱子宫韧带后层

方法可以如**图157**那样单独分离膀胱上静脉，切离后再分离深层，也可以如**图158**那样，将后层一起分离并切断。无论如何要保证在切离后层时，从阴道侧间隙伸入Kelly钳避开膀胱神经支，然后在膀胱上静脉的下缘穿出（**图36a**）。然后在尽可能靠近膀胱处钳夹、切断分离下来的组织束。

在膀胱子宫韧带后层的切离方法中，也有从膀胱侧间隙开始向阴道侧间隙方向伸入钳子或手指（常用食指）来做穿孔，然后分离、切离的方法。

关于这种方法，在远藤《妇科手术实践》及藤原《宫颈癌手术》的手术书中有详细描述。

12.6.2.5 接近阴道周围组织的途径

冈林术式中膀胱子宫韧带后层的切离如同被称为"打开书本（opening book）"或"双开门"那样很容易暴露阴道旁结缔组织（paracolpium）。也就是说切离膀胱子宫韧带后层，就意味着阴道周围组织（suspensory system）就显露出来了（参照**图167**）。

图157a，b 分离膀胱上静脉

图157a，b是从颈横韧带上分离膀胱上静脉的情形。膀胱上静脉处理完之后切离膀胱子宫韧带深层。图157a是从左边头侧方向看膀胱侧方的照片。另外，膀胱子宫韧带后层=膀胱子宫韧带深层+膀胱宫颈韧带（颈横韧带尾端折返部）。

（Gynecol Oncol 1996;62:370-378）

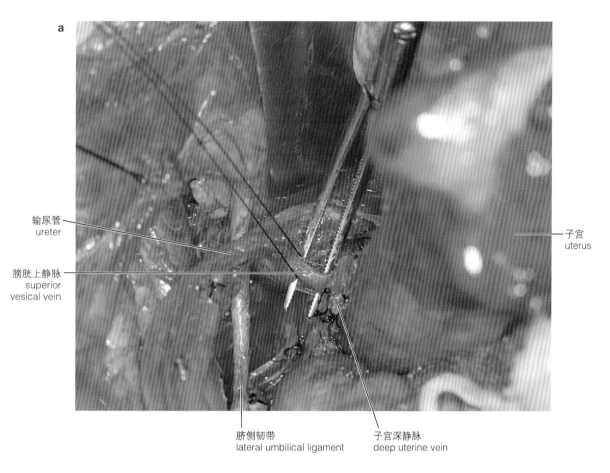

a

输尿管
ureter

膀胱上静脉
superior
vesical vein

脐侧韧带
lateral umbilical ligament

子宫深静脉
deep uterine vein

子宫
uterus

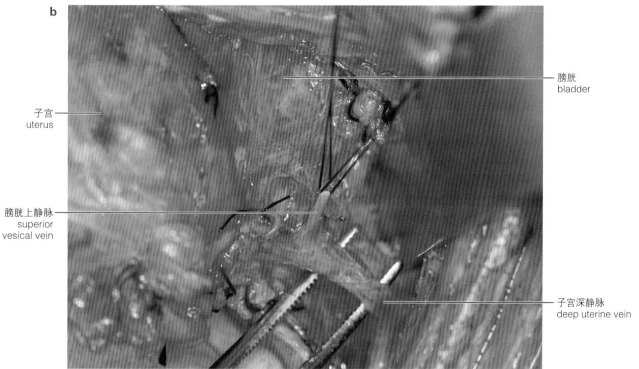

b

子宫
uterus

膀胱上静脉
superior
vesical vein

膀胱
bladder

子宫深静脉
deep uterine vein

图158 分离膀胱子宫韧带后层

紧靠阴道侧间隙插入Kelly钳，在右侧膀胱静脉的下缘穿透过去，以此来分离膀胱宫颈韧带。此处所包含的血管并不仅仅有膀胱上静脉，常可以看到子宫深静脉的子宫支。输尿管已向外侧排压，所以图片中看不到。

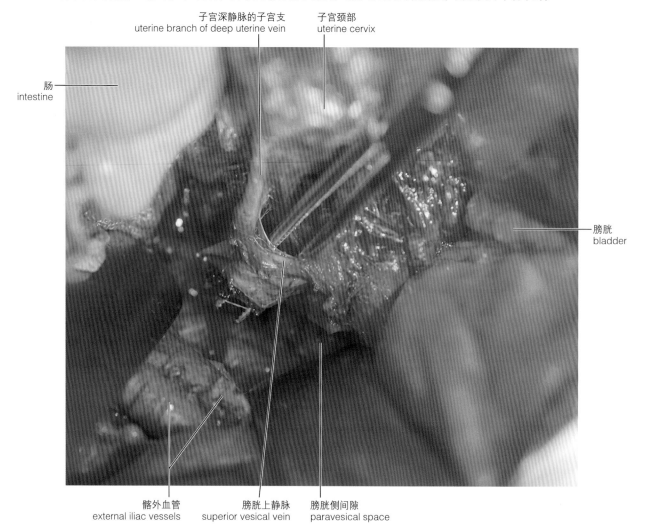

子宫深静脉的子宫支
uterine branch of deep uterine vein

子宫颈部
uterine cervix

肠
intestine

膀胱
bladder

髂外血管
external iliac vessels

膀胱上静脉
superior vesical vein

膀胱侧间隙
paravesical space

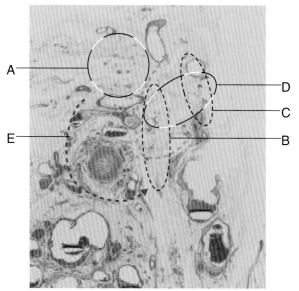

根据图36a的组织图，膀胱子宫韧带后层切离D（B+C）：
①发掘阴道侧间隙E；
②游离输尿管；
③从阴道侧间隙插入Kelly钳，把膀胱子宫韧带深层B穿通；
④钳子的前端从膀胱上静脉C的下端穿出。

13　切离子宫深静脉（颈横韧带的最终处理）

子宫深静脉的切离是处理颈横韧带的最后一步。切离膀胱子宫韧带后层的时候，就可以充分清扫子宫深静脉周围（**图154a，b；图155a**）。为了保留子宫深静脉在解剖上的立体感，先对它的血流进行阻断而不切断血管（**图156**）。子宫深静脉结扎会引起静脉丛淤血使得前方操作难度增加，但是开放静脉进行手术又会增加癌细胞转移的危险性。笔者有两位在手术的最后才进行血流阻断的宫颈癌Ⅰb的患者，后来怀疑术中发生了肺转移，因为有了这样的经验，所以以后就不这么操作了。

首先，在子宫深静脉汇入髂内静脉之前对其进行结扎、离断。然后，将内侧断端向上提起，从直肠侧韧带开始，经过膀胱上静脉的切断部，最后到达直肠子宫韧带为止，将子宫深静脉剥离、分离

（**图159**）。在子宫深静脉的深部有时会有膀胱中静脉伴行（**图54**）。对于此静脉，除了有显著癌症浸润的或者与膀胱上静脉有复杂交通的病例之外都要保留。从直肠子宫韧带开始的，对子宫深静脉的剥离要完全，并且在到达直肠子宫韧带时，必须要给韧带留出可以钳夹2把钳子的范围（**图134**）。如果在子宫深静脉的剥离不完全的情况下钳夹并切离直肠子宫韧带的话，就把子宫深静脉和直肠子宫韧带一同钳夹住了（**图160**的箭头）。这样一来，子宫深静脉就不能完全摘除，在结扎颈横韧带和直肠子宫韧带的壁侧断端的时候，如果缝合针扎到并穿透子宫深静脉或直肠中静脉，那么就会面临来自针眼处意外出血的问题。不明白出血原因的情况之一是不容易正确止血，如果不慎把静脉弄破就将陷入更大的困境。

在离断、分离子宫深静脉完成之后，用超声刀把子宫深静脉和直肠中静脉的吻合支以及其他向阴道、膀胱、直肠发出的还未处理的静脉支都仔细分离出来，凝固再结扎、离断。

图159　游离和离断子宫深静脉

子宫深静脉在汇入髂内静脉前离断，提起残端将它从下方组织（直肠侧韧带）上分离出来直到直肠子宫韧带。膀胱上静脉已经离断了。可以看到和中直肠静脉的交通支（箭头所示），将它切断，子宫深静脉到子宫之前就完全解放出来了。此照片是图157b的延续。

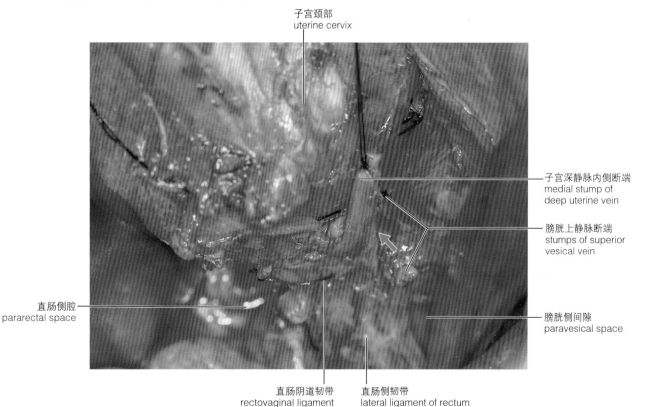

子宫颈部
uterine cervix

子宫深静脉内侧断端
medial stump of
deep uterine vein

膀胱上静脉断端
stumps of superior
vesical vein

直肠侧腔
pararectal space

膀胱侧间隙
paravesical space

直肠阴道韧带
rectovaginal ligament

直肠侧韧带
lateral ligament of rectum

图160 子宫深静脉的不完全剥离

还没有将子宫深静脉从直肠侧韧带上完全剥离下来就钳夹、离断直肠子宫/阴道韧带，它（子宫深静脉）就附着在直肠侧韧带上并残留下来。因为没有定位，癌症向子宫深静脉进一步浸润的时候，就在出血及根治性上留下了问题。子宫深静脉有必要（如红色箭头所示）完全剥离出来。

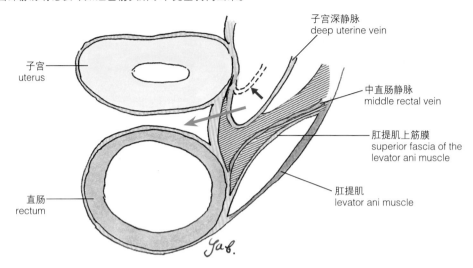

图中标注：
- 子宫深静脉 deep uterine vein
- 子宫 uterus
- 中直肠静脉 middle rectal vein
- 肛提肌上筋膜 superior fascia of the levator ani muscle
- 肛提肌 levator ani muscle
- 直肠 rectum

图161a，b 最后的侧方操作及其简易图

用力向脚的方向牵拉子宫，向头侧上提直肠。颈横韧带及直肠子宫韧带已经离断，露出的直肠侧韧带从头外侧附着到直肠侧面，腹下神经也向着这个位置进入。膀胱上静脉（后层血管部）已经被切离，Cooper剪刀伸入并扩展阴道侧间隙。笔者认为，照片上的腹下神经穿入直肠侧韧带的直肠附着部，然后形成盆腔神经丛，从它分出的膀胱神经支在保留的后层（膀胱宫颈韧带）神经部中走行并进入膀胱。此为从右外侧看到的照片。图164和图165是连续拍下的照片，请同时参照来看。b图是简易图，描绘中强调了通过阴道侧间隙、直肠阴道韧带和后层神经部的盆腔自主神经的走行情况。红色点线显示的是直肠阴道韧带的切离。

（Gynecol Oncol 1996;62:370-378）

照片标注：
- 直肠阴道间隙 rectovaginal space
- 子宫 uterus
- a
- 子宫深静脉内侧断端 medial stump of deep uterine vein
- 直肠 rectum
- 阴道侧间隙 paravaginal space
- 腹下神经 hypogastric nerve
- 直肠侧韧带 lateral ligament of rectum
- 直肠子宫韧带断端 stumps of rectouterine ligament
- 膀胱上静脉外侧断端 lateral stump of superior vesical vein
- 膀胱宫颈韧带（神经部）vesicocervical ligament（neural part）

图161a，b，颈横韧带已在起始部离断，侧方操作已经全部完成。直肠侧韧带露出提示连着腹下神经的盆腔神经丛的存在。而且根据膀胱宫颈韧带血管部的切除就可以推测保留神经部分（参照**图155b**）。也请注意阴道侧间隙。

14 切离直肠阴道韧带和膀胱阴道韧带

直肠阴道韧带和膀胱阴道韧带的切离范围，Latzko手术和冈林手术中完全不同。Latzko手术（Peham-Amreich手术书）如简易**图66**所示，从切开肛提肌上筋膜形成的直肠侧腔尾室开始，将直肠阴道隔和膀胱阴道膈一并钳夹、切断。在这种方法中，把肛提肌上筋膜连同膀胱子宫韧带后层（也许，膀胱上行脚）同时切断。与此相对，冈林在膀胱子宫/阴道韧带中发掘出阴道侧间隙（**图36a**），并利用它只对阴道周围组织做切除。冈林当初大概并没有意识到他的方法为以后手术中保留膀胱神经留下了可能性。

图162是系统的冈林手术，想象着切离膀胱阴道韧带和直肠阴道韧带的情形而绘制的模拟图。因为颈横韧带已经被切断，冈林直肠侧腔和阴道侧间隙就自然地相连在一起。据此认定，膀胱阴道韧带和直肠阴道韧带可能在盆腔神经丛膀胱支的内侧。

膀胱阴道韧带如**图16C**所示那样在组织学上不能明确认定，但在手术中可以肯定它出现在膀胱阴道间隙和阴道侧间隙之间。技法是将膀胱阴道间隙和阴道侧间隙各自用拉钩向腹侧牵拉，把紧张的膀胱阴道韧带用LigaSure离断。

再说直肠阴道韧带的切离，**图163**显示了直肠阴道韧带和子宫深静脉及直肠侧韧带的关系。直肠阴道韧带切离的技法中重要的是注意钳子伸入的方向不要出错以致误夹到残留的后层神经部（**图161b**的点线）。

如**图164**，**图165**所示，直肠阴道韧带的切离要在认定正确方向之后再开始。首先，从腹下神经的走行和直肠侧韧带的位置来推测盆腔神经丛的部位，在不触碰到它们的状态下确认直肠阴道韧带。接着，将双手食指插入直肠阴道间隙将直肠阴道韧带向上下（腹背）"极力拉伸"，把韧带从阴道后

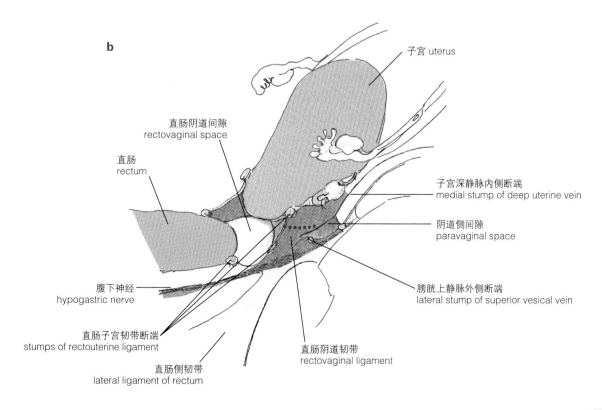

b

子宫 uterus

直肠阴道间隙 rectovaginal space

直肠 rectum

子宫深静脉内侧断端 medial stump of deep uterine vein

阴道侧间隙 paravaginal space

腹下神经 hypogastric nerve

膀胱上静脉外侧断端 lateral stump of superior vesical vein

直肠子宫韧带断端 stumps of rectouterine ligament

直肠阴道韧带 rectovaginal ligament

直肠侧韧带 lateral ligament of rectum

图162 直肠阴道韧带和膀胱阴道韧带切离的模拟图

因为颈横韧带的切除使得阴道侧间隙和冈林直肠侧腔相连续。在阴道侧间隙和直肠阴道间隙之间切断直肠阴道韧带，在膀胱侧间隙和膀胱阴道间隙之间切断膀胱阴道韧带。由于阴道侧间隙的完成使得可以在膀胱神经支的内侧做韧带的切离。

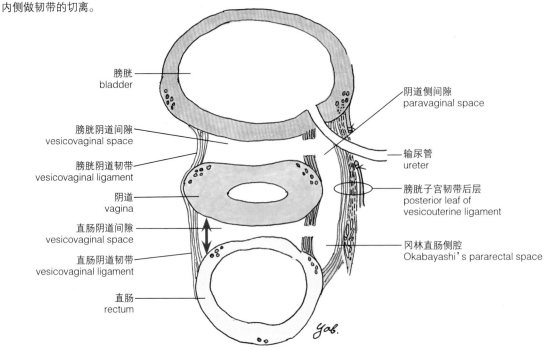

膀胱
bladder

膀胱阴道间隙
vesicovaginal space

膀胱阴道韧带
vesicovaginal ligament

阴道
vagina

直肠阴道间隙
vesicovaginal space

直肠阴道韧带
vesicovaginal ligament

直肠
rectum

阴道侧间隙
paravaginal space

输尿管
ureter

膀胱子宫韧带后层
posterior leaf of
vesicouterine ligament

冈林直肠侧腔
Okabayashi's pararectal space

图163 直肠阴道韧带切离方向的示意模拟图

把从直肠侧韧带和直肠子宫/阴道韧带上完全剥离下来的子宫深静脉断端向上拉住，切断阴道侧间隙和直肠阴道间隙之间的直肠阴道韧带（箭头所示）。另外，此图片显示的是仅仅将颈横韧带和尿管板、后层血管部切断，对于直肠侧韧带及其关联组织还没有切除的区域。

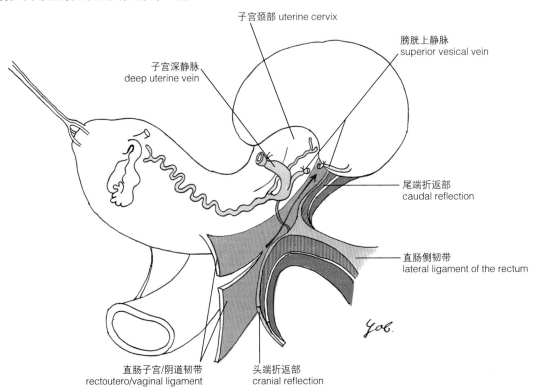

子宫颈部 uterine cervix

子宫深静脉
deep uterine vein

膀胱上静脉
superior vesical vein

尾端折返部
caudal reflection

直肠侧韧带
lateral ligament of the rectum

直肠子宫/阴道韧带
rectoutero/vaginal ligament

头端折返部
cranial reflection

160

图164 切离直肠阴道韧带

颈横韧带的切离已经完成，照片显示的是：①发掘直肠阴道间隙。②切离直肠子宫韧带。③发掘阴道侧间隙。④切离后层血管部。⑤暴露直肠侧韧带。直肠阴道韧带的切离方向用点线标示出来。保留盆腔神经丛和膀胱神经支的时候，钳子的前端必须要正确地伸入阴道侧间隙来钳夹直肠阴道韧带。也请参照图161、图165。

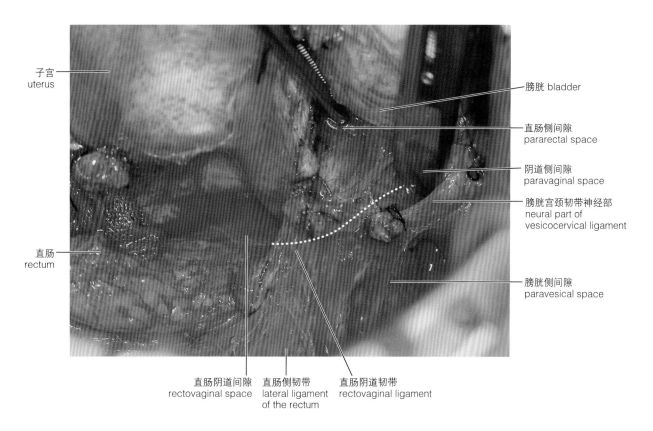

子宫
uterus

膀胱 bladder

直肠侧间隙
pararectal space

阴道侧间隙
paravaginal space

膀胱宫颈韧带神经部
neural part of
vesicocervical ligament

直肠
rectum

膀胱侧间隙
paravesical space

直肠阴道间隙　　直肠侧韧带　　直肠阴道韧带
rectovaginal space　lateral ligament　rectovaginal ligament
　　　　　　　　of the rectum

筋膜和直肠前筋膜上剥离下来，韧带被拉伸变薄（**图162**红色双箭头）。然后在阴道侧间隙内挂上小的肌肉拉钩（习惯用腹式输卵管结扎用的那种宽1.5cm的拉钩），再次用剪刀或者再联合用Kelly钳将阴道侧间隙扩展到直肠旁。在阴道侧间隙内慢慢切除疏松结缔组织并深入，基本不会遇到血管（**图152，图164**）。直肠阴道韧带在直肠阴道间隙和被扩大的阴道侧间隙之间，正确地插入钳子钳夹、切离或者用LigaSure离断（**图161a，b～图166**）。

图165 分离的腹下神经和直肠阴道韧带的钳夹

向深部发掘冈林直肠侧腔，露出在直肠旁走行的腹下神经。因为直肠钩挡住看不到直肠侧韧带，但可以预测盆腔神经丛的位置。为了不碰触到它们，用Kelly钳钳夹住直肠阴道韧带。

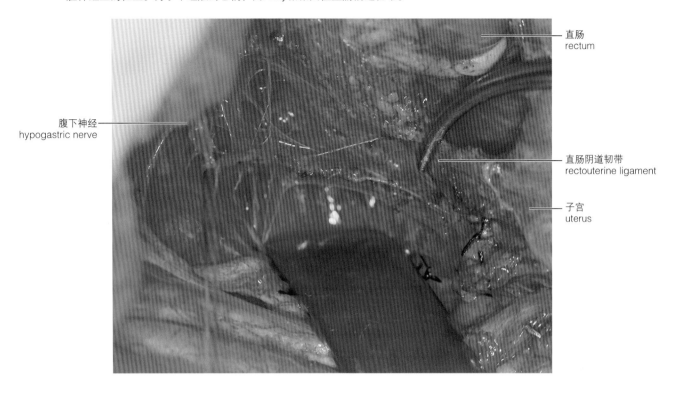

直肠
rectum

腹下神经
hypogastric nerve

直肠阴道韧带
rectouterine ligament

子宫
uterus

图166 直肠阴道韧带的钳夹

向耻骨方向用力牵拉子宫，在阴道侧间隙内挂上拉钩，露出并钳夹、离断直肠阴道韧带。

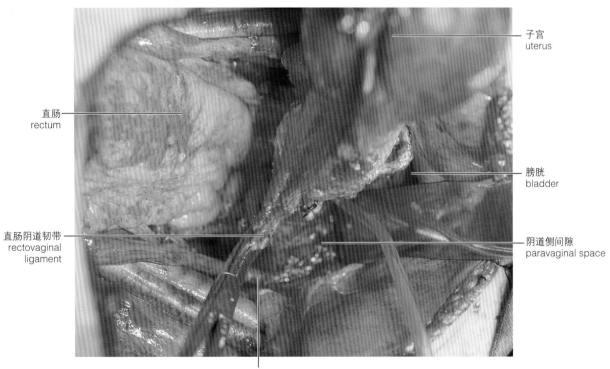

子宫
uterus

直肠
rectum

膀胱
bladder

直肠阴道韧带
rectovaginal
ligament

阴道侧间隙
paravaginal space

脐侧韧带
lateral umbilical ligament

15　切离阴道旁结缔组织

阴道旁结缔组织（paracolpium，paracolpus）一直都是Mackenrodt韧带的一部分，也即颈横韧带的下方连接体（短纤维束（short fibrous bundle）或水平基束（horizontal ground bundle））。据此，阴道旁结缔组织就作为下方连接体结合阴道外膜的结构来对待。在解剖学上可比颈横韧带的阴道侧方的结缔组织有肛提肌上筋膜。Mackenrodt之后，肛提肌上筋膜不知不觉就从肛提肌中分离出来而加入到阴道旁结缔组织中。也就是说，阴道旁结缔组织=肛提肌+阴道外膜（阴道周围组织）的图式就诞生了。这种想法被导入到了Latzko手术中（**图16D，图66**）。

不过此术式最终切除了盆腔壁侧筋膜（extended endopelvic resection），风险太高。不用说，也就不可能保留膀胱神经支。

与此相对，冈林认为阴道旁结缔组织=阴道周围组织（perivaginal tissue），肛提肌上筋膜并没有加入到阴道旁结缔组织的范畴中（**图16D；图17a，b**）。因此，切离范围不可能到颈横韧带同一水平的侧方，必须要谨慎对待，这可能是阴道残端的复发因素。不过阴道向肛提肌上筋膜方向去的血流、淋巴流基本没有。而且，因为膀胱子宫韧带后层被保留下来，对切除阴道的长度就没有限制，对于维持膀胱功能有非常大的好处。

另外，颈横韧带是拥有间膜样构造的血管神经束（neurovascular bundle），所以把它和属于肛提肌筋膜的肛提肌上筋膜当做同样的概念来考虑是欠妥

图167 | 暴露阴道周围组织

图片显示在膀胱阴道间隙和阴道侧间隙之间露出含有阴道下行血管的阴道周围结缔组织（perivaginal tissue）。此照片为了显示阴道血管丛和阴道侧间隙及膀胱宫颈韧带的关系，膀胱韧带后层的切离还没有完成。

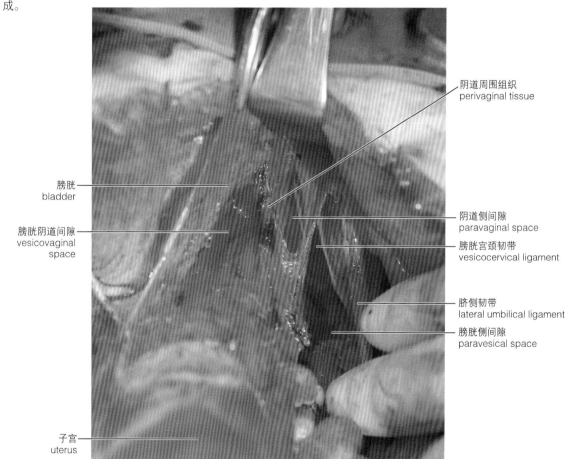

膀胱
bladder

膀胱阴道间隙
vesicovaginal space

子宫
uterus

阴道周围组织
perivaginal tissue

阴道侧间隙
paravaginal space

膀胱宫颈韧带
vesicocervical ligament

脐侧韧带
lateral umbilical ligament

膀胱侧间隙
paravesical space

图168 离断阴道周围组织

向头侧牵拉子宫，用拉钩向下牵拉膀胱，充分露出阴道。图片显示包含阴道下行血管的疏松结缔组织束（阴道周围组织perivaginal tissue）被钳夹的情况。

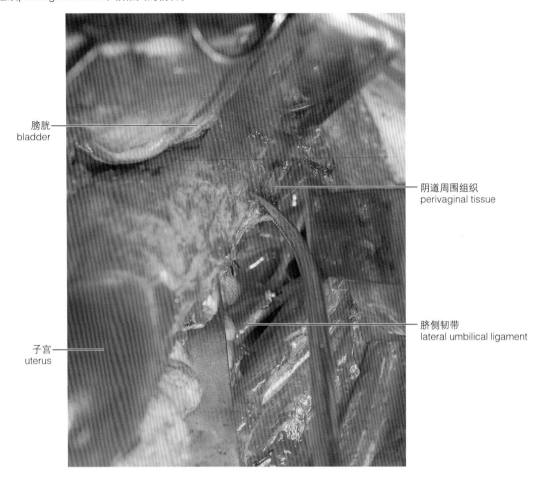

膀胱
bladder

阴道周围组织
perivaginal tissue

脐侧韧带
lateral umbilical ligament

子宫
uterus

图169 阴道断端闭锁Davydov法

膀胱腹膜和阴道前壁结节缝合，同样直肠浆膜和阴道后壁也这样缝合。最后在中间将膀胱腹膜和直肠浆膜缝合。

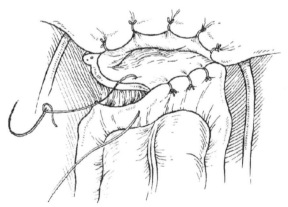

（远藤幸三，妇产科手术临床实践）

的。由此得出结论，阴道旁结缔组织的切除，必然选择冈林的手术方法（**图16C，图66**）。

技法：目前为止的操作下，"膀胱阴道间隙和阴道侧间隙之间出现了含有阴道血管的阴道周围结缔组织"。如**图167**所示，在膀胱上挂上拉钩，用力向下方牵拉，在阴道侧间隙和膀胱阴道间隙之间，按照表盘来说，在阴道横断面的时钟1点和11点的位置，以下行阴道血管为中心的疏松结缔组织束也即阴道周围组织（perivaginal tissue）就浮现出来。请将**图140，图143，图144**联合起来看，最后将这些露出的阴道血管丛用Kelly钳钳夹、离断、结扎（**图168**）。

以前相信"阴道切除的越长，膀胱麻痹越严重"的说法。但是，已经说过阴道神经支和膀胱神经支是各自独立走行的（**图46**）。阴道神经支在子宫颈周围/阴道周围组织（pericervical/perivaginal tissue）内走行，膀胱神经支在膀胱子宫韧带后层（膀胱宫颈韧带）内走行。因此，两者是以不同的路线到达各自的脏器，阴道切除的长度和膀胱功能损害的程度不应该是平行关系。笔者相信，以这个理论为基础施行手术的最初保留神经的广泛全子宫切除术是成功的。

16　切断阴道和缝合阴道断端

根据阴道周围组织（perivaginal tissue）的切离，现在子宫只跟阴道相连。在确认阴道已经完全从直肠、膀胱上剥离出来之后，在阴道上做横向切口，延长切口，离断阴道。阴道缝合用可吸收线做连续缝合，为避免阴道短缩时，可以采用利用腹膜的Davydov法。将膀胱腹膜缝合到阴道前壁断端处，道格拉斯陷凹腹膜缝合到阴道后壁断端处，完成后对阴道的长度做预测，然后把两个腹膜再缝合（**图169**，引自远藤的手术书）。另外，用可吸收性网来形成断端部，再用膀胱腹膜覆盖也是一种方法。几个月内一定会产生新的肉芽，注意不要感染，结果会很好。

17　腹腔以及盆腔腹膜的处置

盆腔用生理盐水进行充分洗净之后，将引流管从闭孔窝开始经过后腹膜下再穿出腹壁，接上引流袋。没有关闭髂窝腹膜的闭锁。然后常规关腹，手术结束。

第5章 其他术式

1 次广泛子宫切除术

切除范围可以认为基本和Wertheim手术相同。检索欧美的文献可以看出，比起广泛全子宫切除术的Latzko手术，采用Wertheim手术的人更多。将最近的Höckel的子宫间膜全切术（total mesometrial resection）的效果也包含在内来考察的话，Wertheim手术的效果也是比预料的更好。

由于化疗的进步以及HPV疫苗的开发，也由于技术精通和广泛全子宫切除术伴有风险，能使术后生活质量（QOL）达到最佳的次广泛全子宫切除术将成为主流手术的可能性非常大。

因为可以给出解剖学上系统的定义，笔者也以次广泛全子宫切除术为努力目标。在此简要地做个叙述。

术式顺序：

①开腹。

②切离子宫圆韧带。

③切开髂窝腹膜。

④开放膀胱侧间隙：无须发掘到露出膀胱侧间隙的底部（肛提肌上筋膜）。

⑤清扫盆腔淋巴结：最先切除前部淋巴结，转移度高的闭孔、髂内、主韧带淋巴结也作为切除对象。闭孔血管汇入髂内血管附近的清扫不能马虎对待，因为这里还有子宫深静脉回流。

⑥开放Latzko直肠侧腔：发掘到子宫深静脉的高度为止。

⑦切开膀胱腹膜。

⑧分离并切断子宫动脉：子宫动脉周围彻底清扫之后，按照藤原的方法保留输尿管支也可以。

⑨开放冈林直肠侧腔，分离后部输尿管，形成尿管板。

图170 次广泛全子宫切除术

追踪子宫深静脉的走行，确认膀胱上静脉汇入部，分离出子宫支（参照图155）。以子宫深静脉为中心用CUSA清扫周边，在确认没有肿大的淋巴结后，离断子宫支部位（箭头所示）。

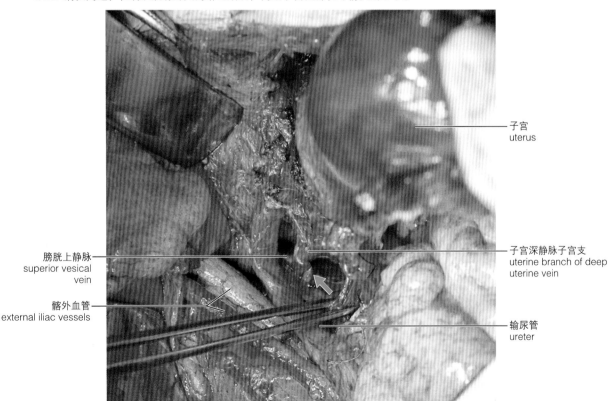

膀胱上静脉
superior vesical vein

髂外血管
external iliac vessels

子宫
uterus

子宫深静脉子宫支
uterine branch of deep uterine vein

输尿管
ureter

⑩清扫子宫深静脉周边（CUSA）。

⑪切离骨盆漏斗韧带。

⑫切开道格拉斯陷凹腹膜，分离直肠阴道隔。

⑬切离宫骶韧带和直肠子宫韧带。

⑭剥离膀胱。

⑮形成并打开输尿管隧道。

⑯发掘阴道侧间隙。

⑰切离膀胱子宫韧带前层（输尿管隧道顶（ureteric roof））。

⑱露出前部输尿管（**图148**）。

⑲露出膀胱上静脉，确认它汇入子宫深静脉的部位（**图155a，b**）。

⑳在膀胱上静脉汇入子宫深静脉的汇入点的上游露出并分离、切断子宫深静脉的子宫支（**图170**）。不切除子宫深静脉干和膀胱上静脉。

㉑切离直肠阴道韧带：将钳子的外侧叶伸入并钳夹子宫深静脉子宫支被切离处的正下方（背侧）。此位置按照推理就相当于Wertheim手术中第2把钳子的位置。

㉒切离阴道周围组织：利用开放出来的阴道侧间隙做钳夹。

㉓切断阴道，缝合。

㉔放置引流管。

2 针对Ⅲ期宫颈癌，进行子宫旁结缔组织处理的手术

Ⅲ期宫颈癌癌细胞的浸润通常分为向盆腔侧壁扩散和向直肠、膀胱浸润两种。对于前者可选择三林术式，对于后者要做脏器合并摘除术。当然如果考虑同时有两种浸润的话，就要随机应变，对术式进行重组。

2.1 三林术式及其变通法

Ⅲ期宫颈癌手术可以用三林博士的超广泛全子宫切除术（superextensive hysterectomy）来代表。相对于冈林术式中，在髂内血管干的内侧行主韧带切除，三林术式如**图75**，**图80**所示，采取的是把主韧带连同髂内血管干一起全部摘除的方法。获野在说到冈林术式主韧带的切离时用了"切除resection"一词，而在三林术式中对此称作"摘除（exstirpation）（德语）=extirpation"。

众所周知，髂内动静脉系统由以下血管构成：脏侧支（子宫动脉、脐胱动静脉、直肠中动脉）、前壁侧支（脐侧动脉、闭孔动静脉、阴部内动静脉）、后壁侧支（髂腰动静脉、骶骨外侧动静脉、臀上下动静脉）（**图50**）。

三林术式（**图75**）的意图是在从臀上动静脉的下游开始到阴部管（Alocock管）为止的范围内将髂内动静脉系全部摘除。具体的操作是下面几步（**图75**）：结扎并切断闭孔血管（第1扎），在臀上血管分支后对下游的髂内血管干行结扎、切断（第2扎），在梨状肌下口处臀下阴部内共同管发出分支处之前行联合结扎、切断（第3扎）。要顺利完成手术，必须要具备系统的解剖学知识、丰富的经验和高超的技术。

小林将三林术式称为壁面操作，指的是把剥离出的髂外动静脉向内侧牵拉，髂内动静脉在其和髂腰肌之间露出，然后行分离、摘除操作。小林的解释是，颈横韧带已经变成肿瘤块的Ⅲ期宫颈癌病例中盆腔内侧入路有困难。与此相对，经由盆腔内侧的冈林术式就被他称为腔内操作。

笔者已经说过好几次，三林的想法中有解剖学上的矛盾。如**图171**所示，从髂内血管干和其下续的臀下阴部内共同管，除了发出子宫动静脉之外，还发出通向直肠的血管支（直肠中动静脉）和通向膀胱的血管支（膀胱上中下动静脉：**图54**），并且分布于直肠和膀胱。三林的盆腔解剖学遵照了欧洲的解剖学观点，认为膀胱、子宫/阴道、直肠的侧方韧带是各自独立并且相互平行地存在着（**图5**，**图6**）。因此三林术式中（冈林术式也同样）没有导入膀胱侧韧带和直肠侧韧带的概念。在头脑中根本没有想到直肠中动静脉、膀胱中下动静脉就做了第3扎，实际上这是不行的。

笔者在摘除髂内血管系的时候，必定选择以起始部为中心的血管来进行，认为不应把膀胱支和直肠支包含在内（**图171**）。也就是说，血管的离断部位是：①闭孔血管；②脐侧韧带；③髂内血管干发出臀上血管分支处的下游；④臀下阴部内共同管发出子宫深静脉和直肠中血管2个分支部之间。

实际上，髂内血管正确的分离、离断、结扎是手术中最难的技术关。**图172a，b**就是系统解剖中追踪髂内血管系的图片，即使如此，要正确地把握血管还是很难的。考虑到臀下动静脉和阴部内动静脉的分离、离断、结扎必要性和风险性，笔者并不赞成小林的第3扎的部位。

笔者的方法以颈横韧带起始部的髂内动静脉的摘除（extirpation）为主要目的，换句话说，并不像三林术式那样把臀下阴部内共同管全程都作为摘除对象。这样，要把直肠侧韧带从切除对象中排除掉。

手术方法是，首先可以从髂腰肌开始剥离髂外血管，据此判断附着的转移淋巴结和血管鞘的分离是否可行（**图113**）。若觉得可行，那么在膀胱侧方离断脐侧韧带，沿着膀胱切离含有膀胱上动脉的膀胱腹下筋膜。接着，在闭孔附近用超声刀发掘并且离断闭孔动静脉和同名神经。闭孔神经头侧的离断要追踪到它潜隐到髂总静脉下方处为止才可进行，

同时要清扫周围。

笔者从最初开始按小林的壁面操作方法可以完成的是动脉水平的操作，静脉系在之前做一定程度的内面操作，血管表面显露清楚的壁面操作方法的安全性更加高（**图104**，**图111**，**图119**，**图173**）。因此沿着髂内血管干，用超声刀对子宫动脉（连同脐侧动脉一同处理很常见）、子宫深静脉、膀胱中动静脉、直肠中动静脉的髂内动静脉分支/汇入部进行分离、显露。此方法与冈林的手术没有任何不同。这时候，因为使用超声刀会有癌组织的飞散问题，所以要进行彻底的清洗和吸引。

图171 三林术式及其矛盾

假想Ⅲ期宫颈癌而描绘的模拟图。在切离臀下阴部内血管时，如果不对直肠侧韧带及膀胱神经血管束（图43，参照图54）同时做切除，就无法摘除子宫。如果要保留直肠、膀胱的情况时，必须要将直肠侧韧带及膀胱血管束在直肠和膀胱的侧面再次离断。

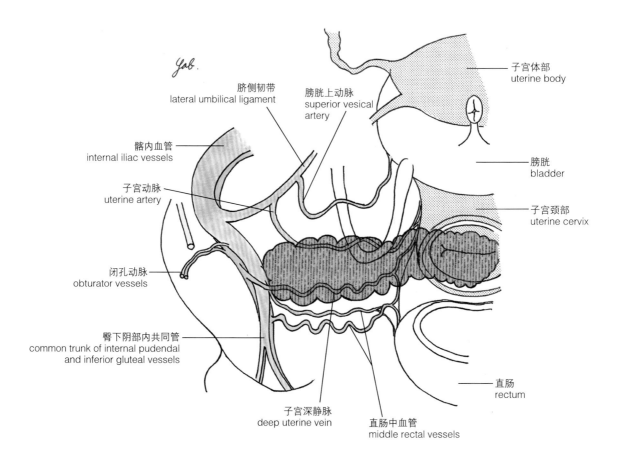

图172a，b 盆腔内动静脉系统的解剖

图为除去壁侧筋膜，解剖出盆腔内动静脉的右侧盆腔。分离支撑系统（supporting system），将其离断之后用钳子一起钳夹脏侧端向尾侧牵拉，露出起始部（左侧钳子部位）。从髂总静脉分出的髂内静脉干被髂内动脉挡在后面认不清楚，臀上静脉早早就汇入其中。然后下游的髂内静脉就称为臀下阴部内静脉共同管，有膀胱中静脉、子宫静脉（子宫深浅静脉）等脏侧支汇入此处。此图中的臀下静脉，与臀上静脉及骶外侧静脉形成了共同管。请参照简易图（b）。

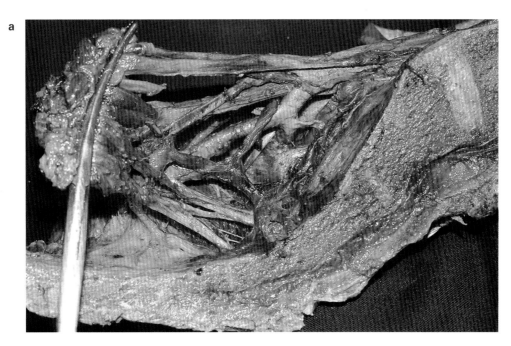

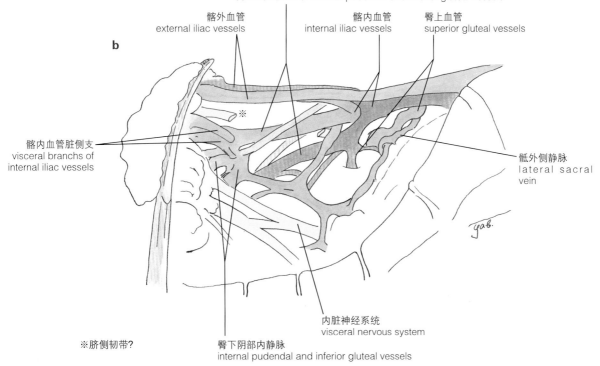

臀下阴部内共同管
common trunk of internal pudendal and inferior gluteal vessels

髂外血管
external iliac vessels

髂内血管
internal iliac vessels

臀上血管
superior gluteal vessels

髂内血管脏侧支
visceral branchs of internal iliac vessels

骶外侧静脉
lateral sacral vein

内脏神经系统
visceral nervous system

※脐侧韧带？

臀下阴部内静脉
internal pudendal and inferior gluteal vessels

169

接着谈髂内动脉干的离断操作，首先在臀上动脉分支部的上游挂一带子（**图174**），在其下游认真地作分离、结扎、离断（**图175**）。动脉的向心侧断端要行双重结扎，下面的一根用可拆卸针头（removable needle）加缝合线穿通血管来结扎，可以预防滑脱。

切断髂内静脉首先要从闭孔静脉的分离开始操作。闭孔静脉和子宫深静脉如**图104**，**图119**所示，几乎是在同一个部位汇入髂内静脉，因此，可以此部位的清扫为契机来开始壁面操作。并且多数情况下，臀上动脉和臀上静脉从血管的内面开始向着骶骨方向几乎是垂直下降的，有时也发现两者互相远离的情况，所以对此要注意。

首先，将从髂内静脉等分出的进入闭孔内肌的壁侧贯通静脉支一根一根按顺序分离、切离，如此反复操作（**图104，图176**），做成所谓的西村袋。穿过它就会出现比较致密的结缔组织膜层。用超声刀将此层去除就出现腰骶干（lumbosacral trunk）。这个阶段在髂内静脉干分出臀上静脉分支部的下游处仔细分离并离断（**图175，图177**）。腰骶干的下缘被很厚的脂肪覆盖，这里相当于臀下阴部内动静脉共同管的里面（外侧）。最后在子宫深静脉回流的下游将臀下阴部内静脉共同管分离并结扎、切断（**图177**）。

不选择三林术式的病例预后其实很差。这种术式不仅伴有高风险，而且必须具备丰富的经验和熟练度，现在倒不如说它是术中为应对意外事故的紧急避难技法。从这个术式可以学到的是对盆腔内血管、神经的解剖学上的理解，对韧带的深度感、立体感的把握。这样再加上后续的新辅助疗法（neoadjuvant）化疗及放疗的并用，Ⅲ期宫颈癌也能成为手术目标。另外，这样的手术，腹腔镜下操作也是适宜的。

图173 内腔操作（小林）完成后清扫盆腔侧壁

镊子夹持的部分是髂内动脉，臀上动脉以下的动脉已经显露。在此之后，转移到壁面操作（小林）。腔内操作：通常的颈横韧带起始部操作。壁面操作：做成西村袋。

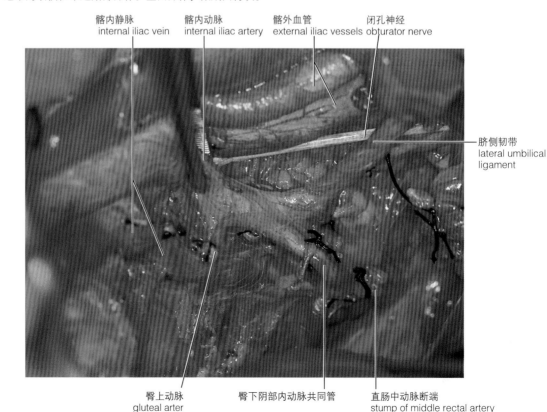

髂内静脉 internal iliac vein　髂内动脉 internal iliac artery　髂外血管 external iliac vessels　闭孔神经 obturator nerve　脐侧韧带 lateral umbilical ligament

臀上动脉 gluteal arter　臀下阴部内动脉共同管　直肠中动脉断端 stump of middle rectal artery

图174 暴露臀下阴部内动脉共同管

髂内动脉上挂了1根带子，臀下阴部内动脉共同管已经显露。操作到此，可使壁面操作进行得更加安全。图片右侧是头侧。

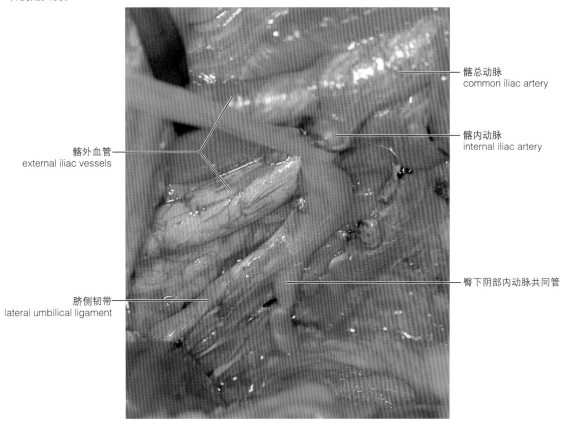

髂总动脉
common iliac artery

髂内动脉
internal iliac artery

髂外血管
external iliac vessels

臀下阴部内动脉共同管

脐侧韧带
lateral umbilical ligament

图175 离断髂内动脉

淋巴结清扫已经完成，髂内动脉已经离断。图片左侧是头侧。

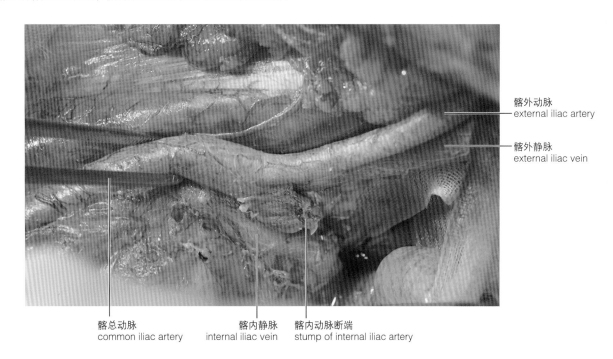

髂外动脉
external iliac artery

髂外静脉
external iliac vein

髂总动脉
common iliac artery

髂内静脉
internal iliac vein

髂内动脉断端
stump of internal iliac artery

图176 暴露髂内静脉

髂内动脉已经切除，向臀下阴部内静脉共同管方向去的前壁侧静脉开放。新辅助化疗（neoadjuvant chemotherapy）有显著效果的病例。图片左侧是头侧。

髂内动脉断端 stump of internal iliac artery

髂外动脉 external iliac artery　　　　前壁侧静脉 anterior parietal vein

脐侧韧带断端
stump of lateral
umbilical ligament

髂内动脉
internal iliac artery

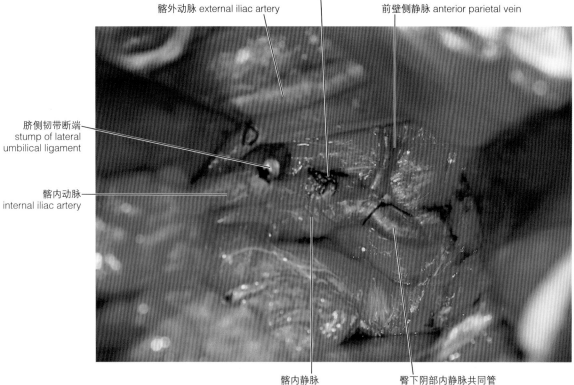

髂内静脉　　　　　　臀下阴部内静脉共同管
internal iliac vein　　common trunk of internal pudendal and inferior gluteal vein

图177 切除髂内静脉

露出所谓西村袋的状态，使腰骶干露出，在子宫深静脉和直肠中静脉之间离断臀下阴部内静脉共同管。图片左侧是头侧。

腰骶干 lumbosacral trunk

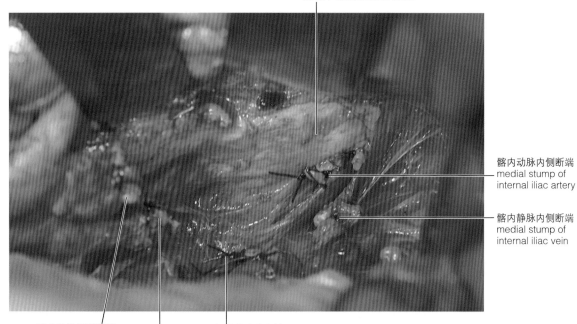

髂内动脉内侧断端
medial stump of
internal iliac artery

髂内静脉内侧断端
medial stump of
internal iliac vein

髂内动脉外侧断端　　　　　　　切除的髂内血管 removed internal iliac vessels
lateral stump of internal iliac artery

髂内静脉外侧断端
lateral stump of internal iliac vein

2.2　合并脏器切除

癌症浸润膀胱子宫韧带或直肠子宫韧带内很深的时候或者在脏器内扩散的时候，就有必要行脏器部分切除或者全部切除法。实际的脏器切除的手术技法有专门的手术书介绍，这里只涉及对膀胱子宫韧带和直肠侧韧带的切除。

之前笔者所提的三林手术中，对韧带起始部的髂内血管系进行了摘除，但是合并脏器切除原则上髂内血管干是不用摘除的，只需将切除范围进行到髂内血管脏侧支为止即可（**图178，图179**）。

首先，宫颈癌浸润到膀胱子宫韧带或输尿管周围的时候，行膀胱部分切除后，再做输尿管膀胱重新吻合（ureteroneocystostomy）。这种情况下常常

会把患侧膀胱神经支切除，希望对侧没有浸润。不过，为了切除膀胱，不处理神经，行比较麻烦的膀胱子宫韧带后层处理也可以。

如果癌症浸润到直肠侧韧带或直肠子宫韧带，就必须要合并进行最大限度的直肠切除（**图160，图178～图180**）。不过，在直肠癌手术中相当于子宫广泛切除手术的侧方韧带的切离（侧方清扫）进行的不多。例如，直肠切除术以全直肠系膜切除（total mesorectal excision,TME）为主，直肠侧韧带切除和侧方淋巴结清扫被主流甩出很远。如果宫颈癌浸润到直肠子宫韧带和直肠侧韧带时，就要求进行直肠切除连同类似于传统的广泛全子宫切除术的术式。切除直肠侧韧带和保留神经是相矛盾的，不可能求全（**图179**）。

图178 直肠侧韧带的断端

显露臀下阴部内静脉共同管，直肠侧韧带连同盆筋膜腱弓一起被离断了。有些偏白色的组织是盆腔内脏神经。反过来说，广泛全子宫切除术中盆腔内脏神经的显露是麻烦的操作，也显示没有这种必要性。

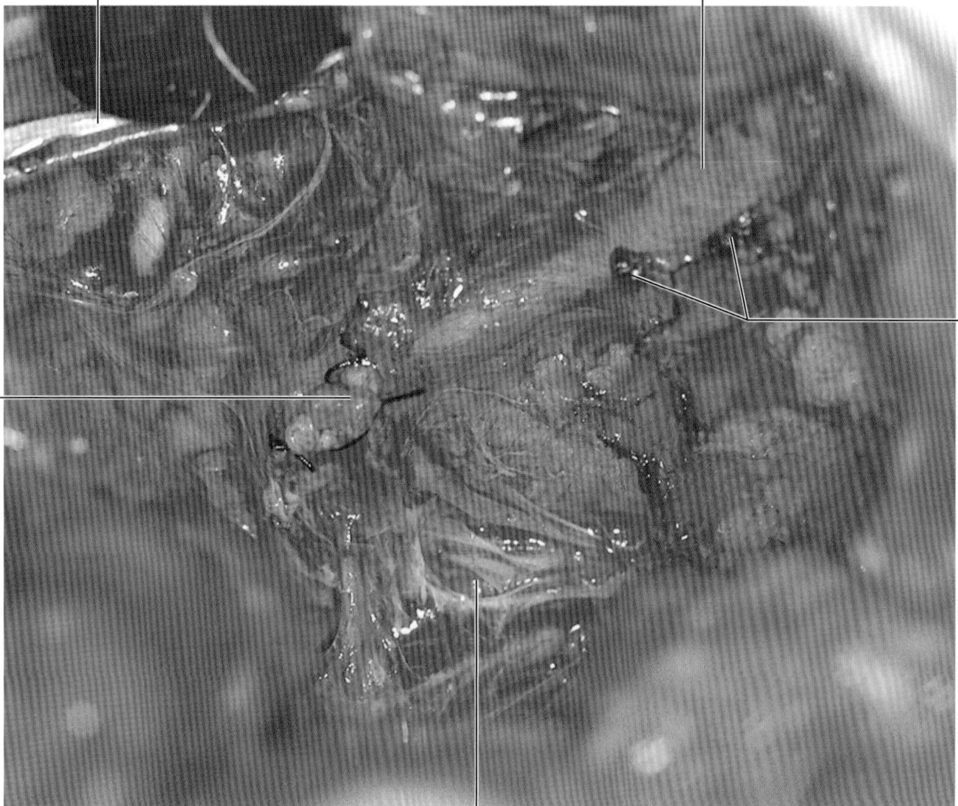

闭孔血管和闭孔神经

臀下阴部内静脉共同管
common trunk of internal pudendal and inferior gluteal vein

脏侧支断端
stump of visceral branch

直肠侧韧带断端
stump of lateral ligament of rectum

盆腔内脏神经

图178中示直肠侧韧带已经切除，此阶段的清扫中还没有损害到膀胱功能。对于盆丛和膀胱神经支的处理是很重要的。图179是更严格的清扫后的手术病例，应该是保留了盆腔内脏神经和盆丛及它的膀胱支的一部分，术后不仅恢复了尿意，而且基本没有残余尿了。

图179显示了膀胱子宫韧带和直肠侧韧带的切离，是基于解剖学而系统地进行的，完全避免了盆丛和膀胱神经支的离断，为保留神经的手术提供了重要资料的图片。

在仅仅浸润子宫/阴道韧带的病例中，没有必要切除直肠侧韧带。只要在盆丛的内侧行直肠的切离（TME），保留神经就确实可行。也就是说，通常的广泛全子宫切除术合并TME可行。

最后假想三林手术和膀胱、直肠合并切除的情况，这时要根据病例实际情况来组合选择髂内血管的摘除范围、直肠和膀胱的侧方韧带的切除范围。

图179 部分保留的盆腔内脏神经

Ⅲ期宫颈癌，可见右直肠侧韧带的壁侧断端。首先根据TME，保留盆腔神经丛而切除直肠，然后注意膀胱神经支的同时尽可能小范围地切除尾端折返部，切除颈横韧带和直肠侧韧带。这样的结果是，盆腔神经丛和盆腔内脏神经各自被保留下一部分。保留范围以术后不对患者造成膀胱功能损害和日常生活不便为准。反过来说，这样是相当积极地进行了广泛全子宫切除术，但也显示出只要注意神经走行，部分保留神经是有可能的。

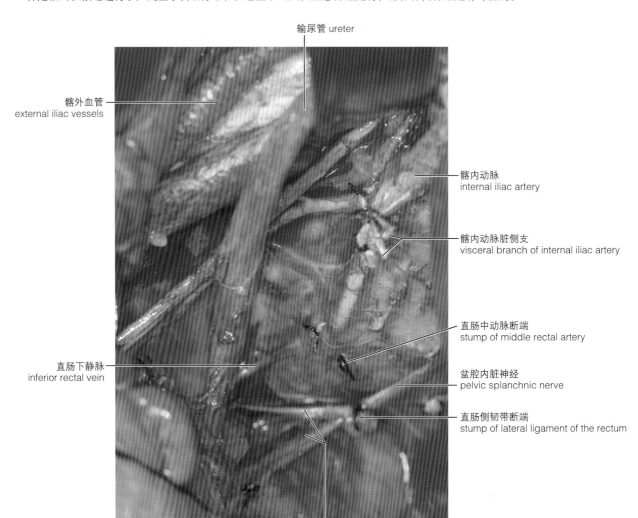

输尿管 ureter

髂外血管
external iliac vessels

髂内动脉
internal iliac artery

髂内动脉脏侧支
visceral branch of internal iliac artery

直肠中动脉断端
stump of middle rectal artery

直肠下静脉
inferior rectal vein

盆腔内脏神经
pelvic splanchnic nerve

直肠侧韧带断端
stump of lateral ligament of the rectum

膀胱神经支
vesical nerve branch

174

图180 切除子宫直肠后的盆腔

髂内静脉没有显露，盆腔侧壁的结扎线全是髂内动静脉的脏侧支的断端。黑色箭头是动脉系统的，红色箭头是静脉系统的。

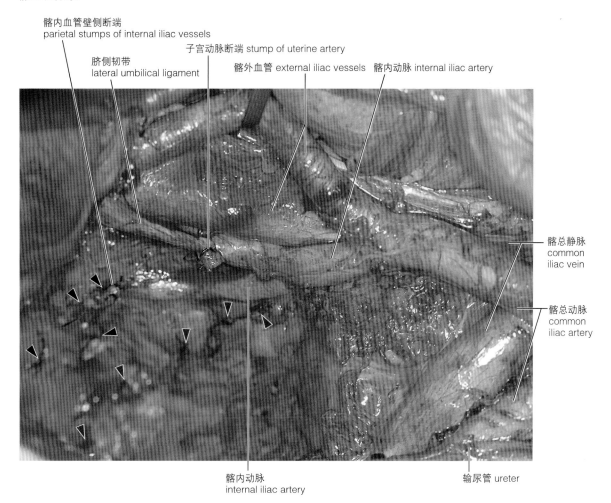

髂内血管壁侧断端
parietal stumps of internal iliac vessels

脐侧韧带
lateral umbilical ligament

子宫动脉断端 stump of uterine artery

髂外血管 external iliac vessels　髂内动脉 internal iliac artery

髂总静脉
common
iliac vein

髂总动脉
common
iliac artery

髂内动脉
internal iliac artery

输尿管 ureter

参考文献

1. 広汎子宮全摘術と基靭帯の解剖に関する論文および単行本

[1] 明石勝英. 腟式広汎子宮全摘術. 鈴木雅洲, 坂元正一ら編集　臨床産婦人科手術全書　東京：金原出版, 1977；49-258.

[2] 明石勝英. 明石術式－系統的腹膜外・腟式超広汎性子宮全摘除術－. 小林隆, 赤須文男ら監修　現代産科婦人科学大系8E, 子宮頸癌　東京；中山書店, 1970.

[3] 植田国昭, 村上章, 水谷勝美, 尾崎喜一, 長野浩明, 大塚伊佐夫. 子宮頸癌根治手術における骨盤自律神経温存と治療成績　産科と婦人科, 61: 95-100,1994.

[4] 遠藤幸三. 実地婦人科手術. 東京：金原出版, 1970.

[5] 岡林秀一. 子宮頸癌の根治手術々式. 手術 1948; 2: 74-86.

[6] 岡林秀一. 子宮頸癌の根治手術. 東京：金原出版, 1952.

[7] 荻野久作. 子宮頸部癌の治療成績報告. 産婦の世界 1953; 5: 262-273.

[8] 荻野久作, 竹山行雄. 子宮頸癌の手術療法37年間の治療成績および研究成績の総括. 産婦の世界1958; 10: 872-882.

[9] 荻野久作. 岡林術式荻野変法. 小林隆, 赤須文男ら監修　現代産科婦人科学大系8E, 子宮頸癌. 東京：中山書店, 1970; 175-187.

[10] 小倉知治. 岡林先生の子宮癌手術. 京都大学産婦人科80年史. 177-188,1984.

[11] 小倉知治. 腹式系統的広汎子宮全摘術. アトラス婦人科手術書. 東京：金原出版, 1977；157-180.

[12] 小倉知治, 仲野良介. 岡林式子宮頸癌手術. 永井書店, 1983.

[13] 京都大学医学部産婦人科学教室. 教室八十年史, 1984.

[14] 小林隆, 赤須文男ら監修　現代産科婦人科学大系8E, 子宮頸癌　東京；中山書店, 1970：281-328.

[15] 小林隆. 子宮頸癌手術. 東京：南山堂, 1961.

[16] 小林隆. 術式に関連する重要な諸問題. 小林隆, 赤須文男ら監修　現代産科婦人科学大系8E, 子宮頸癌. 東京, 中山書店, 1970；325-352.

[17] 小林隆, 赤須文男, 他　監修. 現代産科婦人科学大系8E, 子宮頸癌. 東京：中山書店, 1970.

[18] 坂元正一, 松沢真澄. 子宮頸癌手術（Ⅱ）. 産婦人科治療 1972; 24: 6-19.

[19] 炭谷宏, 真柄正直. 拡大広汎子宮全摘除術による3期癌の手術. 産婦人科の実際　1972；21：287-291.

[20] 田内囲彦. 悪性子宮腫瘍に対する子宮全摘出術. J Jpn Soc for Cancer Therapy 1989; 24: 1545-1566.

[21] 夏目操. 子宮頸癌の系統的根治手術. 東京：南江堂, 1974.

[22] 荷見勝彦. 広汎性子宮全摘術. 産婦人科の実際　1997；46：1579-1583.

[23] 藤原敏郎. 子宮頸癌手術. 東京：医学図書出版, 1984.

[24] 真柄正直, 岩谷宏, 千田智勇. 図説子宮頸癌手術. 東京：南山堂, 1964.

[25] 三林隆吉. 腹式超広汎性子宮全摘除術. 小林隆, 赤須文男ら監修　現代産科婦人科学大系8E, 子宮頸癌. 東京：中山書店, 東京, 1970; 269-279.

[26] 矢吹朗彦, 朝本明弘, 干場勉, 北村修一, 西本秀明, 北川晋, 山田哲司, 中川正昭. 進行性下部直腸癌への広汎性子宮全摘出術の適用. 手術 1988; 42: 1475-1478.

[27] 矢吹朗彦. 広汎性子宮全摘出術は完璧か？. 臨床婦人科産科 1999; 53: 107-112.

[28] 矢吹朗彦, 朝本明弘, 干場勉, 西本秀明, 西川有紀子. 直腸側腔は二つある. 臨床婦人科産科 1999；53：1317-1321

[29] 矢吹朗彦, 朝本明弘, 干場勉, 平吹信弥, 八木原亮, 西川有紀子. 膀胱子宮靭帯の前層と後層はペアをなすものか. 臨床婦人科産科 2000; 54: 727-732.

[30] 矢吹朗彦, 朝本明弘, 干場勉, 平吹信弥, 八木原亮, 西川有紀子. 基靭帯－その解剖と切離法. 臨床婦人科産科 2000; 54: 839-848.

[31] Averette HE, Nguyen HN, Donato DM, Penalver MA, Sevin BU Estape R and Little WA. Radical hysterectomy for invasive cervical cancer. ：A 25-year prospective experience with the Maiami technique . Cancer Supplement 1993; 71 1422-1437.

[32] Berglas B, Rubin IC. Study of the supportive structures of the uterus. Surg Gynec Obstet 1953; 97: 677-692.

[33] Berglas B, Rubin IC. Histologic study of the connective tissue. Surg Gynec Obstet 1953; 97: 277-289.

[34] Bricker EM. Total exenteration of the pelvic organs. In: Meigs JV, ed.Surgical treatment of cancer of the cervix. New York: Grune Stratton,1954.

[35] Brunschwig A. Complete excision of the pelvic viscera for advanced carcinoma. Cancer, 1: 177,1948.

[36] Brunschwig A, Daniel W. Total and anterior pelvic exenteration. Surg gynec & Obstet 1954; 99: 324.

[37] Burghardt E, Pickel H, Hass J, Lahousen M. Prognostic factors and operative treatment of Stages IB to IIB cervical cancer. Am J Obstet Gynecol 1987; 156: 988-996.

[38] Burghardt E, Baltzer J, Tulusan AH, Hass J. Results of surgical treatment of 1028 cervical cancer studied with volumetry. Cancer 1992; 70: 648-655.

[39] Butler-Manuel SA, Buttery LDK, A'Hern RP, Polak JM, Barton DPJ. Pelvic nerve plexus trauma at radical hysterectomy and simple hysterectomy: the nerve content of the uterine supporting ligaments. Cancer 2000; 89: 834-41.

[40] Campbell RM. Anatomy and histology of sacrouterine ligament. Am J Obste & Gynecol 1950; 59: 1-12.

[41] Curtis AH, Anson BJ, Ashley FL and Jones T. The blood vessels of the female pelvis in relation to gynecological surgery. Surg Gyn Obst 1942; 75: 421-423.

[42] DeLancy JOL. Anatomic aspects of vaginal eversion after hysterectomy. Am J Obstet Gynecol 1992; 166: 1717-28.

[43] Ercoli A, Delmas V, Fanfani F, Gadonneix P, Ceccaroni M, Fagotti A, Mancuso S, Scambia G. Terminology Anatomica versus unofficial descriptions and nomenclature of the fasciae and ligamenats of the female pelvis: A dissection-based comparative study. Am J Obstet Gynecol 2005; 193: 1565-1573.

[44] Fothergill WE. The supports of the pelvic viscera; a review of some recent contributions to pelvic anatomy, with a clinical introduction. Proc. R. Soc. M., Lond. 1907, I:43-60.

[45] Fritsch H. The connective tissue sheath of uterus and vagina in the human femal fetus. Ann Anat 1992; 174: 261-266.

[46] Goff BH. Histological study of perivaginal fascia in a nullipara. Surg Gyn Obst 1931; 52: 32-42.

[47] Greenhill JP, Friedman. Biological Principles and Modern Practice of Obstetrics. Philadelphia: WB Saunders Co, 1974, p110 and figure148.

[48] Heald RJ. The 'Holy Plane' of rectal surgery. J Roy Soc Med 1988; 81: 503-508.

[49] Höckel M, Kondering MA, Heu el CP. Liposuction-assisted nerve-sparing extended radical hysterectomy: Oncologic rationale, surgical anatomy, and feasibility study. Am J Obstet Gynecol 1998; 178: 971-976.

[50] Höckel M, Horn LC, Fritsch H. Association between the mesenchymal compartment of uterovaginal organogenesis and local tumor spread in stage ⅠB-ⅡB cervical carcinoma: a prospective study. Lancet Oncol 2005; 6: 751-756.

[51] Höckel M, Horn L-C, Hentschel B Höckel S, Naumanns G. Total mesorectalresection: High resolution nerve-sparing radical hysterectomy based on developmentally defined surgical anatomy. Int J Gynecol Cancer 2003; 13; 791-803.

[52] Howkins J, Stallworthy J. Bonny's gynaecological surgery. London: Bailliere Tindall, 1974.

[53] Hujii S, Takakura K, Matsumura N, Higuchi T, Yura S, Mandai M, Baba T and Yoshioka S. Anatomic identification and functional outcomes of the nerve sparing Okabayashi radical hyaterectomy. Gynecol Oncol 2007;107:4-13.

[54] Inoue T, Okumura M. Prognostic significance of parametrial extension in patients with cervical carcinoma stage IB, IIA, and IIB. Cancer 1984; 54: 1714-1719.

[55] Käer O, Ikle FA. Gynecologic Operations. New York: Grune Stratton, 1967; 242-261.

[56] Kato T, Murakami G, Yabuki Y. Dose the cardinal ligament of the uterus contain a nerve that should be preserved in radical hysterectomy. Anat Sci Int 2002; 77: 161-168.

[57] Kato T, Murakami G, Yabuki Y. A new perspective on nerve sparing radical hysterectomy: Nerve topography and over_preservation of the cardinal ligament. Jpn J Clin Oncol 2003; 33: 589-591.

[58] Katahira A, Niikura H, Ito K, Utsunomiya H, Takano T, Nagase S, Murakami G, and Yaegashi N. Vesicouterine ligament contains abundant autonomic nerve ganglion cells: the distribution in histology concerning nerve-sparing radical hysterectomy. Int J Gynecol Cancer 2008; 18: 193-198.

[59] Kocks J. Die norrmale und pathologische Lage und Gestalt des uterus sowie deren Mechanik. Bonn: Max Cohen & Sohn, 1880.

[60] Koster H. On supports of uterus. Am J Obstet Gynecol 1933; 25: 67-74.

[61] Latzko W, Schiffmann J. Klinisches und Anatomisches des zur Radikaloperation des Gebarmutterkrebses (nach einem am 24. Juni 1919 gehaltenen Vortrag). Diskussinsbemerkungen, Weibel W und Wertheim E. Zbl Gynäk 1919; 43: 715-719.

[62] Lee RA. Atlas of Gynecologic Surgery. Philadelphia: SW Saunders, 1992; 182-193.

[63] Mackenrodt A: Ueber die Ursachen der normalen und pathologischen Lagen des Uterus. Arch F Gynäk 1895; 48: 393-421.

[64] Magara M, Iwata H, Senda,T. Abdominal radical operation for cancer of the cervix. Oncology 1967; 21: 283-299.

[65] Masubuchi K, Tenjin Y, Kubo H, Kimura M. Five-year cure rate for carcinoma of the cervix uteri. Am J Ostet Gyneco 1969;103: 566-573.

[66] Mattingly RF. Indications, contraindications, and method of total pelvic exenteration. Oncology 1967; 21: 241-259.

[67] McCrea LE, Kimmel DL. A new concept of vesical innervation and its relationship to bladder management following abdominoperineal proctosigmoidectomy. Am J Surg 1952; 84: 518-523.

[68] McCrea LE. The sympathetic and parasympathetic nerves of the uterus and bladder. In: Meigs JV, ed. surgical treatment of cancer of the cervix. New York: Grune Stratton, 1954; 120-128.

[69] Meigs JV. Radical hysterectomy for cancer of the cervix with bilateral pelvic lymphadenectomy (the so-called Wertheim Operation). In: Progress in Gynecology. New York: Grune Stratton, 1950: 540-560.

[70] Meigs JV. Radical hysterectomy with bilateral pelvic lymph node dissections. A report of 100 patients operated on five or more years ago. Am J Obstet Gyneco 1951; 62: 854-870.

[71] Nakano R. Abdominal radical hysterectomy and bilateral pelvic lymph node dissections for cancer of the cervix. Gynecol Obstet Invest 1981; 12: 281-293.

[72] Niikura H, Katahira A, Utsunomiya H, Takano T, Ito K, Nagase S, Yoshinaga K, Tokunaga H, Toyoshima M, Kinugasa Y, Uchiyama E, Murakami Gen, Yabuki Y and Yaegima N. surgical anatomy of intrapelvic fascia and vesico uterine ligament in nerve-sparing radical hysterectomy with fresh cadaver dissections. Tohoku J Exp Med 2007; 212: 403-413.

[73] Okabayashi H. Radical abdominal hysterectomy for cancer of cervix uteri. Surg Gynecol Obstet 1921; 33: 335-341.

[74] Okabayashi H. Abdominale systematische Panhysterektomie fur Karzinom des Uterus. Jap J Obstet Gynecol 1928; 11: 136-153.

[75] Otcenasek M, Baca V, Krofta L, and Feyereisl J. Endopelvic fascia in women. Obstet Gynecol 2008; 111: 622-630.

[76] Peham HV, Amreich J. Gynäkologische Operationslehre. Berlin: S.Karger, 1930.

[77] Peham HV, Amreich J. Operative Gynecology (transelated by Ferguson LK).Philadelphia: J.B.Lippincott; 1934.

[78] Piver MS, Rutledge F, Smith JP. Five classes of extended hysterectomy for women with cervical cancer. Obstet Gynecol 1974; 44: 265-271.

[79] Possover M, Stöer S, Plaul k, Shneider A. Identification and preservation of the motoric innervation of the bladder in radical hysterectomy type Ⅲ. Gynecol Oncol 2000;79:154-157.

[80] Querlev D, Morrow P. Classification of radical hysterectomy. Lancet Oncol 2008; 9: 297-303.

[81] Range RL, Woodburne RT. The gross and microscopic anatomy of the transverse cervical ligament. Am J Obstet Gyneco 1964; 90: 460-467.

[82] Raspagliesi F, Ditto A, Fontanelli R, Solima E, Hanozet F, Zanaboni F, Kusamura S. Nerve-sparing radical hysterectomy: a surgical technique for preserving the autonomic hypogastric nerve. Gynecol Oncol 2004;93:307-314.

[83] Ricci JV, Lisa JR, Thom CH, Kron WL. Relationship of vagina to adjacent organs in reconstructive surgery;Histologic study. Am J Surg 1947; 74: 387-410.

[84] Rock JA, Thompson JA. Te Linde' Operative Gynecology, 8th. ed. Philadelphia・New York: Lippincott-Raven, 1996.

[85] Schauta F. Die erweiterte vaginale Totalexstirpation des Uterus bei Kollum Karzinom. J Safer, 1908.

[86] Sakuragi N, Todo Y, Yamamoto R, Sato T. A systematic nerve-sparing radical hysterectomy technique in invasive cervical cancer for preserving postsurgical bladder function. Int Gynecol Cancer 2005; 15: 1-9.

[87] Savage H. The surgery, surgical pathology, and surgical anatomy of the femal pelvic organ, ed.3 London: J & A Churchill; 1876.

[88] Smith JR, Priore GD, Curtin J, Monaghan JM. An atlas of gynecologic oncology. London: Martin Dunitz, 2001.

[89] Webb JW, Symmonds R : Wertheim hysterectomy: A Reappraisal. Obstet & Gynecol 54: 140-145, 1979.

[90] Webb MJ. Manual of pelvic surgery. Mayo Foundation, Berlin, Springer Verlag, 1994; 65-69.

[91] Wertheim E. Zur Frage der Radikaloperations beim Uteruskrebs. Arch f Gynak 1900; 61: 627-668.

[92] Wertheim E. Carcinom der Gebarmutter. Verhandl d deutsch. Gesellsch f Gynak. 1906; 11: 469-475.

[93] Wertheim E. The extended abdominal operation for carcinoma uteri(Based on 500 operative cases). Am J Obstet Dis Women Child 1912; 66; 169-232.

[94] Yabuki Y, Asamoto A, Hoshiba T, Nishimoto H, Kitamura S. Dissection of the cardinal ligament in radical hysterectomy for cervacal cancer with emphasis on the lateral ligament. Am J Obstet Gynecol 1991; 164: 7-14.

[95] Yabuki Y, Asamoto A, Hoshiba T,Nishimoto H, Satou N. A new proposal for radical hysterectomy. Gynecol Oncol 1996; 62: 370-378.

[96] Yabuki Y. Cardinal ligament dissection basd on a new theory. CEM J Gynecol Oncol 1997; 2: 278-287.

[97] Yabuki Y, Asamoto A, Hoshiba T,Nishimoto H, Nishikawa Y, Nakajima T. Radical hysterectomy -An anatomic evalution of parametrial dissection. Gynecol Oncol 2000; 77: 155-163.

[98] Yabuki Y, Sasaki H, Hatakeyama N, Murakami G. Discrepancies between classic anatomy and modern gynecologic surgery on pelvic connective tissue structure: harmonization of those concepts by collaborative

cadaver dissection. Am J Obstet Gynecol 2005; 193: 7-15.

[99] Yagi H. Treatment of carcinoma of the cervix uteri. Surg Gynec Obstet 1952; 95: 552-556.

[100] Yagi H. Extended abdominal hysterectomy with pelvic lymphadenectomy for carcinoma of the cervix. Am J Obstet Gynecol 1955; 69: 33-47.

[101] Zander J, Baltzer J, Lohe KJ, Ober KG, Kaufmann G. Carcinoma of the cervix: An attempt to individualize treatment.Am J Ostet Gynecol 1981; 139: 752-759.

2. 広汎子宮全摘術に関する腹腔鏡手術の論文と単行本

[102] 安藤正明，伊熊健一郎，奥村みどり，吉田孝，西内敏文，吉岡保，Ternamian AM. 後腹膜鏡下傍大動脈・骨盤リンパ節郭清術．日本内視鏡外科学会誌 2001; 4: 295-302.

[103] Dargent D. Laparoscopic extra-peritoneal aortic dissection (video tape), Mars, Provideo, 1997.

[104] Hatch KD, Hallum III AV, Surwit EA, Chiders JM. The role of laparoscopy in gynecologic oncology. Cancer 1995; 76: 2113-2116.

[105] Masaaki Andou, Kenichiro Ikuma, Tamotsu Yoshioka, A.Ternamian. A New Approach for Accessing Retroperitoneal Space Using a 5mm Visual Access Cannula.. Surgical Endoscopy 17:1158-1161. 2003

[106] Nezhat C.R., Nezhat F.R., Burrell M.O., et al. Laparoscopic radical hysterectomy and laparoscopically assisted vaginal radical hysterectomy with pelvic and paraaortic lymph node dissection. J Gynecologic Surgery 9:105-120, 1993

[107] Possover M, Stober S, PlaulK, Schneider A. Identificationand preservation of the motoric innervation of the bladder in radical hysterectomy. Gynecol Oncol 2000; 79: 154-157.

[108] Querleu D, Leblanc E, Castelain B. Laparoscopic pelvic lymphadenectomy in the early carcinoma of the cervix. Am J Obstet Gynecol 1991; 164: 579-581.

[109] Querleu D; LeBlanc E. Laparoscopic infrarenal paraaortic lymph node dissection for restaging of carcinoma of the ovary or fallopian tube. ancer 73(5):1467-71, 1994.

[110] Schneider A, Possover M, Kamprath S, Endisch U, Krause N, Noschel H. Laparoscopy-assisted radical vaginal hysterectomy modified according to Schauta-Stoeckel. Obstet Gynecol 1996; 88: 1057-1060.

[111] Spirtos NM. Laporoscopic radical hysterectomy with paraaortic and pelvic lymph node dissection. Am J Obstet Gynecol 1992; 166: 864-865.

[112] Vasilev SA, Mc Gorigle KF. Extraperitoneal laparoscopic paraaortic lymph node dissection. Gynecol Oncol 1996; 63: 333-336.

[113] Vasilev SA, McGonigle KF：Extraperitoneal para-aortic lymph node dissection. Gynecol Oncol 61:315-320.25, 1996

[114] Wharton JT, Jones HW, Day TG, Rutledge FN, Fletcher GH. Preirradiation celiotomy and extended field irradiation for invasive carcinoma of the cervix. Obstet Gynecol 49：333-337,1977

[115] Yildirim. Y., Sehirali., Avci. M.E., et al. Integrated PET/CT for the evaluation of para-aortic nodal metastasis in locally advanced cervical cancer patients with negative conventional CT findings. Gynecol Oncol 108:154-159,2008

3. その他の手術に関する文献と単行本

[116] 森武生，安野正道，高橋慶一．自律神経全温存を伴う側方郭清．消化器外科　2000;23:1253-1259.

[117] Aldridge AH, Meredith RS. Complate abdominal hysterectomy, A simplified technique and end results in 500 cases. Am J Obstet Gynecol 1950; 59: 748-759.

[118] Enker WE. Potency, cure and local control in the operative treatment of rectal cancer. Arch Surg 1992; 127: 1396-1402.

[119] Goligher JC. Surgery of anus, rectum and colon, 4th ed. London: Bailliere Tindall;1980.

[120] Halban J, Tandler J. Anatomie und Atiologie der Genitalprolapse beim Weibe. Vienna: Wilhelm Braunmuller; 1907.

[121] Heald RJ. The 'Holy Plane' of rectal surgery. J Roy Soc Med 1988; 81: 503-508.

[122] McCrea LE, Kimmel DL. A new concept of visceral innervation and its relationship to bladder management following abdomino-perineal protosigmoidectomy. Am J Surg 1952;84:518-525.

[123] Miles EE. A method of performing abdomino-perineal excision for carcinoma of the rectum and of the terminal portion of the pelvic colon. Lancet 1908; 2: 1812-1813.

[124] Moriya Y, Hojo K, Sawada T, Koyama Y. Significance of lateral node dissection for advanced rectal carcinoma at or below the peritoneal reflection. Dis Col Rect 1989; 32: 307-315.

[125] Morita T, Yamanaka Y, Asakura Y, Hamada K, Sasaki M, Konn M. Autonomic nerve preserving operation for rectal cancer. Asian J Surgery 1994; 17: 160-169.

[126] Walsh PC,Donker PJ Impotence following radical prostatectomy: insight into etiology and prevention. J Urol 128:492,1982.

4. 系統解剖および局所解剖に関する論文と単行本

[127] Goss/嶋井和世，木村邦彦，瀬戸口孝夫，出浦滋之監修．グレイ解剖学．廣川書店：東京，1981.

[128] 笠森周護．解剖難問．産婦人科治療 1973; 27: 6-15.

[129] 高橋考．直腸のリンパ路．手術 1991; 45: 1355-1365.

[130] 山本雅由．骨盤神経叢の局所解剖-直腸癌の骨盤神経温存術のために-. 日本大腸肛門病会誌1995;48:1009-1016.

[131] Ball TP, Teichman JMH, Sharkey FE, Rogenes VJ, Adrian EK. Terminal nerve distribution to the urethra and bladder neck: Considerations in the management of stress urinary incontinence. J Urol 1997;158:827-829.

[132] Clemente CD ed. Gray's Anatomy, 30th american ed. Philadelphia: Lea & Febiger; 1985.

[133] Church JM, Raudkivi PJ, Hill GJ: The surgical anatomy of the rectum - a review with particular relevance to the hazards of rectal mobilisation, Int J Colorect Dis 1978; 2: 158-166.

[134] Davis MR. Anatomy of the nerve supply of the rectum, bladder, and internal genitalia in a anorectal dysgenesis in the male. J Pediatr Surg 1997; 32: 536-541.

[135] Fernandez-Represa JA, Mayol JM, Garcia-Aguilar. Total mesorectal excision for rectal cancer: the truth lies underneath. World J Surg 2004; 28: 113-116.

[136] Fritsch H. Entwicking des Beckenbindegewebes. Ann Anat 1990; 170: 273-280.

[137] Heald RJ, Moran BJ. Embryology and anatomy of the rectum. Semin Surg Oncol 1998; 15: 66-71.

[138] Kinugasa Y, Murakami G, Uchimoto K, Takenaka A, Yajima T, Sugihara K. Operating behind Denonvilliers' fascia for reliable preservation of urogenital autonomic nerves in total mesorectal excision: a histologic study using cadaveric specimens including a surgical experiment using fresh cadaveric models. Dis Colon Rectum 2006; 49: 1024-1032.

[139] Kinugasa Y, Murakami G, Suzuki D, Sugihara K. Histological identification of fascial structures posterolateral to the rectum. Br J Surg 2007; 94: 620-626.

[140] Martin E. Der Haftapparat der weiblichen Genitalien. Berlin: S Karger; 1911.

[141] Netter FH : Normal anatomy of the female genital tract and its functional relationships. In: The CIBA collection of medical illustrations, Volume 2: Reproductive system. CIBA Pharmaceutical Co. 1974; 89-123.

[142] Pernkopf, E. Topographische Anatomie des Menschen. Zweiter Band. Berlin: Urbanund Schwarzenberg, 1943.

[143] Platzer W. Pernkopf Anatomy: Topographic and Applied Human Anatomy vol II: Thorax, Abdomen and extremities, 3rd. ed. Baltimore-Munich: Urban Schwarzenberg, 1989.

[144] Reiffenstuhl G. The clinical significance of the connective tissue planes and spaces. Clin Obstet Gynecol 1982; 25: 812-820.

[145] Reiffenstuhl G. The lymphatics of the female genital organs. Philadelphia: JB Lippincott, 1964.

[146] Sato K, Sato T. The vascular and neuronal composition of the lateral ligament of the rectum and the rectosacral fascia. Surg Radiol Anat 1991;13:17-22.

[147] Speert H. Obstetrics and Gynecologic Milestones Illustrated. New York: Parthenon, 1996.

[148] Standring S. chief ed. Gray's Anatomy, 39th ed. Edinburgh Chrchill: Elsevier Churchill Livingstone; 2005.

[149] Tamakawa M, Murakami G, Takahashi K, Kato T and Hareyama M. Fascial structures and autonomic nerves in the female pelvis: A study using macroscopic slices and their corresponding historory. Anat Sci Int 2003; 78: 228-242.

[150] Uhlenhuth E, Day DE, Smith RD, Middleton EB. The visceral endopelvic fascia and the hypogastric sheath. Surg Gynecol Obstet 1948; 86: 9-28.

[151] Virchow R. Über puerperale diffuse Metritis und Parametritis. Virchow's Archiv Path Anat Physiol 1862;23:415.

[152] Williams PL, Warwick R eds. Gray's Anatomy, 36th ed. Edinburgh Chrchill: Livingstone; 1980.

5. その他

[153] 子宮頸癌取扱い規約編集会．子宮頸癌取扱い規約とその解説．東京：金原出版，1982.

[154] Hopkins MP, Morley GW. A comparison of adenocarcinoma and squamous cell carcinoma of the cervix. Obstet Gynecol 1991; 77: 912-917.

[155] Liu Shiliang, Semenciw R, Mao Y. Cervical cancer: the increasing incidence of adenocarcinoma and adenosquamous carcinoma in young women. CMAJ 2001; 164(8):1151-1152.

[156] Peters PK, Chao A, Mack TM, Thomas D, Bernstein L, Henderson BE. Increased frequency of adenocarcinoma of the uterine cervix in young women in Los Angeles county. JNCI 1986; 76: 423-428.

后记（修订版）

修订版围绕Peham-Amreich的手术书对传统解剖学进行了整理，利用共同研究者村上博士提供的盆腔脏器的组织标本对盆腔结缔组织的组织学进行了整理归纳。借助于此，确信可以清楚地指出以前一直含糊不清的从19世纪继承下来的解剖学中的矛盾。这些矛盾用盆腔脏器的大体解剖（gross anatomy）和它们的组织学（histology）来证明。临床解剖学或者外科解剖学不同于纯解剖学或系统解剖学，它有加入人工创意的余地，比如韧带等构成腔隙。因此，就如一个手术可有好几种术式，外科解剖学中当然也就有各种各样的思想。本书以这种理论为根据，用立体的、全新的视点来构筑盆腔结缔组织。

研究Mackenrodt的文献和Peham-Amreich的手术书，20世纪的广泛全子宫切除术立足于这样的想法："以19世纪的传统解剖学（第6页）为根据，因为子宫可以从膀胱和直肠上剥离下来，所以颈横韧带也可以从膀胱侧韧带和直肠侧韧带上分离出来。"后来在新鲜尸体上反复进行模拟手术，就明白了传统的手术中有很多的部分有想象的成分。例如Wertheim及Latzko给出的广泛全子宫切除术方案，只不过是把单纯子宫全切术中主韧带的切除部位简单地向盆腔侧壁延伸了而已。这种想法被现代DeLancey的阴道旁组织高位切除（upper paracolpium）（第71页）和Höckel的宫颈癌手术——子宫间膜全切术（total mesometrial resection）继承了下来。欧洲的广泛全子宫切除术不能用平面的、二维的，而必须要更加立体地构思来构筑。因此，笔者的结论是，在构造上子宫和颈横韧带的关系是垂直的，颈横韧带在脏侧分成膀胱宫颈韧带和尿管板。据此可以毫无矛盾地指出盆丛发出的膀胱神经支的走行，保留神经手术可以从理论和实际两方面都得到证明。

近年来，欧美对于保留神经广泛全子宫切除术的关注度在日益增高，伴随着这种现象，小林的保留神经手术也崭露头角，同时笔者也窃喜自己1991年以来的对于颈横韧带的矛盾和盆腔自主神经的走行及保留方法的全力探索的文献被引用的次数在增加。不过，笔者描述的神经走行和盆腔内脏器的关系，和欧美的文献中对此的观点有很大的分歧。现代欧美（日本也是）的研究者与其说是继承了19世纪的Savage和Mackenrodt的解剖学，倒不如说是被他们的理论下了咒语。他们对欧洲的颈横韧带和阴道旁组织（paracolpium）的连接体不知道该在什么地方分为小林的血管部和神经部。他们的理论（外科解剖学）在此处很明显是走不通的，需要进行完善。关于这个问题可以看到小林博士本人也有苦恼的迹象。**图76**除了描绘平行于子宫外侧缘的主韧带之外，还有联结它和骶骨的"隔膜"，文中用"架桥"一词来表现。大概小林博士本人也感觉到了传统欧洲的解剖学中的矛盾了吧！

全世界对子宫颈癌的治疗，期望能够避免手术而采用化疗的原因之一，是为了避免手术引发的膀胱及直肠的功能损害。过去一段时间因为放射线治疗的迅速发展，Greenhill宣称的"手术疗法的时代已经终结"的情况并未成真。急性骨髓性白血病中鉴定出的肿瘤干细胞（1997年）具有对抗癌药耐受的情况，也就暗示了化疗并不是万能的方法。另一方面，HPV疫苗也被开发出来了。对于宫颈癌的治疗确立了保留神经手术、放射线、抗癌药以及疫苗等各种组合疗法的可行性。这大概会是冈林、小林博士这些先驱者们所憧憬的未来的手术景象吧！

最后，请允许笔者讲一下关于膀胱子宫韧带的想法，笔者在突破了对颈横韧带的质疑之后，就想解决膀胱功能保存手术中只能走一步看一步的局面。然后就想到在膀胱子宫韧带后层的断端中必然存在比较粗的静脉，因为发现这条静脉与膀胱上动脉成对出现故将其命名为"膀胱上静脉"。在追踪这条静脉的时候，发现它和膀胱神经在韧带中有共同的走行路径，并且在病理解剖中做成的标本上得到了证明。笔者为了将此神经血管束（neurovascular bundle）区别于冈林博士的膀胱子宫韧带后层（其实倒不如说是为了强调），将它称为膀胱子宫韧带深层。不过两者的关系有些模糊不太容易理解。笔者为了将两者的不同点明确地指出来，开始了对宫旁组织（parametrium）的组织学进行研究。首先，将盆腔结缔组织分为联结耻骨和骶骨的肌性筋膜悬吊系统和把脏器牵拉固定到盆腔侧壁的间膜样韧带支撑系统。这样的结果，就明白了手术中切离的膀胱子宫韧带其实是悬吊系统和支撑系统形成的复合体。这里的悬吊系统分为膀胱子宫韧带浅层和深层，后者的支撑系统命名为膀胱宫颈韧带（vesicocervical ligament）。这样保留神经广泛全子宫切除术就说明的很明确了。

笔者一直有一种很强烈的想法，一旦退休，自己的手术理论就不免要加入想象的成分了，因此无论如何要在退休之前把我的手术书写完，也就是此书的第1版。结果，文章粗糙稚嫩还有些未完成的内容，距离笔者的意思还有很远的距离，给读者们带来很大的迷惑啊！这就成了我修订此书最大的理由。

如果可以提一些私事，笔者现在就职的医院是在俱利伽罗峠的山脚下，著名的源平合战中的名人木曾义仲曾在此生活过。这个地方被称为散居村落，具有独特的风景，无论何时何地去看它总会在脑海显现很多记忆。工作的时候没有充足的时间，退休之后，在优美的景色和充裕的闲暇中又反复思考，终于可以冷静地对术式做出评价了。对这本书的修订算是给退休的一份礼物吧。与村上弦教授不断的交流中也获得了各种各样的建议，为此感到非常幸运。2005年，在《Am J Obstet Gynecol》刊登论文达半年，并且登上了封面。而且，2007年在藤井教授（京大）召集下召开的The 16th Annual Review Course on Gynecologic Oncology and Pathology（关于妇科肿瘤和病理学的16周年回顾课程）：International Symposium on Radical Hysterectomy Dedicated to Hidekazu Okabayashi（献给秀和冈林的关于根治性子宫切除术的国际研讨会）（京都）中增加了对此的专题讨论会。接着，与本书平行的最后的论文投到了《Obstetrics & Gynecology》。

最后，要对以原金泽大学教授获原新八郎先生和他太太桑德拉为首的，为我的宫颈癌手术和本书的发表给予过帮助的各位朋友，再次衷心地表示感谢，同时我也体会到了愉悦和幸运。

2009年1月4日

后记（第一版）

原东大教授小林博士在他所著书中留下了以下3个问题期待后人能做回答。

第一，荻野博士比较了按照Wertheim和冈林术式所完成手术的预后情况，对于宫颈癌 I 期冈林术式更好，但是 II 期就没什么不同。那请问这是为什么呢？

第二，从盆丛发出的膀胱神经支的保留方法。

第三，阴道和盆腔底移行部形成的角落的出血的预防和对策。

下面的表中以冈林博士为起始，分别介绍了一些术者的成绩，他们有：荻野博士执刀所做的Wertheim手术和冈林手术的成绩（引用自小林教授的手术书），冈林术式的直接继承者八木教授，对冈林术式进行改良的真柄教授，自称是Wertheim的变法的Meigs以及从近年日本和欧美的手术书和文献中收集来的手术的长期生存率。然而，小林博士对其引用的荻野博士的文献没有非常详细的介绍，根据推测Wertheim术式是1935—1951年期间的，而冈林术式是

历代手术的长期生存率

研究者	期间（年）	生存率（%） I 期	生存率（%） II 期	术 式	文 献
冈林	1923—1934	63.8*	56.9*	冈林手术	京大妇产，教研室80年史，1984
荻野	1935—1951	64.0	44.6	Wertheim手术	妇产世界1953,1958
	1940—1951	90.9	43.3	冈林手术	
八木	1935—1945	90.9	61.7	冈林手术	Surg Gyn Obst 1952 / Am J Obstet Gynecol 1955
Meigs	1939—1946	80.7	60.7	Wertheim手术	Am J Obstet Gynecol 1951
增渊	1950—1995	90.5	77.4	小林手术	Am J Obstet Gynecol 1969
真柄	1955—1967	94.1	88.3	冈林手术	Oncology 1967
西村	1953—1959	83.4	69.8	冈林手术	临床妇产科手术全书 金原，1980
Webb	1956—1975	91	69	Wertheim手术	Obstet & Gynecol 1979
Zander	1958—1974	84.5（B）	71.1	Mackenrodt-Latzko-Meigs	Am J Obstet Gynecol 1981
Averette	1965—1990	90.5（B）	67.5（A）	Wertheim-Meigs	Cancer Supplement 1993
井上	1965—1977	93.5（B）	94.5（A） 78.3（B）	小林手术	Cancer 1984
Burghandt	1971—1988	83.4（B）	70.4（A） 75.3（B）	Meigs	Am J Obstet Gynecol 1987
植田	1975—1991	94.0（B）	91.5（A） 77.0（B）	小林手术	产科和妇科 1994
矢吹	1985—1995	96.4	75.0（A） 83.3（B）	小林手术变法	Gynecol Oncol 2000
HöKel	1999—2005	I B - II B：96		Wertheim变法（TME）	Lancet Oncology 2005

*：Grade分类，临床分期：日本妇产科学会1997年，FIGO 1994年
　　TME：total mesometrial resection

1940—1951年期间的。很遗憾，我手头没有Latzko术式的生存率。另外Peham-Amreich的手术以阴式手术为主，腹式手术仅有数例，生存率仅到30%。

前面已经说过，根据Wertheim术式切除主韧带，是在输尿管隧道顶（ureteric roof）和输尿管之间用无名指穿通，然后只离断隧道顶（**图71，图74**）。另一方面，Latzko及冈林术式，采用的是将主韧带分离至骨盆底部然后整体钳夹并切离的方法（**图70，图72**）。

比较同一时代荻野、八木和Meigs的结果，宫颈癌Ⅰ期的效果确实存在差异，但Ⅱ期的差异就消失了。对于小林博士的第一个问题的回答考虑如下。

宫颈癌Ⅰ期手术产生的差别主要是由颈横韧带切除的深度决定，Wertheim手术是切到子宫动脉的水平，冈林手术则到达骶骨前面。对于Ⅱ期手术的差别消失的原因，是对于宫颈癌浸润到靠近盆腔侧壁，Wertheim手术和冈林手术都没能给出相应的处理办法。

冈林手术切除主韧带，以整体钳夹切除为原则，也就是整体结扎Massenligature（ligature en masse）。这时为了防止滑脱，在主韧带起始部必须要靠近内侧来钳夹韧带。结果，起始部就有癌细胞残留，导致预后不良。而欧美对于Ⅱ期宫颈癌，因为这个原因索性就不把它列为手术治疗的对象。

对于这个问题，小林博士用他自己的术式做了回答。小林博士和他同时代的真柄博士，提倡单独分离主韧带血管，并在它的分支处或者回流处行切离。应用这种做法的藤原使用外科吸引管吸引、笔者用超声刀对起始部做彻底清扫之后，Ⅱ期宫颈癌的手术效果得到了提升。小林博士的第一个问题，在这种思路的指引下加入了术者自己的想法就基本被解决了。

第二个问题的解决，首先有必要从讨论主韧带的切离开始，是否要经过直肠侧方到达骶骨前面（即骨盆底）来做切离？关于广泛全子宫切除术如在本书中也提到的，在扩大手术就等于提高根治性的意识下来发展手术的时代中，Latzko及冈林术式的诞生也就是再自然不过的事了。不过，撇开Mackenrodt的颈横韧带的定义不说，对直肠领域的侵入，增加手术难度的同时也遗留下围绕着盆丛的切除而产生的如直肠膀胱麻痹等多种问题。

因为直肠中动静脉是髂内动静脉的脏侧支，所以笔者相信，低位直肠癌的侧方淋巴流经由直肠侧韧带，沿着髂内血管转移到所属淋巴结是肯定的。因此笔者在进行性直肠癌的手术中，采取广泛全子宫切除术和盆腔淋巴清扫并用的做法（**图83c，图178～图180**）。和外科医生一起做直肠子宫合并手术的过程中，按照Milis法在肛门旁为了切除直肠侧韧带而伸入的外科医生的指尖，和为了切离主韧带而伸入膀胱侧间隙（直肠侧腔尾室）的笔者的指尖可以相碰。虽然现在看是理所当然的事，但一直被灌输盆腔底之上是自己的领地的笔者以为遇到了意外的事故（**图83c**）。然后就确信Latzko及冈林切除的主韧带是颈横韧带和直肠侧韧带的复合体。在盆腔底部水平切离主韧带的时候，为了保留直肠，必须在直肠的侧方再一次切断直肠侧韧带（**图15，图78b，图160**）。当然如果破坏盆丛的话，就会出现没有保留盆腔内脏神经和膀胱神经支的那些问题。如果不切除直肠侧韧带不会影响宫颈癌手术的预后的话，保留韧带就必然能保留盆腔内脏神经和盆丛。因此就可能出现保留神经支的争论。

后来小林博士也提到了要预防因为自主神经末梢部的损害而引起的膀胱麻痹，这个想法是非常的伟大，不过他并没有提出具体方法。

笔者在膀胱子宫韧带后层中发现存在有连接膀胱和子宫深静脉的静脉（膀胱上静脉），并以此为线索，想到盆丛的膀胱支是与这条静脉并列走行的（日本妇产科手术学年会，1993）。第二年桑原等人对后层进行电刺激的动物实验证实了这一想法。

按照上述理由来设计直肠侧韧带的保留和膀胱子宫韧带后层的切离，是对小林博士第二个问题的解答，答案虽还不能说绝对完整但肯定有可能性。

小林博士的第三个问题，大概是对所有做广泛全子宫切除术的术者的永远的课题。阴道角部（小林隆著《宫颈癌手术》230页，**图141**），也即阴部裂孔周边的静脉丛，是由膀胱、阴道、直肠的静脉所形成的静脉丛，手术进程过半之后小骨盆壁的静脉扩张了数倍，如果此处的静脉破裂出血，谁都可以想象这会是很麻烦的事情。不过，称为阴道角部的这个特定的静脉丛是否存在还有很多不明确的地方。笔者等人从解剖中可观察到的来看，膀胱、阴道、直肠的静脉在盆腔底部附近相互集合汇聚形成静脉丛，而没有发现被称为阴道角部的特别部位。

本文再次提及，Latzko手术中阴道旁结缔组织的切除是涉及肛提肌上筋膜的手术（**图66**），当然膀胱和直肠静脉损伤的危险性是很高的。而冈林手术中正确发掘阴道侧间隙，熟练也很关键。无论哪一种方法只要稍有偏差就会酿成大祸。

笔者为了不损伤盆腔底附近的静脉丛，对以下两点特别留意：①对所谓的主韧带不做过多切除也就不会损伤到骶骨面的静脉丛；②是选择Latzko手术还是冈林手术？在做出明确的决定之后再开始进行切除。

当然要避免对脏器的过度牵拉，而且还要特别注意缝合针不要扎破静脉丛。此处静脉丛有破裂时，必须要避免盲目扩大出血创口的举动。

对第三个问题很难给予明确的回答，进行到阴道旁结缔组织的切除时，术者已经有些疲劳，术野暴露也有些艰难了。所以对于局部解剖如何理解，如何将手术系统地进行就显得非常重要。如果不幸遭遇到出血，可以学习小林博士发明的，将磁石放入阴道内将铁片置于阴道角部出血处的双合压迫止血法，还可以尝试从阴道和膀胱侧间隙伸入的双指压迫或者纱布压迫来看看效果。如果是腹腔内压迫无论如何也无效的出血，尝试阴道腔内压迫会有意外的效果。静观此时状态考虑后面的对策是一种思路。

上面这些虽不能说很完善，但它们是笔者对小林博士的问题所给出的回答。

自从笔者开始做广泛全子宫切除术以来，也有想要解决的3个问题。

第一个是对主韧带或颈横韧带的解剖学定义。第二个是膀胱神经支的明确的走行路径和手术中的保留方法。第三个关于颈横韧带和子宫颈部结合的解剖学上的理解。

关于第一个，从术中的观察所得再返回到Mackenrodt的论文中，参考Peham-Amreich的手术书、Pernkopf的解剖书等，将主韧带定义为颈横韧带和侧方韧带的复合体（**图15**）。

第二个，盆腔内自主神经的走行，在对颈横韧带和膀胱子宫韧带后层之间的关系的观察下获得了解决问题的灵感。不过，如果做尿动力学检查（urodynamic study），基本上所有患者都有20%的膀胱功能损害。对于这个问题，单从理论上也就是仅从解剖学上去解决是不可能的，要知道手术的熟练度是关键所在。腹腔镜下广泛全子宫切除术中保留神经具有更大的难度，大概是因为腹腔镜下很难做这些精细操作。

第三个问题的解决，从质疑Gray解剖书（英文版第30版）中对主韧带的定义开始——

"主韧带是阴道的及子宫颈部的前后壁的筋膜在外侧缘融合而成的片状物"。有如下种种理由：这样的构造在术中并没有看到，Gray的构造也不能解释妊娠分娩时宫颈部的变化，颈横韧带的脏侧端和输尿管以及盆腔自主神经的解剖学也不能很明确地做出说明。另外，单纯子宫全切术的时候对于"主韧带到底是哪个？"的疑问，Gray的解剖学也无法回答。笔者在对冈林博士的术式的反复学习反复操练的时候，感受到了其中阴道侧间隙和冈林直肠侧腔等突破限制的暗示中隐藏的东西。首先，子宫颈部和颈横韧带的关系是垂直的，可以得出两者之间的结合并不是通过筋膜样的强韧的组织连接的结论（**图34**）。

现在可以想象出冈林博士的才能是远远领先于当时的解剖学的水准的，他自身的业绩用20世纪初的传统的解剖学来正确地表现是有困难的。因此通晓现代知识之后再学习冈林术式，就发现出很多新事实。

笔者从手术中获得了冈林博士隐藏着的信息，为有这样的幸运感到高兴，但同时也真真切切地感受到了自己的弱小。

要承认，"为何拘泥于一个概念长达一个世纪以上，而没有提出新的意见？""尸体解剖时从膀胱侧间隙来看的话，Mackenrodt的观察中就什么错误也没有？"自己的确信不断地动摇是当时真实的心情写照。不过，考虑到理论和实际手术之中存在的明显的分歧和系统解剖学的不完整，最后不得不承认还是传统的外科解剖学中存在很多的矛盾。大概，Mackenrodt和笔者在尸体上所观察到的是一样的。这个怎么来解释和表现，是根据某一时代的医学的、社会背景的不同而会有巨大的差异吧！

然而，19世纪的解剖学是在手术中逐渐发展起来的事物，有很大负面影响。其一是拘泥于一种术式，结果是为新方法的展开加上了一副枷锁。1908年Milis发表的经腹会阴联合直肠切除术是站在否定癌症经侧方淋巴结转移的立场上，以不必进行侧方淋巴结清扫的思路下构筑的术式。这种立场和概念，使得现代直肠癌根治术中淋巴结清扫的意义有些含糊不清，也让人们对侧方淋巴结清扫的做法不能表示理解。

冈林博士的功绩因为伟大故而也被神圣化，导致技术的封闭性、派别化，形成了一种环境，即不给加入新意见的余地。与其说冈林博士没能将自己的思想充分表现出来，倒不如说对当时不成熟的解剖学感到困惑。因此冈林博士希望后来人正确地发现他的意思并且发展它们。

最后，在越来越追求术后生活质量（Quality of life）的将来，引入腹腔镜手术将是不可阻挡的趋势。

不过，在应用广泛全子宫切除术的过程中，还堆积着很多亟待解决的问题，笔者确信回到解剖学基础上是解决问题的开端，希望拙书在此意义上能够有一点点帮助。

向您推荐

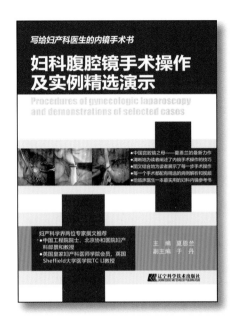

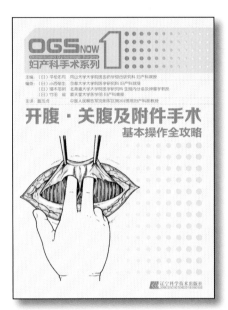

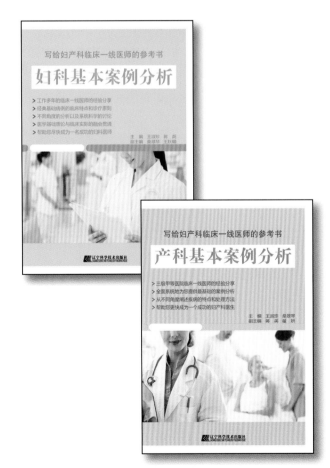

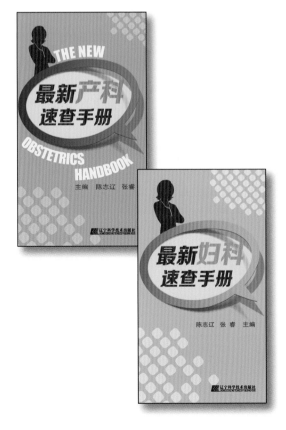